湘南慶育病院院長・慶応義塾大学名誉教授 **鈴木則宏** ●シリーズ監修

埼玉医科大学国際医療センター神経内科・脳卒中内科教授 **髙尾昌樹** ●編集

認知症

神経内科 Clinical Questions & Pearls

中外医学社

■執筆者一覧 (執筆順)

後藤　　淳	済生会横浜市東部病院神経内科 部長・横浜市認知症疾患医療センター長
田渕　　肇	慶應義塾大学医学部精神・神経科 講師
前田 貴記	慶應義塾大学医学部精神・神経科 講師
新井 哲明	筑波大学医学医療系臨床医学域精神医学 教授
坂内 太郎	東京大学医学部附属病院神経内科
岩田　　淳	東京大学医学部附属病院神経内科 講師
川井 元晴	山口大学大学院医学系研究科神経内科 准教授
横田　　修	きのこエスポアール病院精神科 副院長
相澤 勝健	美原記念病院地域事業部 副部長
大友　　学	国立病院機構東埼玉病院神経内科 医長
井上 尚子	美原記念病院訪問看護ステーショングラーチア 所長
美原 恵里	介護老人保健施設アルボース 施設長
久次米健市	くじめ内科 院長
大平 雅之	埼玉医科大学国際医療センター神経内科 講師
新井 平伊	順天堂大学大学院精神・行動科学 教授
古和 久朋	神戸大学医学部神経内科 准教授
石川 欽也	東京医科歯科大学長寿・健康人生推進センター 教授
小幡 真希	東京都健康長寿医療センター高齢者バイオリソースセンター
土田 剛行	東京大学医学部附属病院神経内科
櫻井 圭太	東京都健康長寿医療センター放射線診断科 医長
德丸 阿耶	東京都健康長寿医療センター放射線診断科 部長
下地 啓五	東京都健康長寿医療センター放射線診断科 専門部長
佐々木貴浩	埼玉医科大学国際医療センター神経内科 講師
中原　　仁	慶應義塾大学医学部神経内科
初田 裕幸	脳神経内科はつたクリニック 院長
高畑 圭輔	放射線医学総合研究所脳機能イメージング研究部
足立　　正	鳥取大学医学部脳神経内科
中山 宜昭	和歌山県立医科大学神経内科
伊東 秀文	和歌山県立医科大学神経内科 教授
村山 繁雄	東京都健康長寿医療センターブレインバンク研究 部長

齊藤 祐子	国立精神・神経医療研究センター病院臨床検査科
小尾 智一	国立病院機構静岡てんかん・神経医療センター神経内科 診療部長
佐野 博康	埼玉医科大学国際医療センター神経内科
安部 鉄也	埼玉医科大学国際医療センター神経内科
佐藤 克也	長崎大学医歯薬学総合研究科運動障害リハビリテーション 教授
丸山 博文	広島大学大学院脳神経内科学 准教授
高橋 純子	岩手医科大学内科学講座神経内科・老年科分野
久松 徹也	群馬病院 診療部長
仙石 錬平	東京都健康長寿医療センター神経内科 医長
川勝 忍	福島県立医科大学会津医療センター精神医学講座 教授
小林 良太	山形大学医学部精神科
林 博史	山形大学医学部精神科 准教授
谷向 知	愛媛大学大学院医学研究科老年精神地域包括ケア学 教授
柴 珠実	愛媛大学大学院医学研究科精神看護学
出口 一郎	埼玉医科大学国際医療センター神経内科 講師
新見 正則	帝京大学医学部血管外科 准教授
山口 啓二	一宮西病院神経内科 部長
棚橋 伊織	埼玉医科大学総合医療センター神経精神科
池田 学	大阪大学大学院医学系研究科精神医学教室 教授
大澤 誠	大井戸診療所 院長
佐藤 秀樹	さいたま市立病院神経内科 部長
色本 涼	桜ヶ丘記念病院
岩下 覚	桜ヶ丘記念病院 院長
高橋 一司	埼玉医科大学神経内科 教授
榊原 隆次	東邦大学医療センター佐倉病院内科学神経内科 准教授
廣岡 伸隆	埼玉医科大学総合診療内科 准教授
橋本 正良	埼玉医科大学総合診療内科 教授
冨安 斉	半城土とみやすクリニック 院長
狭間 千春	半城土とみやすクリニック
厚東 篤生	よみうりランド慶友病院 院長

船山道隆	足利赤十字病院神経精神科 部長
吉益晴夫	埼玉医科大学総合医療センター神経精神科 教授
大西秀樹	埼玉医科大学国際医療センター精神腫瘍科 教授
江口　桂	東京都健康長寿医療センター神経内科
岸本裕充	兵庫医科大学歯科口腔外科学講座 主任教授
三村　將	慶應義塾大学医学部精神・神経科 教授
荻野美恵子	北里大学医学部附属新世紀医療開発センター包括ケア全人医療学 講師
中村洋一	中村診療所 院長
岩崎　靖	愛知医科大学加齢医科学研究所 准教授
若林孝一	弘前大学医学研究科脳神経病理学講座 教授
多田美紀子	横浜市立大学神経内科・脳卒中科
田中章景	横浜市立大学神経内科・脳卒中科 教授
福田隆浩	東京慈恵会医科大学神経病理 講師
中野雄太	東京都健康長寿医療センター神経病理
藤ヶ崎純子	東京都健康長寿医療センター神経病理
木村成志	大分大学医学部神経内科学講座 准教授
矢崎正英	信州大学バイオメディカル研究所神経難病学部門 准教授
清水　宏	新潟大学脳研究所病理学分野
柿田明美	新潟大学脳研究所病理学分野 教授
髙尾昌樹	埼玉医科大学国際医療センター神経内科・脳卒中内科 教授
上野正樹	香川大学医学部炎症病理学 教授
吉崎崇仁	慶應義塾大学医学部神経内科 講師
伊東大介	慶應義塾大学医学部神経内科 講師
寺田　真	筑波大学医学医療系臨床医学域神経内科学
玉岡　晃	筑波大学医学医療系臨床医学域神経内科学 教授
長谷川成人	東京都医学総合研究所認知症・高次脳機能研究分野 分野長
坂井健二	金沢大学附属病院神経内科
新井康通	慶應義塾大学医学部百寿総合研究センター 講師
女屋光基	国立病院機構下総精神医療センター 院長

シリーズ刊行にあたって

　神経内科は，現在のわが国の専門医制度においては内科のsubspecialtyの一つであり，初期研修あるいは専門医への専攻医研修においては内科の必須研修科目の一つになっています．しかし神経内科疾患を「患者の主訴」という切り口で眺めてみると，「神経内科」はきわめて広い守備範囲を持っています．たとえば，「物がダブって二つに見える」「手がしびれる」「目がチカチカした後に激しい頭痛がする」などの感覚障害，「片側の手足が動かない」「ふらついて転びやすい」「呂律が回らない」「物が飲み込みにくい」などの運動障害，「朝食の内容を思い出せない」「自分の家族が誰であるかわからない」などの認知機能障害，「いくら呼んでも目を覚まさない」「時々失神する」などの意識障害など，さらには救急車で搬送されるような「激しい回転性めまいがして歩けない」「痙攣が止まらない」などの救急症状まで多岐にわたります．これらの多彩でかつ一般的な主訴から神経内科特有の疾患を鑑別し診断するのが神経内科なのです．神経疾患には，中枢神経の疾患（脳梗塞や脳出血等の脳血管障害，脳炎，髄膜炎，頭痛，てんかん，認知症，パーキンソン病，筋萎縮性側索硬化症，多発性硬化症，視神経脊髄炎など），末梢神経疾患，（Bell麻痺，Guillain-Barré症候群，慢性炎症性脱髄性ニューロパチーなど），筋疾患（筋ジストロフィー症，多発筋炎，周期性四肢麻痺など），神経筋接合部疾患（重症筋無力症，Lambert-Eaton筋無力症症候群など）が含まれ，きわめて多くの疾患があります．

　シリーズ『神経内科 Clinical Questions & Pearls』はこのような神経内科を標榜し，さらに専門医を目指すという大きな志を抱く若き医師を対象として立案・企画されました．神経内科疾患を主な領域別に分け，各領域を独立したシリーズとして刊行することとし，各巻ごとに当該領域におけるオピニオンリーダーに責任編集者として内容を企画していただきました．テーマとしては，広い神経内科疾患の領域の中から，脳血管障害，パーキンソン病，認知症，頭痛，てんかん，多発性硬化症・視神経脊髄炎などの中枢脱髄性疾

患，神経感染症，小脳失調症，高次脳機能障害，運動ニューロン疾患，末梢神経疾患そして筋疾患の 12 領域を抽出し，それぞれ 1 冊単位の独立したモノグラフとしました．ただし，各巻相互に統一性を持たせるため，編集骨格は神経内科診療の現場で遭遇する疑問・課題を，諸疾患の診療ガイドラインで一般化した「Clinical Questions（CQ）形式」として 50〜100 項目をとりあげ，それぞれについてエビデンスも踏まえて解説するという方針としました．構成としては，疾患の病態理解のための要点，診断と治療の要点，そして外来・病棟での実臨床の要点を Q&A 形式にまとめ，それを中核にして前後に総説あるいはコラムなどを交えて解説するという形をとりました．さらに各章の結びとして「Pearls」と題するコラムを設け，診療のポイント，コツ，ピットフォール，最新の知見，読んでおきたい重要文献などについて紹介する工夫を施したことも本シリーズの特徴といえると思います．すなわち，本シリーズは各神経疾患診療に必要な知識を学び，現場での実践力を身につけることができるようまとめられた，新しいコンセプトに基づく神経内科ガイドブックといえるでしょう．最後に，各疾患領域における CQ を精力的かつ網羅的に抽出していただいた各巻の分担編集者の先生方，ならびに本シリーズ全体の企画編集にご協力いただきました慶應義塾大学医学部神経内科専任講師 清水利彦先生に心から感謝したいと思います．

　本シリーズが，神経内科専門医を志す方々にとって血となり肉となり，将来の臨床の場において大きな花を咲かせ，そして大きく豊かな実を結ぶことを期待しています．

2016 年 5 月吉日

慶應義塾大学医学部神経内科教授

鈴 木 則 宏

序 文

　「認知症」という言葉を，テレビや新聞などで，目にしない日はないように思います．外来受診や入院される様々な疾患の患者さんが，生活習慣病と並んで，認知症で治療を受けていますといわれることも多くなりました．ところで，思いのほか気になるのは，高血圧や糖尿病のように，認知症という用語だけがあたかもひとつの疾患を表すかのように使われていることです．「認知症」は，もちろん単一疾患を示す用語ではありませんが，こういった背景には，個々の患者さんの病態を丁寧に検討していないこともあるでしょうが，我々医療サイドが，ほかのコモンな疾患と同様に，認知症という状態への理解を深める必要もありそうです．

　この本はタイトルにもあるように，認知症に関する多くの質問とそれに対する解説から構成されています．質問に関しては，日常の診療でよく遭遇するけれど，どう答えてよいかわからないような多くの質問が準備されました（本当はもっと多かったのですが，諸事情で減らしました）．お答えくださった方は，認知症診療や基礎研究の第一人者として活躍される先生や若手臨床医として大活躍されている先生へお願いしました．さらに，多くの患者さんの診療にあたられて，経験豊富な家庭医の先生からも多くのご解説をいただきました．一方，認知症に関わるのは，医師だけでなく，ほかの職種の方々の力も必要です．そのような観点から，社会的体制や看護に関する質問へも，MSWや看護師さんから丁寧なご対応をいただきました．

　目次をご覧くださればおわかりになるように，個々の疾患における，きわめて基本的な事柄や，ちょっと教科書などを参照すればすぐにわかるような内容よりも，もっと実際の現場で（今風に言えばreal worldです），役立つものを目指しました．皆様も少なからず経験したような内容が多くあるかと思います．私自身，認知症の患者さんや家族とお話をしているときに，たくさんの疑問が湧いてきますが，同時に多くのご質問をいただくことになります．でも，うまく答えられているかどうか，自信がないことをよく経験します．そういった点からも，この本は，認知症に関わる専門医や若手医師，研修医だけでなく，看護師，保健師，介護職などの専門職の方へも間違いなく

お勧めできるものと思います．

　本自体は電車，バスなどどこでも読めるサイズですし，ご解説をいただいた方々には，限られたページの中で，コンパクトかつすぐにでも患者さんやご家族へ説明できそうな内容にまとめていただきました．明日からの認知症診療に役立てていただければ幸いであります．そして，いろいろなご経験を直接書き込んでいただき，皆様独自の認知症対応マニュアルとなればと願っております．最後に，シリーズ監修の鈴木則宏教授（慶應義塾大学），出版社の方々へ御礼を申し上げます．

　2016年11月吉日

埼玉医科大学国際医療センター神経内科・脳卒中内科
髙 尾 昌 樹

Contents

I 認知症の総論，用語の整理，症候，社会資源

1. 認知症という言葉がどうして使われるようになったのですか？ 〈後藤 淳〉 2
2. 認知症と認知機能障害の違いはなんですか？ 〈田渕 肇〉 6
3. DSM-5 で導入された Neurocognitive disorder の意義はなんですか？ 〈前田貴記〉 11
4. 中核症状や BPSD といった用語の意味と，具体的にはどういった症状でどんな特徴があるのかを教えてください 〈新井哲明〉 13
5. 軽度認知障害，preclinical AD など早期の状態を表す用語の定義と意義などを教えてください 〈坂内太郎　岩田 淳〉 17
6. 認知症をきたす疾患を疫学的な面を含めて教えてください 〈川井元晴〉 25
7. 認知症はどのような経過で進行しますか？ 〈横田 修〉 29
8. 認知症の患者さんが受けることのできる社会資源にはどのようなものがありますか？ 〈相澤勝健〉 34
9. 新オレンジプランとはなんですか？ 〈大友 学〉 40
10. 認知症診療における訪問看護の役割，具体的な業務を教えてください 〈井上尚子〉 45
11. 介護保険施設，特別養護老人ホーム，グループホームなどに関してその目的，適応，違いなどを教えてください 〈美原恵里〉 48
12. 専門医とかかりつけ医との連携をどのように行えばいいですか？ 〈久次米健市〉 54
13. 認知症患者における成年後見制度，自動車運転など法的問題とその解決に関して実例をもとに教えてください 〈大平雅之〉 59

case approach 若年性認知症 〈新井平伊〉 63

II 診断

1 専門医に紹介できない環境で，診断をどのように
  すすめたらいいですか？ 〈古和久朋〉 68

2 専門医として，認知症の代表的疾患の診断をどのように
  すすめればいいですか？ 〈古和久朋〉 73

3 レヴィ小体型認知症とアルツハイマー病の診断に迷うことが
  しばしばあります．鑑別するにはどのようにすれば
  いいですか？ 〈石川欽也〉 79

4 高次機能検査としてベッドサイドや外来でできる
  スクリーニング検査はどのようなものがありますか？
  その解釈を教えてください 〈小幡真希〉 83

5 専門的な高次機能検査にはどのようなものがありますか？
  どのような時に行えばいいですか？ 〈土田剛行　岩田　淳〉 89

6 認知症診断における頭部CT，MRIの撮像方法，読影のポイントを
  教えてください 〈櫻井圭太　德丸阿耶　下地啓五〉 94

7 頭部CT，MRI以外で，認知症検査に必要な画像検査，
  またその結果の解釈，適応のタイミングを教えてください
   〈佐々木貴浩〉 101

8 画像検査以外に必要な認知症の検査を教えてください 〈中原　仁〉 107

9 認知症診断における髄液検査の意義とその適応を
  教えてください 〈初田裕幸〉 112

10 前頭側頭型認知症の診断はどのように行いますか？ 〈高畑圭輔〉 116

11 前頭側頭型認知症と前頭側頭葉変性症との違いが
  わかりません 〈高畑圭輔〉 122

12 前頭側頭葉変性症に分類される疾患に関して
  解説をお願いします 〈足立　正〉 127

13 筋萎縮性側索硬化症における認知障害とはどのような
  ものですか？どのように対応すべきですか？
   〈中山宜昭　伊東秀文〉 133

14 海馬硬化による認知症とはどのようなものですか？
   〈村山繁雄　齊藤祐子〉 137

15 てんかんと認知症との関連に関して教えてください ……〈小尾智一〉 140
16 血管性認知症はどのように診断すればいいですか？
　　　　　　　　　　　　　　　　　　　　　　　　　　〈佐野博康〉 144
17 慢性の髄膜炎で認知症をきたすことがあるそうですが，
　　どういった疾患ですか？　　　　　　　　　　　　　〈安部鉄也〉 146
　case approach　プリオン病　　　　　　　　　　　　　〈佐藤克也〉 151

III 治療

1 アルツハイマー病治療薬の効果はどのようなものですか？
　　また種類とその違いについても教えてください　　　〈丸山博文〉 156
2 コリンエステラーゼ阻害薬の副作用とその具体的な対応，
　　予防を教えてください　　　　　　　　　　　　　　〈高橋純子〉 161
3 コリンエステラーゼ阻害薬を開始しましたが，効果がないと
　　家族からいわれました．変更するタイミングやその意義について
　　教えてください　　　　　　　　　　　　　　　　　〈高橋純子〉 165
4 メマンチンはどういった場合に使用するのですか？
　　また，どういった副作用がありますか？　　　　　　〈久松徹也〉 169
5 レヴィ小体型認知症の治療はどのように行いますか？　〈仙石錬平〉 173
6 レヴィ小体型認知症に抗パーキンソン病薬を使用すべきですか？
　　　　　　　　　　　　　　　　　　　　　　　　　　〈仙石錬平〉 181
7 レヴィ小体型認知症にコリンエステラーゼ阻害薬を処方する
　　ときの注意点はなんですか？　　　　　　　　　　　〈仙石錬平〉 185
8 FTD の治療・対処方法に関して教えてください
　　　　　　　　　　　　　　　　　〈川勝　忍　小林良太　林　博史〉 188
9 BPSD に対する治療法のストラテージを教えてください
　　　　　　　　　　　　　　　　　　　　　　　〈谷向　知　柴　珠実〉 193
10 血管性認知症の治療はどのようにすべきですか？　　　〈出口一郎〉 202
11 抑肝散をはじめとした認知症治療における漢方薬の意義と適応，
　　投与のタイミング，中止のタイミングを教えてください〈新見正則〉 208
　case approach　コリンエステラーゼ阻害薬　　　　　　〈久松徹也〉 213

IV 日常診療におけるポイント，BPSDを中心とする対応

1. 認知症の患者さんが受診したときに，家族と本人へは
どのような接し方をすればいいですか？　〈山口啓二〉　218

2. 介護者に対して，暴力を振るうようになってしまいました．
どういったことを考え対応したらいいですか？
家族への説明方法も教えてください　〈棚橋伊織〉　222

3. 認知症にみられる幻覚（幻視）の種類とその対応は
どのようにすればいいですか？　〈池田　学〉　227

4. BPSDに対する非定型抗精神病薬などの使用は
どのように注意すればいいですか？　〈大澤　誠〉　232

5. 認知機能障害を生じる薬にはどのようなものがありますか？
どういったことに気をつけて処方すべきですか？　〈佐藤秀樹〉　237

6. アルツハイマー病の危険因子にはどのようなものがありますか？
　〈佐々木貴浩〉　240

7. アルツハイマー病の予防因子にはどのようなものがありますか？
　〈佐々木貴浩〉　244

8. BPSDの様々な症状は，認知症の経過でどのようにかわる
ものですか？
　〈色本　涼　岩下　覚〉　248

9. レヴィ小体型認知症における嗅覚障害やRBDには
どのように対応するのですか？　〈高橋一司〉　252

10. 夜間も頻尿で1時間おきにトイレに行きます，
どのようにすればいいですか？　〈榊原隆次〉　256

11. 症状がはっきりしない尿路感染や呼吸器感染をどのように
見抜き，治療を開始しますか？　〈廣岡伸隆　橋本正良〉　262

12. 摂食不良などをどのように見抜き，対応すればいいのですか？
　〈大平雅之〉　267

13. 胃瘻を造設するにあたり，その適応，家族対応などを
具体的に教えてください　〈冨安　斉　狭間千春〉　270

14. 経腸栄養剤の選択，使用方法，使用時の下痢・便秘などへの
対応について教えてください　〈厚東篤生〉　274

15 いわゆるゴミ屋敷といわれる状態になっています．
その背景と対応を教えてください 〈船山道隆〉 278

16 いつも家中に鍵をかけたり，ものをかくしたりしてしまいます．なぜ
そうなるのですか？どのようにすればいいですか？ 〈吉益晴夫〉 281

17 不眠が強く，睡眠導入剤を検討しています．どのような点に
注意したらいいですか？内服のしかたも教えてください．
処方しないほうがいい薬もありますか？ 〈大西秀樹〉 284

18 医療スタッフが認知症の患者さんに殴られてしまいました．
どのような対応をしていけばいいですか？ 〈大平雅之〉 288

19 かなり進行した認知症ですが，自動車やオートバイの運転を
やめさせることができません．
どういった対応をしていけばいいですか？ 〈大友 学〉 290

20 徘徊が強く，いつ事故になるかわかりません．
どのようにしていけばいいですか？ 〈大友 学〉 294

21 認知症患者の予防接種に関して，どのようにアレンジ
すべきですか？ 〈江口 桂〉 297

22 認知症患者における全身の疾患の定期検査などは
どのようにすればいいですか？ 〈江口 桂〉 300

23 認知症患者の口腔ケアのポイントは？ 〈岸本裕充〉 303

24 非薬物療法は有効ですか？科学的なエビデンスも含めて
教えてください 〈色本 涼 三村 將〉 309

25 認知症患者における性的要求（脱抑制を含む）などに対して
どのような対応をしたらいいですか？ 〈船山道隆〉 314

26 終末期における対応とは具体的にはどういったことなのですか？
〈荻野美恵子〉 316

27 在宅療養をしている認知症患者に対しては，日頃どのような
注意をすればいいのですか？ 〈中村洋一〉 322

case approach カプグラ症候群 〈船山道隆〉 327

V 病理学的な背景から認知症を理解する

1. 認知症診断において病理解剖にはどういった意義があるのですか？
〈岩崎　靖〉 332
2. 病理解剖の際には，どういったことに注意すればいいですか？
〈岩崎　靖〉 335
3. 認知症の病理所見にはどのようなものがありますか？ 〈若林孝一〉 338
4. 臨床診断と病理診断はどの程度一致しますか？
〈多田美紀子　田中章景〉 344
5. 認知症における脳生検の意義はどういったものですか？
〈福田隆浩〉 349
6. 認知症における脳以外の生検も有用ですか？
〈中野雄太　藤ヶ崎純子　村山繁雄〉 354
7. アルツハイマー病におけるアミロイド血管症と血管炎との関連について教えてください 〈木村成志〉 359
8. Treatable dementia という言葉がありますが，どういった疾患がありますか？ 〈矢崎正英〉 364
9. Treatable dementia の診断と治療はどのように進めますか？通常はどこまで検査をすべきですか？ 〈矢崎正英〉 369
10. プリオン病とはなんですか？ 〈清水　宏　柿田明美〉 374

case approach 病理学的理解 〈髙尾昌樹〉 379

VI 基礎的な展開とこれからの展望

1. 認知症の動物モデルに関して教えてください 〈上野正樹〉 386
2. iPS 細胞による研究の果たす役割に関して教えてください
〈吉崎崇仁　伊東大介〉 391
3. 認知症をきたす疾患とその遺伝子，タンパクとの関連に関してまとめてください 〈寺田　真　玉岡　晃　長谷川成人〉 397
4. 認知症の最新の治療法開発に関して教えてください 〈坂井健二〉 405

5 百寿者研究と認知症医療との展望について教えてください
　　　　　　　　　　　　　　　　　　　　　　　〈新井康通〉 411
6 頭部外傷と認知症，認知機能障害との関連について教えてください
　　　　　　　　　　　　　　　　　　　　　　　〈女屋光基〉 416
7 CTE，PART，ARTAG に関して教えてください …………〈髙尾昌樹〉 422

索引 …………………………………………………………………………… 426

認知症の総論，用語の整理，症候，社会資源　I

認知症という言葉がどうして使われるようになったのですか？

"認知症"という言葉は、それまで"dementia"に対応する言葉として"痴呆（症）"などとよばれていたものが、2004年にわが国で名称変更されてから使用されるようになったものであり、現在では学会にとどまらず広く一般的に使われている．

認知症への名称変更の経緯や用語としての妥当性については、今日まで様々な議論がある．"認知症"というよび方に至るまでの経緯を、ここにすべてまとめることは不可能だが、"認知症"という言葉をめぐる議論の過程で、"認知症"の多様な課題が明らかにされてきたことは、診療現場においても注意が必要であろう．

医科学に求められる厳格な概念と用語からの視点と、認知症を生きる当事者やそれを支える家族や介護者からの視点は、認知症の診療にあたる医療関係者、医療と介護の現場にかかわる人々、認知症患者さんと介護者をとりまく地域や社会にも広がりをみせて今日に至っている．

"認知症"の歴史が、人類の歴史とともにあったとすれば、様々な歴史、文化、社会背景など文化人類学的背景からも無縁ではなく、これまでにも様々な表現があったことが想像できる　表1　．たとえば18世紀、フィリップ・ピネルの時代には、すでに認知症について、詳細な記載があったことが知られている．

痴呆（症）については、明治年間に、東京大学精神科教授であった呉秀三により、dementia, Demenzの訳語として"狂"などの文字を避ける観点から"痴呆"につながる言葉が用いられたことに由来するとされる．日常的には、大正時代ごろから"痴呆"が用いられてきたとされる．昭和期以降には、一般にも普及し、文学作品などにも使用される機会が増えている．たとえば、安岡章太郎の『海辺の光景』では、"老耄性痴呆症"と診断された主人公の母親の姿が、認知症を生きるひとと、見守る家族の視点から描き出されている．主人公の中に、幼い時からよく知っているはずの親しいひとに、何が起こっているのか？　生涯に渡る生活史をよく知る、介護者の眼差しをとおして、"いったい何が起こっているのか"という強い問いかけが、読者に迫る作品である．"脳の働きが一体どう変化しているのか"という問いに迫るには、個人の生活史を踏まえた慧眼もまた必要であるのかも知れない．

表 1 "認知症"の同義語として知られる表現

Alienation
Amentia
Anoea (extinction of the imagination and judgement)
Dotage or "second childhood"
Fatuitas (silliness)
Foolishness
Idiocy
Imbecility
Insanity
Lethargy
Morosis
Organic brain syndrome
Phrenesis
Senile dementia
Senile psychosis
Senility
Simplicity
Stupidity

にどわらし（二度童）

(Boller F, et al. J Neurol Sci. 1998; 158: 125-33[1]より）

　"認知症"という言葉が使用されるに至った経緯は，厚生労働省ホームページなどにも詳しいが，"痴呆"という表現の問題点として，1）侮蔑感を感じさせる表現であること，2）痴呆の実態を正確に表していないこと，3）早期発見・早期診断などの取り組みの支障になることが，指摘されている．

　Stigma と不安についての視点は，早期発見・早期介入，ケア体制の構築，生活習慣の改善などの要請のみならず，認知症診療において本質的な課題であることは，重ねてその重要性が確認されている．"わが身に起こり得ることとしての認知症"としての視点や認知症を生きるひとの視点が，認知症診療を豊かにすることには異論はないものと思われる．

　一方で"痴呆"から"認知症"への名称変更には，様々な議論があり，"認知症"という短い言葉としての利点と引きかえに，失ったものへの再認識も今後の課題である．過去の文献や報告にあたる場合には，"senile dementia"が，"老年期発症の認知症"すべてではなく，晩発性の Alzheimer's disease（アルツハイマー病）を示す言葉として使用されていたことなど，十分な注意が必要である．

　なお DSM-IVでは，"せん妄，認知症，健忘および他の認知障害"という診断カテゴリーであったが，DSM-5 では，"dementia"という言葉がなくなり，

"Delirium, Major Neurocognitive disorders, Minor Neurocognitive disorders"とされた．今後，"認知症"という言葉も，本領域の進歩とともに，また変化してゆく可能性も示唆される．

> **参考**
>
> 「痴呆」という用語は，侮蔑的な表現である上に，「痴呆」の実態を正確に表しておらず，早期発見・早期診断等の取り組みの支障となっていることから，できるだけ速やかに変更すべきである．「痴呆」に替わる新たな用語としては，「認知症」が最も適当である．
>
> 「認知症」に変更するにあたっては，単に用語を変更する旨の広報を行うだけではなく，これに併せて，「認知症」に対する誤解や偏見の解消等に努める必要がある．加えて，そもそもこの分野における各般の施策を一層強力にかつ総合的に推進していく必要がある．
>
> 国民の人気投票では「認知障害」がトップであったが，従来の医学上の「認知障害」と区別できなくなるため，この呼称は見送られた．こうして2004年12月24日付で，法令用語を変更すべきだとの報告書（「痴呆」に替わる用語に関する検討会報告書）がまとめられた．厚生労働省老健局は同日付で行政用語を変更し，「老発第1224001号」により老健局長名で自治体や関係学会などに「認知症（にんちしょう）」を使用する旨の協力依頼の通知を出した．関連する法律上の条文は，2005年の通常国会で介護保険法の改正により行われた．
>
> 医学用語としては，まず日本老年精神医学会が「認知症」を正式な学術用語として定め，関係40学会にその旨通知した．現在の医学界では，「痴呆」はほぼ「認知症」と言い換えられている．主に心理学や神経科学系の学会では，従来より「認知」という語を厳密に用いてきたため，学会として認知症という語に反対している．

（厚生労働省ホームページより引用）

pearls

急性期病院におけるせん妄
Tough calls in delirium and neurocognitive disorders in general hospital settings

せん妄は，身体の異常を基礎に，一過性の意識障害をきたす病態として，DSM-5でも，Neurocognitive disorderとともに捉えなおされている．急性期病院などではきわめてありふれた病態ながら，診療科，病棟，患者背景ごとに表現型は異なり，現場の理解はときに不十分である．入院中のせん妄の合併により，転倒，転落，チューブトラブルなど医療安全に関わるリスクが増大し，生命予後悪化や入院期間延長などの原因ともなる．医師，看護師，薬剤師，リハビリスタッフなど，患者を中心とした多職種チームでのアプローチが本質的に重要となるが，従来，十分な注意を向けられてこなかった経緯がある．

認知症は，せん妄発症の基礎として重要であるが，せん妄の急性期における，認知症の診断には限界があり，救急外来や一般病棟，ICUなどの日常的課題でありながら系統的なアプローチは限られている．高齢化，複数の基礎疾患(multi-morbid)，

複数の処方（polypharmacy）が普通である臨床現場で，無関心な現場から積極的な精神科リエゾンの介入がある現場まで，少なからぬ"温度差"や認識の相違がある．総合内科では代謝性・薬剤性脳症，intensivist は ICU pshycosis，救急医は Sepsis-related encephalopathy などとして対応されてきた．

在宅医療の common disease ともいわれるパーキンソン病関連疾患では，レヴィ小体病のように，精神科医と神経内科医による，"診療の非対称"ともよぶべき事態が日常的となっている．介護保険を中心とした在宅ケアの現場では，ADLとともに cognitive status といわゆる "BPSD" による評価が試みられているが，病態の性質上，日内変動など診察していない時間帯の状況についての家族，介護者などからの情報も重要である．

文献

1. Boller F, Forbes MM. History of dementia and dementia in history: an overview. J Neurol Sci. 1998; 158: 125-33.
2. 厚生労働省ホームページ．「痴呆」に替わる用語に関する検討会報告書（平成16年12月24日「痴呆」に替わる用語に関する検討会）http://www.mhlw.go.jp/shingi/2004/12/s1224-17.html
3. 柴山漠人．誌上ディベート　認知症への呼称変更の功罪　積極的に推進する．Cognition and Dementia. 2006; 5: 336-9.
4. 岩田 誠．誌上ディベート　認知症への呼称変更の功罪　間違った用語は受け入れ難い．Cognition and Dementia. 2006; 5: 339-43.
5. 岩田 誠．デメンチアの脳科学．総合臨床．2011; 60: 1792-6.
6. 朝田 隆．認知症の名称変更―病名とスティグマ．Cognition and Dementia. 2012; 12: 95-9.
7. Swaffer K. Dementia: stigma, language, and dementia-friendly. Dementia (London). 2014; 13: 709-16.
8. 日本認知症学会, 編．認知症テキストブック．東京: 中外医学社; 2008. p. 1-2.
9. 岩田 淳．認知症領域で使用される用語の歴史的変遷．In: 中島健二, 他編．認知症ハンドブック．東京: 医学書院; 2013. p. 15-9.
10. Krishnan V, Leung LY, Caplan LR. A neurologist's approach to delirium: diagnosis and management of toxic metabolic encephalopathies. Eur J Intern Med. 2014; 25: 112-6.
11. O'Brien H, Mohan H, Hare CO, et al. Mind over matter? The hidden epidemic of cognitive dysfunction in the older surgical patient. Ann Surg. 2016 Aug 17. [Epub ahead of print]

〈後藤　淳〉

2 認知症と認知機能障害の違いはなんですか？

1. はじめに

　認知症とは，一度正常に発達した認知機能が後天的な脳の障害によって進行性・不可逆性に低下し，日常生活や社会生活に支障をきたした状態である．一方で認知機能障害とは記憶・言語・注意・遂行機能・学習・理解・判断などを含む，高次の脳機能の障害を示す用語で，認知症症状の中核となる．本稿では認知症および認知機能障害について簡単に述べながら，その差異を説明する．

2. 認知症

　認知症とは特定の疾患ではなく，状態像であり症候群である．認知症の原因となる脳の障害（＝原因疾患）は，神経変性症・脳血管障害・腫瘍・感染症・代謝性疾患など様々で，主に中高年以降に発症する．原因疾患の中で最も頻度が高いAlzheimer's disease（AD）：アルツハイマー病を例に，認知症と認知機能障害の関係を述べる．AD患者では，認知症を発症する15～25年前以上から脳内での変化（まずはアミロイド変性，続いてタウ変性）が生じるが，この時期にはまだ認知機能障害は生じない❶．臨床症状を示さないため，発症前AD（preclinical AD）の診断は，病理的な所見による．徐々に進行すると，加齢だけでは説明できない記憶障害を中心とした認知機能障害が顕在化してくるが，すぐに日常生活や社会生活上に支障がでるわけではない．この状態は軽度認知障害（mild cognitive impairment due to AD）と診断されるが，まだ認知症は発症していない．さらに脳内での神経変性が進行すると認知機能障害が重度となり，アルツハイマー型認知症（dementia with Alzheimer's Type）と診断される 図1 ❷．

　このように認知症の診断は，原因疾患の診断とイコールではない．そのため，特に症状が緩徐進行性である変性疾患などの場合，いつ認知症を発症したかを特定するのが難しい．認知症はほとんどが原因疾患の神経病理に基づいて分類されている．認知症の原因の多くを占める変性疾患の場合，生前に診断を確定するためには脳生検などを実施する必要があるが，根治療法のない現時点においては実施されていない．通常は症状（認知機能障害）の特徴や脳の形態画像・機能画像

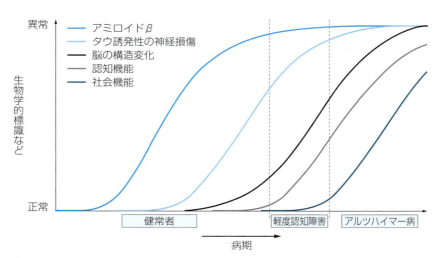

図1 アルツハイマー病の進展

(Jack CR, et al. Lancet Neurol. 2010; 9: 119-28[2]より一部改変)

などから病理を推定して臨床診断される．そのため，少なくとも症状の発現前に認知症（の原因となり得る疾患）を診断することは困難であった．近年，アミロイドPETやタウPETなど，病理変化そのものを調べる脳画像検査が開発されてきており，発症前からの原因疾患の特定が可能となってきた．ただし，これらPET検査結果と病理所見の関係についてはまだ十分な知見が得られていないことに留意が必要である．

　ADに関しては，すでにアミロイドに対する抗体・ワクチンを使用した根治療法の試みが行われている．認知症患者に対する治験結果では，アミロイドの除去には成功したが，患者らの認知機能障害は全く改善されなかった．そのため，最近ではADの発症前診断および発症前からの抗体やワクチンによる治療的介入（発症予防）が注目されている．

3. 認知機能障害

　認知機能障害とは運動機能や一次的な知覚機能などを除く，様々な脳の機能の障害を示す用語で，高次脳機能障害と近似の概念である．認知機能障害は，記憶障害・失語・失行・失認などのように比較的限局された範囲で認められることも

表1 神経認知領域

認知領域

複雑性注意
　　持続性注意，分配性注意，選択性注意，処理速度

実行機能
　　計画性，意思決定，ワーキングメモリー，フィードバック/エラーの訂正応答，習慣無視/抑制，心的柔軟性

学習と記憶
　　即時記憶，近時記憶（自由再生，手がかり再生，再認記憶を含む），長期記憶（意味記憶，自伝的記憶），潜在学習

言語
　　表出性言語（呼称，喚語，流暢性，文法，および構文を含む）と受容性言語

知覚-運動
　　視知覚，視覚構成，知覚-運動，実行，認知を含む

社会的認知
　　情動認知と心の理論

(American Psychiatric Association. Diagnostic and Statistical Manual of Mental Disorders, Fifth Edition 5. Arlington, VA: APA; 2013[3]より一部改変)

あるし，広範に障害が認められることもある．急性・一過性の障害もあれば，慢性・進行性に障害を認めることもある．Lezakによれば，認知機能は，①受容機能（receptive functions），②記憶と学習（memory and learning），③思考（thinking），④表出機能（expressive functions）の4つの要素から構成され，これらを通じて情報が伝達され，作用を受けると説明されている[3]．認知機能障害は症状からいくつかの領域に分類できるが，分類方法はさまざまである．アメリカ精神医学会による最新の診断基準DSM-5（Diagnostic and Statistical Manual of Mental Disorders, Fifth Edition）では，神経認知障害群（ほぼ認知症のカテゴリーに相当する）に該当する疾患を診断するための基準として，認知機能障害を「複雑性注意」「遂行機能」「学習と記憶」「言語」「知覚-運動」「社会的認知」の6つの神経認知領域に分類し，それぞれを定義している．詳細を 表1 に示した[4]．従来の認知症診断には記憶障害が必須であったが，DSM-5では必ずしも記憶障害が必須ではなくなった．

　認知機能障害を診断する際にまず重要なことは，意識障害の有無を確認することである．精神活動を大きく低下させるような意識障害の場合は判断が比較的容易だが，ごく軽度の意識障害の場合，患者の状態を把握するのがしばしば難しい．このような場合，「見当識が保たれているか」「思考のまとまりや注意力は問題ないか」「幻覚・妄想といったような精神症状はないか」「多幸的であったり，易刺激的であったり，情動の変化はないか」「睡眠・覚醒リズムはどうか」などを調

べながら，意識障害を確認する必要がある．うつや疲労といった精神状態の変化も認知機能評価に大きな影響を及ぼす．アルツハイマー病に限らず，高齢者の患者の場合にはうつ状態を合併していることも多く，診察や検査場面などで疲労しやすい傾向があり，実際よりも認知機能障害が重度に評価されることも少なくない．また，普段はできることが診察や検査ではうまくできないこともある．誤った解釈を避けるためには，診察や検査場面で得られた所見と，患者本人や家族から得られた日常生活上の観察所見を照らしあわせていくことも必要である．

外来診療やベッドサイドにおいても，簡単な記憶・学習・計算手指構成能力・注意機能などを調べることで認知機能障害を確認できる．ごく軽度の認知機能障害を検出したい場合，障害を定量評価したい場合などには，特定の認知機能領域に鋭敏な神経心理学的検査が用いられる．結果を評価する際は，それぞれの検査の特徴をよく理解して判断することが重要である．たとえば典型的な前頭葉機能検査で検査成績が低下していても，それは必ずしも前頭葉機能の低下を意味しない．記憶障害や失認などが影響していたかもしれないし，単に意欲の問題かもしれない．検査によって「何ができなかったか．何が障害されているか」を確認することは大切であるが，同時に「他には何ができるのか．どんな機能は保たれているのか」ということを確認しなければ，認知機能障害を正しく捉えることはできない．

Pearls

認知症の診断に認知機能障害は必須である．しかし認知機能障害がある患者が，必ずしも認知症とはいえない．認知機能障害の原因は，うつ病や統合失調症などの機能性精神病，軽度認知障害であるが認知症を発症しているとはいえない状態なのかもしれない．認知機能障害を正しく評価するためには，様々な角度から症状を調べる必要がある．検査成績と日常生活上の問題は，必ずしも一致しないことにも留意すべきである．

文献

1. Beteman RJ, Xiong C, Benzinger TL, et al. Clinical and biomarker changes in dominantly inherited Alzheimer's disease. N Engl J Med. 2012; 367: 795-804.
2. Jack CR, Knopman DS, Jagust WJ, et al. Hypothetical model of dynamic biomarkers of the Alzheimer's pathological cascade. Lancet Neurol. 2010; 9: 119-28.
3. Lezak MD. Neuropsychological Assessment, 3rd edition. New York: Oxford University Press; 1996.
4. American Psychiatric Association. Diagnostic and Statistical Manual of Mental Disorders, Fifth Edition 5. Arlington, VA: APA; 2013.

〈田渕 肇〉

DSM-5で導入された Neurocognitive disorder の意義はなんですか？

　DSMは米国精神医学会（APA）が作成している精神障害の診断・統計マニュアルであり，2013年にDSM-5へと改訂された．DSM-IVでは"dementia"とされていた診断カテゴリーが，DSM-5においてMajor Neurocognitive disorder（Major NCD）という名称へと変更されたことは，大きな変化である．直訳すれば，重度神経認知障害であるが，日本語版では"認知症"の訳が踏襲されている．DSM-IVでは，認知症の診断のためには，記憶障害は必須であり，そのうえで失語，失行，失認，実行機能障害の中の一つ以上の症状を呈することが診断要件であったが，DSM-5のNCDでは，複雑性注意，実行機能，学習および記憶，言語，知覚-運動，社会的認知の6つの認知領域において，少なくとも一つの認知領域で機能低下が認められれば診断要件を満たすことになっており，DSM-IVで必須要件であった記憶障害は特別扱いされなくなり，一つの認知領域の機能低下のみでもNCDと診断されることになっている．必ずしも病初期には記憶障害が目立たないレヴィ小体病や前頭側頭葉変性症などもとらえられるようになっており，NCDをきたす疾患をより広範囲にとらえることができるような基準となっている．

　また，mild cognitive impairment（MCI）概念の普及により，軽度のNCDを診断基準に組み入れる必要が出てきたため，mild NCDという障害カテゴリーが作成されたことも大きな変化である（邦訳は，軽度神経認知障害）．Major NCDとmild NCDの違いについては，日常生活において自立性（independence）が保たれているか否かによって区別される．

　以上のように，DSM-5においては，認知症について，広範囲かつ軽症の状態から診断できるように定義されている点で，臨床的に非常に意義があるといえる．その一方で，過剰診断については懸念されるところである．また，NCDという名称に関しては，"dementia"という用語は，慣習的に高齢者に適用されてきた用語であるが，NCDという用語は，若年者において器質性疾患のために認知機能が後天的に低下した場合にも使用しやすいとしている．

　NCDは，さらに病因論的観点から，Alzheimer's disease（AD）：アルツハイマー病，前頭側頭葉変性症，レヴィ小体病，血管性疾患，外傷性脳損傷，物質・医薬品誘発性，HIV感染症，プリオン病，パーキンソン病，ハンチントン病など

の下位分類に分けられる．下位分類の中で代表的なアルツハイマー病についていえば，今回の改訂において最も重要な点は，重症度において従来の認知症の基準を満たしていない mild NCD の状態においても，病因について AD と診断することが可能となったことである．診断確実性については，遺伝子変異の有無によって，probable（確実な）AD と possible（疑いのある）AD と診断できるようになっている．なお，アポリポ蛋白 E4 については単なる危険因子であるため，診断には使用できない点に留意しておく必要がある．このように，診断基準の中に，最新の生物学的知見である遺伝子変異がバイオロジカルマーカーとして採用されていることは，精神障害の診断基準としては，画期的なことである．今後，様々な精神障害において，生物学的知見が得られてくると思われるが，AD の診断基準は，そのモデルとなるような診断基準といえよう．

Pearls

DSM-5 では，"dementia" は Major Neurocognitive disorder（Major NCD）という名称へと変更され，認知症について，広範囲かつ軽症の状態から診断できるように定義された．今回の改訂において最も重要な点は，診断基準の中に，最新の生物学的知見である遺伝子変異がバイオロジカルマーカーとして採用され，重症度において従来の認知症の基準を満たしていない mild NCD の状態においても，診断できるようになったことである．しかし，実際の臨床においては，確定診断に至ったとしても，根本的な治療法がない病因の場合，告知を行うべきか否か，行うのであれば，どのタイミングでどのように行うのかという重大な問題が生じてくる．

〈前田貴記〉

中核症状やBPSDといった用語の意味と、具体的にはどういった症状でどんな特徴があるのかを教えてください

1. はじめに

認知症の症状は，認知機能障害によるものと，「行動・心理症状」（behavioral and psychological symptoms of dementia: BPSD）とに大別される[1]．前者は，記憶障害，見当識障害，論理的思考・判断力低下，失語，失行，失認，視空間認知障害，遂行機能障害，人格・行動・態度の変化などで，これらをまとめて中核症状とよぶ．後者には，興奮，叫声，不穏，焦燥，徘徊，社会文化的に不適切な行動，性的脱抑制，収集癖，暴言，つきまとい，不安，抑うつ，妄想，幻覚などが含まれ，以前は周辺症状などとよばれたが，最近はBPSDとよぶのが一般的である．それぞれの認知症性疾患によって特徴的な中核症状およびBPSDを呈する．

2. 中核症状

1 記憶障害

Alzheimer's disease（AD）：アルツハイマー病では，早期からエピソード記憶と近時記憶の障害が顕著であり，ADを疑った場合はこれらを検出することが重要である．dementia with Lewy bodies（DLB）：レヴィ小体型認知症の記憶障害はADに類似するが，ADに比してエピソード記憶障害は軽度であり，視覚性記憶障害が高度である．血管性認知症（vascular dementia: VD）では，多発性の血管障害の場合皮質下の障害によって想起が困難になることが多く，海馬や左視床といった戦略的重要部位の梗塞ではADに類似した記銘力障害を呈することがある．行動異常型前頭側頭型認知症（behavioral variant frontotemporal dementia: bvFTD）では，ADに比して記憶障害は目立たないとされるが，bvFTDにおいても初期からエピソード記憶障害が存在するという最近の報告もある．

2 見当識障害

見当識とは，時間，場所，人を同定する能力であり，記憶，注意，意識，視覚認知などの様々な認知機能によって維持されており，単一の認知機能の指標では

ない．ADでは，まず時間の見当識が障害され，次いで場所，人の順に見当識が失われる．レヴィ小体型認知症では，意識レベルの変動に伴って見当識障害の程度も変動する．

3 失語

病初期に失語が最も顕著な症状である疾患群を原発性進行性失語（primary progressive aphasia: PPA）と総称する．PPAは，失文法と発語失行を主体とする非流暢型，語義失語を主体とする意味型，語想起障害，復唱障害，音韻性錯語を特徴とするlogopenic型の3つに分類される．背景病理としては，非流暢型はタウが蓄積する前頭側頭葉変性症，logopenic型はADがそれぞれ多く，意味型のほとんどではTDP-43が蓄積する．

4 視空間認知障害

視空間認知は，自分の目の前の対象物同士の空間的関係，対象物と自分との空間的関係，自らが動き回れる広い空間における対象物との空間的関係に大別される．視空間認知障害のベッドサイドでの簡単なスクリーニング法として，キツネやハトの手の形の模倣，立方体の模写，時計描画などがよく用いられる．視空間認知障害に関連する症状として，着衣失行，自己身体定位障害，道順障害などがある．視空間認知障害は，ADにおいて，「運転で道に迷う」「図形を書くのが苦手になる」などの症状として初期からみられ，その存在を同定することは診断のために重要である．DLBでは，ADよりも視空間認知障害が顕著である傾向がある．病初期から視空間認知障害を呈して記憶障害は目立たず，大脳後方優位の萎縮を呈する疾患群をposterior cortical atrophy（PCA）と総称する．原因疾患はADが多いが，DLBや皮質基底核変性症であったとする報告もあり，背景病理は多様である．

5 遂行機能障害

遂行機能とは，目的をもった一連の活動を効果的に成し遂げるために必要な機能と定義される．認知症患者において認められる金銭管理，服薬管理，買い物，調理，仕事，趣味などの高度な手段的日常生活機能の障害は，遂行機能障害と密接な関連がある．ただし，遂行機能検査のみで認知症の疾患の鑑別は困難である．遂行機能障害の脳基盤としては，前頭葉の障害が想定されている．

3. BPSD

1 精神科に入院した認知症患者に認められる BPSD

認知症患者の約 60〜90％が，経過中に少なくとも 1 つ以上の BPSD 症状を呈するとされる．BPSD の出現により自宅あるいは施設での対応が困難となった場合，精神科に入院となることが多いが，その際いかに入院の長期化を避けるかが重要である．

筆者らは，以前精神科病院に 1 年間に入院した 107 名の認知症患者の実態調査を行った．診断の内訳は，AD が最も多く（44％），次いで混合型認知症（13％），DLB（12％），VD（5％），bvFTD（5％）などであった．94％の症例に BPSD が認められ，その内訳は，暴言・暴力（68％），妄想（47％），徘徊（41％），睡眠障害（38％），幻覚（24％），介護への抵抗（21％），不安・焦燥（11％）などであった．Kitamura らは，BPSD のために入院となった認知症患者の入院期間に影響を与える因子として，男性，独居，介護者が子供，Mini Mental State Examination（MMSE）の点数などを同定している[2]．Taniguchi らは，精神科の認知症治療病棟における入院治療の BPSD への有効性を検討し，妄想と睡眠異常の改善度が高いことを報告した[3]．

2 認知症に出現する幻覚・妄想の特徴

AD では，41％に精神病症状が認められ，その 36％が妄想，18％が幻覚，13％が幻覚と妄想の両方であったとの報告がある．妄想は物盗られ妄想が多く，その他，被害妄想，見捨てられ妄想，亡くなった人が生きていると信じる妄想などが多い[4]．妄想は，初期から中期にかけて活発に出現するが，認知症が進行すると妄想を産生する能力も失われ，形骸化あるいは消失する．

DLB では，幻覚，妄想性誤認症候群，妄想の頻度が高い．幻覚では幻視が最も多く，その特徴として，繰り返し現れ，内容が具体的で生々しいことである．対象は，色彩豊かな人物や小動物であることが多いが，「視界を白いものがよぎる」「布団が揺れている」といったものもある．患者はその内容を覚えており，詳細に語ることができるが，それが実在するものではないと自覚していることも多い．パーキンソニズムを呈する疾患として DLB との鑑別を要する進行性核上性麻痺や多系統萎縮症は幻視の出現頻度が低いことから，幻視の存在はこれらの疾患を鑑別するマーカーとなる．誤認症状としては，人物誤認，Capgras 症状，幻の同

居人，人物および場所の重複記憶錯誤などがある．

Pearls
病理所見からみた中核症状および BPSD の発生機序

　AD，DLB，bvFTD などの変性性認知症においては，特定の蛋白質が凝集することによって形成された細胞内異常構造物の密度と分布が中核症状の程度と相関する．すなわち，AD ではタウ，DLB では α-シヌクレイン，bvFTD では TDP-43 といった蛋白質である．これらの所見と BPSD との関連についてはいまだ不明な点が多いが，最近の研究では，海馬傍回や側坐核[5]におけるタウの蓄積と妄想，脳幹部モノアミン起始核，扁桃核，側頭葉における α-シヌクレイン蓄積と幻視との関連性などが報告されている．

文献

[1] Finkel SI, Costa e Silva J, Cohen G, et al. Behavioral and psychological signs and symptoms of dementia: a consensus statement on current knowledge and implications for research and treatment. Int Psychogeriatr. 1996; 8 [Suppl. 3]: 497-500.
[2] Kitamura T, Kitamura M, Hino S, et al. Predictors of time to discharge in patients hospitalized for behavioral and psychological symptoms of dementia. Dementia and geriatric cognitive disorders extra. 2013; 3: 86-95.
[3] Taniguchi S, Narumoto J, Shibata K, et al. Treatment in a ward for elderly patients with dementia in Japan. Neuropsychiatric disease and treatment. 2013; 9: 357-63.
[4] Casanova MF, Starkstein SE, Jellinger KA. Clinicopathological correlates of behavioral and psychological symptoms of dementia. Acta Neuropathol. 2011; 122: 117-35.
[5] Kawakami I, Hasegawa M, Arai T, et al. Tau accumulation in the nucleus accumbens in tangle-predominant dementia. Acta neuropathologica communications. 2014; 2: 40.

〈新井哲明〉

5 軽度認知障害，preclinical AD など早期の状態を表す用語の定義と意義などを教えてください

1. 広義の軽度認知障害は，特定の背景疾患によらない包括的な「臨床症候群」である

「年齢に比して認知機能が健常とはいえないが，認知症とも診断しえない臨床症候群」については古くから議論され，複数の用語・概念が提唱されてきたが，その代表が軽度認知障害（mild cognitive impairment: MCI）である．1990年代から種々の概念の変遷があったが，現在最も汎用されるのはPetersenらの定義によるMCIであろう．2003年のMCI key symposiumにおいて提唱された診断基準では，①本人や家族から認知機能低下の訴えがある，②認知機能は健常とはいえないが認知症の診断基準も満たさない，③複雑な日常生活動作に軽微な障害はあっても基本的な日常生活機能は正常，の3点が基本となり，記憶とその他の認知機能（言語，遂行機能，視空間認知など）の障害の有無によって4つのサブタイプに分類される．まず，健忘型（amnestic）MCIか，非健忘型（non-amnestic）MCIかに分け，さらにそれぞれを単一領域の障害か複数領域の障害かによってsingle domainかmultiple domainかに分ける❶ 図1 ．広義のMCIは，固有の神経病理学的背景をもつ単一疾患の前駆状態ではなく，認知症を呈する様々な基礎疾患の，健常との境界・最軽度の状態としての包括的な臨床症候群と捉えられ❷ 図2 ，その症状は背景となる疾患に影響を受ける．

2. MCIの診断について：MCIの段階では日常生活に支障をきたさない

広義のMCIの臨床症状は背景疾患により多様で，正統な診断法が明示されているわけではない．また「認知機能が健常ではないが，認知症でない」とは，どのような状態なのか，わかりづらいとの声も聞かれる．実臨床での診断過程として，まずは「認知症でない」こと，つまり「後天的な進行性の認知機能低下を認めない」こと，「自立した社会・家庭生活が営めており日常生活に支障がない」ことの2点を確認する．そのためには患者本人だけではなく，以前の本人の状態をよく知る家族や友人などから病歴を聴取することが最も重要である．通常の日常生活動作（activities of daily living: ADL）だけでなく，買い物をして会計ができるか，交通機関を利用して外出ができるか，などの道具的（手段的）ADL

| Ⅰ 認知症の総論，用語の整理，症候，社会資源 | Ⅱ 診断 | Ⅲ 治療 |

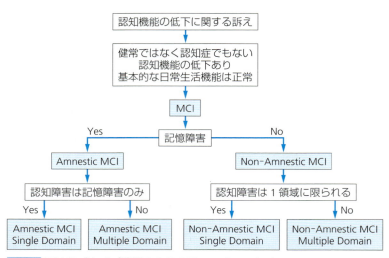

図1 MCIサブタイプ診断のためのフローチャート（Petersen RC. J Intern Med. 2004; 256: 183-94❶より改変）

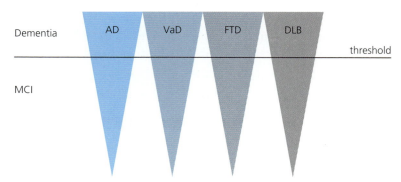

図2 MCIは様々な背景疾患からなる「臨床症候群」である（Dubois B, et al. Lancet Neurol. 2004; 3: 246-8❷より改変）
AD: Alzheimer's disease, VaD: vascular dementia, FTD: frontotemporal dementia, DLB: dementia with Lewy bodies

（instrumental ADL: IADL）についても確認する．要領が悪く時間がかかるなど，以前と比べて変化（増悪）はあるものの，独立して営むことが可能である．また，記憶，見当識，判断力，地域での生活，家庭での生活，介護の状況を，0: なし，0.5: 疑い，1: 軽度，2: 中等度，3: 重度の5段階で評価し，それぞれに重み付け

をつけた後に総合判定する Clinical Dementia Rating（CDR）も有用である．MCI に相当するのは，総合スコア 0.5 である．

認知症でないと判断したのち，認知機能を客観的に評価する．改訂長谷川式簡易知能評価スケール（HDS-R），Mini Mental State Examination（MMSE），Montreal Cognitive Assessment 日本語版（MoCA-J）などがスクリーニングとして用いられる．HDS-R は 21 点以上，MMSE は 24 点以上が，健常高齢者として一つの目安になる．MoCA は，HDS-R や MMSE では健常群とされる軽症例を対象に作られ，MCI の検出に優れているとされる（26 点以上で健常）[3]．記憶障害については論理記憶が重要とされ，Wechsler Memory Scale-Revised（WMS-R）の論理記憶 II の問題が推奨される．記憶，言語機能，遂行機能，視空間認知，注意などの具体的な評価，各種バッテリーに関しては他項を参照されたい．典型的な MCI 患者では，個々の認知領域について，年齢，性別，教育年数を考慮したうえで，−1〜−1.5 SD の認知機能低下が認められる．

健忘型 MCI は Alzheimer's disease（AD）：アルツハイマー病の前駆状態と最も関連があるとされ，頻度も高いが，「さっきいわれたことを覚えていない」「大切な物を置いた場所を忘れてしまう」などの記憶障害，特にエピソード記憶の障害が主訴となることが多い．一方，非健忘型 MCI では，dementia with Lewy bodies（DLB）：レヴィ小体型認知症，前頭側頭型認知症（frontotemporal dementia: FTD），脳血管性認知症（vascular dementia: VaD）などとの関連が強いとされる．DLB の前駆状態では，レム睡眠行動異常（REM sleep behavior disorder: RBD）が早期から認められることが多く，就寝中に大声を出したり暴れたりする．具体的でまざまざとした夢をみたり，人や小動物などの生々しい幻視を訴えたりする場合もある．日内変動を伴う注意障害や，視空間認知障害，遂行機能障害を認めることも多い．FTD では，喚語困難などの言語機能の障害，遂行機能障害，自発性の低下，常同行動などが前景に立つことが多く，発症早期から性格変化と社会的な行動障害が目立つ．記銘力障害を伴わず，軽微で日常生活に支障のない程度の行動変化（妄想，興奮，無関心など）を認める場合，FTD への移行がみられることが多い．脳血管障害も非健忘型 MCI の原因となりうる．障害される部位に応じた症状を呈するが，特に小血管性認知症では，AD と異なり記銘力障害は軽度で，早期から注意障害，遂行機能障害，処理速度の低下などが目立つとされる．

その他，MCI と類似の症状を呈しうる，うつ，薬剤性，内科的疾患に伴うもの（甲状腺機能低下，副腎機能低下，低血糖，ビタミン欠乏など），脳外科的疾患（慢

性硬膜下血腫，脳腫瘍，正常圧水頭症など），てんかんなどの treatable な疾患の鑑別も，常に念頭におく必要がある．

3. preclinical AD, MCI due to AD は，背景疾患に対応した新たな概念である

　上述の通り，広義の MCI は特定の背景疾患をもたない．しかし，いまだ存在しない根本治療を実現するためには，基礎疾患を明確にしたうえで，より早期からの治療介入を検討する必要があり，背景疾患に対応した狭義の MCI 診断が求められる．近年行われてきた AD に対する Aβ（アミロイドβ）標的薬の臨床試験が成功しない最大の要因は，治療介入時期の遅れと考えられるが，臨床症状のみの評価はばらつきが大きく，適切な対象の選択と治療効果判定が困難である点も問題であった．

　そのような背景，および昨今の各種バイオマーカー研究の進歩を踏まえ，2011 年に NIA-AA（National Institute on Aging and Alzheimer's Association）から AD の新たな診断基準が発表された．無症候期から Aβ 蛋白の沈着が始まり，神経機能障害，神経細胞障害が順次進行し，結果として認知症に至る過程を一連のプロセスとして捉え，①AD の発症前段階: preclinical AD，②AD による軽度認知障害: MCI due to AD，③AD による認知症: AD dementia の 3 つの病期に分類した．臨床診断基準に加え，病態進展の客観的な指標として各種バイオマーカーを取り入れた点が大きな特徴である[4] 図3 ．現行の広く支持されているバイオマーカー[5] 表1 は，Aβ 沈着のバイオマーカーと，神経障害のバイオマーカーの 2 種類に分けられ，前者は早期の変化を検出しやすく，診断的マーカーとして活用でき，後者は病期の進展に伴い段階的な変化を認めるため，進行度マーカーとなりうる．preclinical AD はバイオマーカーの所見により 3 段階に分類される 表2 が，より早期の治療介入を目的とした臨床研究に限られた基準と明記されており，実臨床では使用することのない概念である点に留意する．preclinical 期の AD は，全く無症状もしくはきわめて軽微な症状を呈するのみであるため，評価基準としてのバイオマーカーの導入は必然であった．MCI due to AD の臨床診断基準 表3 として，記憶障害があることを必須としていないが，これは visual variant や language variant といった，非典型的な AD の前駆状態を除外しないためである．CDR 0.5 の他，FAST（Functional Assessment Staging of Alzheimer's disease）3, GDS（Global Deterioration Rating Scale）3 の段階が，おおまかに MCI に相当する．MCI due to AD は臨床所見

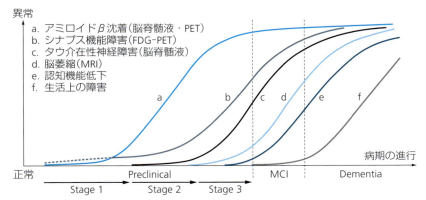

図3 ADの進行に伴うバイオマーカーの経時的変化

無症候期からAβ沈着が始まり，神経機能障害，神経細胞障害が順次進行し，認知症に至る．Aβ沈着は臨床症状出現の10年以上前から認める．（Sperling RA, et al. Alzheimers Dement. 2011; 7: 280-92[4]より改変）

表1 ADの診断に用いられるバイオマーカー

Aβ沈着のバイオマーカー: 診断的マーカー
脳脊髄液 Aβ42
アミロイドPET
神経障害のバイオマーカー: 進行度マーカー
脳脊髄液タウ・リン酸化タウ
MRI（海馬容積低下，脳萎縮の程度）
FDG-PET
脳血流SPECT

（Albert MS, et al. Alzheimers Dement. 2011; 7: 270-9[5]より改変）

表2 臨床研究のためのpreclinical AD病期分類（○: 陽性 ×: 陰性）

病期	種別	Aβ沈着マーカー	神経障害マーカー	軽微な臨床症状
Stage 1	無症候性脳アミロイド沈着	○	×	×
Stage 2	無症候性脳アミロイド沈着＋「下流の」神経変性	○	○	×
Stage 3	脳アミロイド沈着＋神経障害＋軽微な認知・行動障害	○	○	○

（Sperling RA, et al. Alzheimers Dement. 2011; 7: 280-92[4]より改変）

表3 MCI due to AD の臨床・認知機能評価項目

臨床・認知機能診断基準
以前と比較し認知機能の低下を認める 　患者本人，情報提供者，臨床医により指摘される 1つ以上の認知機能領域における障害を認める 　典型的には記銘力障害を含む 日常生活動作は自立している 認知症でない
AD の病態生理過程に矛盾しないことを確認する
可能な限り，血管性，外傷性，薬剤性を除外する 可能であれば，認知機能の長期的低下を確認する AD の遺伝因子に関連する病歴があるか確認する

(Albert MS, et al. Alzheimers Dement. 2011; 7: 270-9[5] より改変)

表4 バイオマーカーを取り入れた MCI due to AD の診断基準
（○: 陽性 ×: 陰性）

診断分類	MCI らしさ	Aβ 沈着マーカー	神経障害マーカー
MCI の可能性が高い high likelihood	高	○	○
MCI の可能性が中等度 intermediate likelihood	中等度	○	未検
		未検	○
MCI の可能性が低い unlikely	低	×	×

(Albert MS, et al. Alzheimers Dement. 2011; 7: 270-9[5] より改変)

のみで診断できるが，臨床症状に加えてバイオマーカーの支持所見があれば，診断の蓋然性が高まる 表4 .

　また，NIA-AA の診断基準に先駆け，2007 年に Dubois らの IWG（International Working Group）が新たな診断基準を提唱した．バイオマーカーの重要性を強調し，preclinical states of AD, prodromal AD などと表現は違うものの，AD dementia に至る前駆期を重視している点で NIA-AA 診断基準と類似している．2014 年に IWG-2 criteria として改定されたが，全ての病型（typical・atypical・mixed）および全ての病期（preclinical を含む）に対して，脳脊髄液所見（Aβ42 低下，総タウ・リン酸化タウ増加）あるいはアミロイド PET が陽性であれば AD として捉える，より簡便化した研究用診断基準を提案している[6]．

　いまだ明確なカットオフ値や診断基準が定められていないバイオマーカーもあり，今後の有用性については，さらなる研究により検証され必要に応じて改訂されるべきだが，近い将来，各種のバイオマーカーが実臨床に取り入れられる可

能性は高いと思われる．

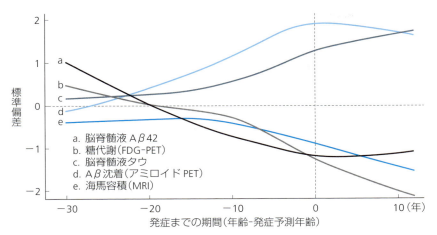

図4 家族性AD遺伝子変異保因者のADバイオマーカー変化

脳脊髄液Aβ42低下（-20年）およびアミロイドPETによるアミロイド沈着（遅くとも-15年）を先に認め，その後に，脳脊髄液タウ増加（-15年），海馬萎縮（-15年），糖代謝低下（-10年）をきたし始める．横軸の発症予測年齢は，各被験者の親の発症年齢と定義されている．(Bateman RJ, et al. N Engl J Med. 2012; 367: 795-804[7]より改変)

Pearls

　新たな診断基準の提唱により，preclinical ADを対象とする病態修飾薬を用いた予防的先制医療構想が，急速に具体化されている．DIAN（Dominantly inherited Alzheimer network）研究では，*APP*（Amyloid Precursor Protein），*PSEN-1*（presenilin-1），*PSEN-2*（presenilin-2）変異を有する家族性AD家系の未発症保因者および非保因者を対象とし，AD発症までの時間と各種バイオマーカーの変化が比較検討され 図4 [7]，未発症保因者に抗Aβ抗体を投与する臨床試験であるDIAN-TU（Trial Unit）が開始された．API（Alzheimer Prevention Initiative）研究や，孤発性ADを対象としたA4（Anti-Amyloid Treatment in Asymptomatic AD）研究でも，preclinical期に治療介入する臨床試験が開始されつつある[8]．

　本邦でも，preclinical ADの認知機能の変化，MCIへの移行の探索などの長期縦断観察に焦点を当てたAMED Preclinical studyが2015年より開始された．これらの研究から，preclinical ADの実態を把握し，アミロイド仮説の妥当性が検証され，早期予防治療の実現が図られることを期待したい．

文献

1. Petersen RC. Mild cognitive impairment as a diagnostic entity. J Intern Med. 2004; 256: 183-94.
2. Dubois B, Albert ML. Amnestic MCI or prodromal Alzheimer's disease? Lancet Neurol. 2004; 3: 246-8.
3. Nasreddine ZS, Phillips NA, Bédirian V, et al. The Montreal Cognitive Assessment, MoCA: a brief screening tool for mild cognitive impairment. J Am Geriatr Soc. 2005; 53: 695-9.
4. Sperling RA, Aisen PS, Beckett LA, et al. Toward defining the preclinical stages of Alzheimer's disease: recommendations from the National Institute on Aging-Alzheimer's Association workgroups on diagnostic guidelines for Alzheimer's disease. Alzheimers Dement. 2011; 7: 280-92.
5. Albert MS, DeKosky ST, Dickson D, et al. The diagnosis of mild cognitive impairment due to Alzheimer's disease: recommendations from the National Institute on Aging-Alzheimer's Association workgroups on diagnostic guidelines for Alzheimer's disease. Alzheimers Dement. 2011; 7: 270-9.
6. Dubois B, Feldman HH, Jacova C, et al. Advancing research diagnostic criteria for Alzheimer's disease: the IWG-2 criteria. Lancet Neurol. 2014; 13: 614-29.
7. Bateman RJ, Xiong C, Benzinger TL, et al. Clinical and Biomarker Changes in Dominantly Inherited Alzheimer's Disease. N Engl J Med. 2012; 367: 795-804.
8. Sperling R, Mormino E, Johnson K. The evolution of preclinical Alzheimer's disease: implications for prevention trials. Neuron. 2014; 85: 608-22.
9. 日本認知症学会, 編. 認知症テキストブック. 東京: 中外医学社; 2008.
10. 日本神経学会, 監.「認知症疾患治療ガイドライン」作成合同委員会, 編. 認知症疾患治療ガイドライン 2010. 東京: 医学書院; 2010.
11. 中島健二, 天野直二, 下濱　俊, 他編. 認知症ハンドブック. 東京: 医学書院; 2013.

〈坂内太郎　岩田　淳〉

CQ6 認知症をきたす疾患を疫学的な面を含めて教えてください

1. はじめに

　認知症は全世界的に増加の傾向をたどっているとされ，2016年現在で約4700万人であり，2050年までにその数は中低所得者層が多い途上国を中心に3倍に増加すると予測されている[1]．本邦では今後高齢化が進む大都市圏で大きな問題になることが懸念されている．これらの報告は主としてアルツハイマー型認知症を念頭においたものであるが，認知症をきたす疾患は勿論それだけではない．認知症診療は，まず認知症かどうかの評価を行ったうえで，認知症であればどのタイプと診断するかで薬物治療や非薬物治療の方針が異なるため，認知症をきたす疾患について網羅しておくことは大変重要である．

　認知症にはアルツハイマー型認知症，血管性認知症，レヴィ小体型認知症，前頭側頭型認知症の4大疾患がよく知られているが，DSM-5[2]ではこの他に外傷性脳損傷，物質・医薬品誘発性，HIV感染症，プリオン病，パーキンソン病，ハンチントン病が具体的疾患名としてあげられている．これにとどまらず，認知症疾患診療ガイドライン[3]によれば 表1 に示すような疾患，症候があり，それら全てを疫学的に述べることはできないため，代表的な疾患を扱うこととする．

2. 65歳以上の高齢者における認知症の動向

　65歳以上のいわゆる高齢者における認知症の発症頻度は多くの国では5～7％程度である．欧米や日本ではさらに高頻度であり，中低所得者層の多い発展途上国ではこれよりも低頻度である．また，この年代では10歳刻みで加齢とともに倍増することも知られている．高頻度の疾患はアルツハイマー型認知症，血管性認知症，レヴィ小体型認知症の順である．久山町研究[4]の認知症有病率によると，2012年の調査では全ての認知症の有病率は17.9％と増加傾向である．その内訳としてアルツハイマー型認知症は12.3％と増加していたのに対し，血管性認知症は3.0％であり以前の調査と大きく変動していないことが判明した．したがって，この2疾患については，近年増加傾向であるのはアルツハイマー型認知症であるといえる．他方，レヴィ小体型認知症の頻度についてはWalkerら（Lancet

表1 認知症や認知症様症状をきたす主な疾患・病態

1. 中枢神経変性疾患
   Alzheimer病
   前頭側頭型認知症
   Lewy小体型認知症/Parkinson病
   進行性核上性麻痺
   大脳皮質基底核変性症
   Huntington病
   嗜銀顆粒性認知症
   辺縁系神経原線維型認知症
   その他
2. 血管性認知症（VaD）
   多発梗塞性認知症
   戦略的な部位の単一病変によるVaD
   小血管病変性認知症
   低灌流性VaD
   脳出血性VaD
   慢性硬膜下血腫
   その他
3. 脳腫瘍
   原発性脳腫瘍
   転移性脳腫瘍
   癌性髄膜症
4. 正常圧水頭症
5. 頭部外傷
6. 無酸素あるいは低酸素脳症
7. 神経感染症
   急性ウイルス性脳炎
   （単純ヘルペス，日本脳炎等）
   HIV感染症（AIDS）
   Creutzfeldt-Jakob病
   亜急性硬化性全脳炎・亜急性風疹全脳炎
   進行麻痺（神経梅毒）
   急性化膿性髄膜炎
   亜急性・慢性髄膜炎（結核・真菌性）
   脳膿瘍
   脳寄生虫
   その他
8. 臓器不全および関連疾患
   腎不全，透析脳症
   肝不全，門脈肝静脈シャント
   慢性心不全
   慢性呼吸不全
   その他
9. 内分泌機能異常症および関連疾患
   甲状腺機能低下症
   下垂体機能低下症
   副腎皮質機能低下症
   副甲状腺機能亢進症または低下症
   Cushing症候群
   反復性低血糖
   その他
10. 欠乏性疾患，中毒性疾患，代謝性疾患
    慢性アルコール中毒
    （Wernicke-Korsakoff症候群，ペラグラ，Marchiafava-Bignami病，アルコール性）
    一酸化炭素中毒
    ビタミンB_{12}欠乏，葉酸欠乏
    薬物中毒
    A）抗癌薬（5-FU，メトトレキサート，カルモフール，シタラビン等）
    B）向精神薬（ベンゾジアゼピン系，抗うつ薬，抗精神病薬等）
    C）抗菌薬
    D）抗痙攣薬
    金属中毒（水銀，マンガン，鉛等）
    Wilson病
    遅発性尿素サイクル酵素欠損症
    その他
11. 脱髄性疾患等の自己免疫疾患
    多発性硬化症
    急性散在性脳脊髄炎
    Behçet病
    Sjögren症候群
    その他
12. 蓄積症
    遅発性スフィンゴリピドーシス
    副腎皮質ジストロフィー
    脳腱黄色腫症
    neuronal ceroid lipofuscinosis
    糖原病
    その他
13. その他
    ミトコンドリア脳筋症
    進行性筋ジストロフィー
    Fahr病
    その他

（「認知症疾患診療ガイドライン」作成合同委員会，編．認知症疾患診療ガイドライン2010. コンパクト版2012. 東京: 医学書院; 2012より引用）

Neurol. 2015).の報告によれば，全認知症の 0〜23％とばらつきが大きいが，一般住民を対象とした調査では 4.2％，医療機関受診者を対象にした調査では 7.5％というのが平均的な数値である．2005 年にレヴィ小体型認知症の臨床診断基準が改訂された後の調査研究では頻度が増加していることからも臨床の現場ではまだ underdiagnosis されている可能性がある．前頭側頭型認知症については頻度が少なく，高齢者での発症頻度をまとめた報告はみられない．

3. 65 歳未満における認知症の動向

　40 歳あるいは 45 歳以降 65 歳未満で発症するいわゆる若年性認知症は，欧米からの報告では発症頻度は人口 10 万人あたり 11〜43 人とかなりばらつきがある．また，疾患頻度の高いものはアルツハイマー型認知症の他に前頭側頭型認知症，血管性認知症，外傷性脳損傷，ハンチントン病などがあげられ，65 歳以上の高齢者集団とは様相が異なる．Ikejima ら[5]の調査研究では，本邦の若年性認知症の発症頻度は人口 10 万人あたり 42.3 人である．内訳は血管性認知症が最も多く（42.5％），次いでアルツハイマー型認知症（25.6％），外傷性脳損傷（7.1％），レヴィ小体型認知症/認知症を伴うパーキンソン病（6.2％），前頭側頭型認知症（2.6％）の順であり，血管性認知症が最も多いことが欧米との大きな違いであった．血管性認知症は男性に多く，また脳出血や大梗塞によるものが約 7 割を占めていた．さらに，65 歳以上の高齢者集団の動向と異なる点は，外傷性脳損傷や前頭側頭型認知症の頻度が高いことであった．前頭側頭型認知症については，これとは別に 65 歳未満の認知症を対象にした調査研究のレビューがある．その頻度は 3〜26％であり，65 歳未満での発症頻度は高齢者に比べ明らかに高いと考えられる．

4. その他の認知症について

　連続剖検例での認知症疾患頻度の報告として，アルツハイマー型認知症が 38％，レヴィ小体型認知症が 23％に対し嗜銀顆粒性認知症が 16％，進行性核上性麻痺が 8％，神経原線維変化優位型認知症が 7％であったという後方視的研究がある．嗜銀顆粒性認知症や神経原線維変化優位型認知症はまだ臨床的に診断が十分にされていない疾患であるが，これらの疾患が 4 大認知症として臨床診断されている可能性があることを留意する必要がある．

また，HIV 感染症による認知症については，抗レトロウイルス薬の複合的治療法が登場してから発生頻度が著しく減少し，HIV 感染症 1000 人あたり年間 0.66 人という報告がみられる．

Pearls
認知症の疫学的資料を参考にするために

これはどの資料を読み解く時にもいえることだが，疫学的資料に関しては，どのような population を扱ったものか，診断方法，縦断的か横断的か，前方視的か後方視的か，などにより結果が大きく変動する場合がある．アルツハイマー型認知症を例にとると，臨床症状と画像診断よりも病理検索で裏付けられた症例を対象とした調査研究の方が信頼性が高いが，その一方で，病理診断を含めた調査ではどうしても時間がかかり症例数が限られてくる．また，診断基準が改訂されれば疾患頻度が変わる可能性がある．それぞれの文献の質や方法をチェックすることが大事である．

文献

[1] Prince M, Comas-Herrera A, Knapp M, et al. World Alzheimer Report 2016. Improving healthcare for people living with dementia. coverage, quality and costs now and in the future. London: Alzheimer's Disease International; 2015.
[2] American Psychiatric Association. Diagnostic and Statistical Manual of Mental Disorders, Fifth Edition, DSM-5. Washington, D. C.: American Psychiatric Association; 2013.
[3] 「認知症疾患診療ガイドライン」作成合同委員会, 編. 認知症疾患診療ガイドライン 2010. コンパクト版 2012. 東京: 医学書院; 2012.
[4] 清原 裕. 認知症のコホート研究. 久山町研究. 老年精神医学雑誌. 2015; 26: 138-44.
[5] Ikejima C, Yasuno F, Mizukami K, et al. Prevalence and causes of early-onset dementia in Japan: A Population-Based Study. Stroke. 2009; 40: 2709-14.

〈川井元晴〉

認知症はどのような経過で進行しますか？

1. 認知症の経過の考え方

変性疾患と血管障害による認知症の経過は，各疾患の病変分布と病変の進展形式に関する病理学的知見から理解することができる．

2. Alzheimer's disease（AD）：アルツハイマー病の経過

ADの病理には，タウ蛋白の凝集した神経原線維変化（neurofibrillary tangle：NFT）とAβの沈着した老人斑がある．ADの経過の理解にはNFTの脳内進展形式の知識が必要である．ADにおけるNFTの進展形式は個体間でほとんど違いがなく，Braakステージで6段階に分類する．ステージⅠではタウ病理は移行内嗅野に限局し，ステージⅡでは内嗅野，海馬CA1，ステージⅢでは後頭側頭回，ステージⅣでは島回，下側頭回，線条体，ステージⅤでは後頭葉皮質の有線周野や有線傍野，上側頭回，運動前野，一次感覚連合野，一次運動野，黒質，ステージⅥでは一次視覚野にそれぞれタウ病理が出現する．

認知症の頻度は，ステージⅠ～Ⅱでは0％，ステージⅢ～Ⅳでは50％，ステージⅤ～Ⅵでは100％と報告される．AD患者では初期に記銘力障害が緩徐に進行し，次いで視空間認知障害や構成障害が出現し，その後に運動障害や嚥下障害が追加され死亡するという中核症状の出現順序がほぼ一定している．この経過は前述のNFTの進展形式でよく説明できる．過去の症状の出現順序の把握は家族からの病歴聴取に基づくが，Mini Mental State Examination（MMSE）や長谷川式簡易知能評価スケール（HDS-R）における記銘力障害と，透過立方体の模写などで評価された構成障害の程度を比較することでも，先行した障害を簡便に推測できる．精神症状としては初期から自発性低下は高頻度で，物盗られ妄想，易怒性，不穏，徘徊，昼夜逆転も経過中に出現しやすい．しかし，これらの出現は介護の質といった環境因子に影響されるので，診断においては中核症状ほど有用ではない．なお，「取り繕い」や，「質問すると家族の方を振り返る」といった行動が歴史的に強調されてきたが，疾患特異性は全く不明であり，AD診断の根拠にするべきではない．

3. dementia with Lewy bodies(DLB):レヴィ小体型認知症の経過

　レヴィ小体に関係する代表的な臨床像は，レヴィ小体型認知症（DLB），パーキンソン病（PD），認知症を伴うPD（PDD）である．これらはレヴィ小体病（Lewy body disease: LBD）とよばれる．DLBでは注意や覚醒レベルと認知機能の変動，幻視，パーキンソニズムが中核症状である．また，レム睡眠関連行動異常（RBD），抗精神病薬への過敏性，ドパミントランスポーターシンチにおける被殻の集積減少が示唆的所見とされ，抑うつ，妄想，MIBG心臓交感神経シンチにおける取り込み低下は支持的所見に含められる．

　中核症状を主訴に受診する症例が多いが，病歴を聴くと示唆的所見や支持的所見が先行している例が多く，これがLBDの病態を理解するうえで重要である．なお，DLBとPDDの病理に質的な差はなく，診療科バイアスをみていると考えられる．

　レヴィ小体の脳内進展形式は2つあると考えられている．一つはBraakが認知症を欠くPDとLBDを偶発的に認めた症例を基に作った，脳幹から大脳皮質に上行するステージである（脳幹上行仮説）．それによると，レヴィ小体は，ステージⅠで迷走神経背側核，ステージⅡで縫線核，青斑核，ステージⅢで黒質，マイネルト基底核，前嗅核，ステージⅣで扁桃核，移行内嗅野，海馬CA2，ステージⅤで高次感覚連合野，前頭前野，ステージⅥで一次感覚連合野，一次運動野に出現する．PDの運動障害との関係は，ステージⅠ～Ⅱがpreclinical PD，ステージⅢ～Ⅳがパーキンソニズムが出現しうるclinical PD，ステージⅤ～Ⅵはend-stage PDとされる．認知症との対応は不明瞭で，認知症のないPDでも約30%の例でレビー小体が新皮質にびまん性に拡がる．

　もう一つのレヴィ小体の進展経路は嗅球と扁桃核から病変が形成され大脳に拡がるパターンである．AD病理を有する例で認められやすい．多くのDLB症例は様々な程度のAD病理を有する．AD症例では扁桃核のみにレヴィ小体を有する場合でも抑うつの頻度が増す．新皮質にAβ沈着を有する場合はPDの罹病期間は短くなり，認知機能低下も急速となる❶．

　RBD，抑うつ状態，幻覚妄想状態はDLBの中核症状よりしばしば先行して出現する．特発性RBD患者が10年後にDLBやPDを発症する頻度は40～65%である．抑うつ状態を呈する非認知症高齢者では黒質と青斑核におけるレヴィ小体の頻度が有意に高い．また，40歳以上で幻覚妄想状態を初発した例の検討で

はその26.1％が，65歳以上での初発例では36.4％がLBDを有していた[2]．RBDは延髄や橋の被蓋部の神経核，抑うつ状態は青斑核と縫線核，妄想は扁桃核との関連が推測されている．このため，RBD，抑うつ，妄想がDLBの中核症状より先行する例のあることは，脳幹上行仮説あるいは扁桃核-嗅球から病変が進展するモデルで説明できる．レヴィ小体は腸管の神経叢，嗅球，心臓交感神経に出現するため，便秘，嗅覚障害，MIBG心臓交感神経シンチでの取り込み低下を認めるが，これらもDLBの中核症状に先行しうる．

4. 血管性認知症の経過

　大脳皮質に梗塞が多発するか，深部白質や基底核にラクナ梗塞が多発することで発症する例が多い．発症様式が急性であるか，発症時点が不明瞭でも数日間で比較的急速に認知症状態に至るか，階段状の悪化を認める経過が重要である．悪化した症状が一時的に改善することもあるが，これはせん妄などの意識障害によって臨床像が修飾されている場合もある．高血圧，糖尿病，心房細動，高脂血症を高頻度に有する．病変に対応した片麻痺，構音障害，失語，歩行障害，錐体路徴候を認める．

　側脳室後角周囲の境界領域の梗塞では，しばしば運動障害が軽度であるか欠如する．視床内側部の病変では自発性低下，記銘力低下，失見当識，失語，構成障害などを呈する．一側あるいは両側の傍正中視床梗塞では初期からの遷延性の傾眠傾向，注意障害，記銘力低下，作話，垂直性注視麻痺，輻輳障害，妄想を呈する．

　血管性認知症が見落とされやすいのは，病歴聴取に時間を掛けることができず，かつ粗大な運動障害を欠いた場合である．

5. 前頭側頭葉変性症（frontotemporal lobar degeneration: FTLD）の経過

　FTLDの臨床像には，前頭葉性の行動異常を主徴とする前頭側頭型認知症（FTD），意味記憶障害を主徴とする意味性認知症（SD），非流暢性失語を呈する進行性失語（PA）がある．一方，これらの症候群を呈する代表的な病理にはピック病，TDP-43陽性神経細胞内封入体を有するFTLD（FTLD-TDP），皮質基底核変性症（CBD），進行性核上性麻痺（PSP）がある．各病理で出現しうる臨床像スペクトラムは重複するが，初期の症候群や，のちに追加される症候群には各

病理ごとに一定の傾向がある．診察においては受診前から受診時までの症候群の出現順序を把握する．初診以降は将来追加されうる症状を意識して診察し，生活上の助言を行う．

　ピック病の初期の臨床像はFTD，次いでPA，発語失行が多く，これらの合計は80％以上である[3][4]．SDはきわめてまれで，前頭葉機能障害が前景に立つ疾患と考えられる．末期まで運動障害を欠くことが多い．

　孤発性FTLD-TDPの初期臨床像はSDが高頻度で，FTDがそれに次ぐ．つまり側頭葉の機能障害で初発しやすい．80％の症例では初発から1～15年後に左右差のある固縮，錐体路徴候，拘縮を呈する．運動障害と同側の半側無視も出現しうる．

　CBDとPSPは神経細胞内とグリア細胞内に4リピートタウの蓄積する病理学的疾患単位である．二疾患の病変分布は非常に似ているため，臨床像スペクトラムも類似する．2疾患で出現しうる症候群は，皮質基底核症候群（左右差のあるパーキンソニズム，肢節運動失行，他人の手徴候，皮質性感覚障害を呈する古典的CBD臨床像: CBS），Richardson症候群（垂直性注視麻痺，易転倒性，体幹優位・左右対称性でL-dopa無効の固縮を呈する古典的PSP臨床像: RS），左右非対称性で振戦を伴いL-dopa反応性のパーキンソニズム（parkinsonism with asymmetry, tremor, and levodopa response），純粋無動と歩行障害（pure akinesia and gait failure），FTD，PA，発語失行，原発性側索硬化症，進行性小脳失調が知られる．

　CBDとPSPの皮質病変は，前頭葉の前方部分から中心前回，頭頂葉にかけての大脳穹隆面のどこかに強調され，辺縁系や側頭葉は保たれる傾向が共通する．穹隆面の病変は症例ごとに前方や後方に偏り，それに対応してFTD，PA，錐体路障害，CBSが出現する．経過中にSDを呈することはきわめて例外的だが，これも病変分布を考えると自然である．

　CBD剖検例の臨床像は，CBSは17～48％に過ぎず，CBS，RS，FTD，PAの合計が80～90％となる[5]．PSP剖検例の臨床像はRSは約60％に過ぎず，RS，CBS，FTD，PA，発語失行の合計が90％以上となる[6]．経過中にSDを欠くFTD患者の一部は病理がCBDかPSPと考えられるため，CBS，RS，またはPAが追加的に出現する可能性を予測して経過観察する．

　CBDの一部は大脳萎縮が左右対称のためsymmetric CBDとよばれる．CBDで幻覚妄想状態を65歳未満で初発することがある[2]．行動異常や精神症状で初発したCBDは黒質とルイ体の変性が運動障害で初発したCBDに比べて有意に軽く，

末期まで歩行可能であるなど運動障害が軽い傾向がある[7].中脳被蓋部の萎縮は臨床症候群であるRSとは関係するが,病理診断がPSPであるか否かとは関係しない[8].

Pearls

精度の高い病歴は認知症の診断に非常に役立つ.精度の低い病歴しかない場合は画像所見に頼る傾向が強まり,診断精度は低下する.病歴聴取では,まず頻度の高いADの経過(記銘力低下,構成障害,運動障害の順で症状が現れているか)として矛盾があるのか否かの情報を得ることが欠かせない.簡単な心理検査しかできない現場であっても,ADの場合はHDS-Rの点数の方がMMSEの点数より数点低く,これら検査の点数が20点前後まで低下した時期から透過立方体模写がわずかに不正確となり,図形の模写がほとんど不能となるまでは運動障害を欠くという特徴がほとんどの症例で認められる.患者の経過がADの典型的なそれと一致しない場合,画像検査を行う前に,DLB,血管性認知症,FTLD,慢性硬膜下血腫,正常圧水頭症といった,AD以外の疾患を疑う習慣をつけておきたい.

文献

[1] Halliday GM, Holton JL, Revesz T, et al. Neuropathology underlying clinical variability in patients with synucleinopathies. Acta Neuropathol. 2011; 122: 187-204.
[2] Nagao S, Yokota O, Ikeda C, et al. Argyrophilic grain disease as a neurodegenerative substrate in late-onset schizophrenia and delusional disorders. Eur Arch Psychiatry Clin Neurosci. 2014; 264: 317-31.
[3] Irwin DJ, Brettschneider J, McMillan CT, et al. Deep clinical and neuropathological phenotyping of Pick disease. Ann Neurol. 2016; 79: 272-87.
[4] Yokota O, Tsuchiya K, Arai T, et al. Clinicopathological characterization of Pick's disease versus frontotemporal lobar degeneration with ubiquitin/TDP-43-positive inclusions. Acta Neuropathol. 2009; 117: 429-44.
[5] Ling H, O'Sullivan SS, Holton JL, et al. Does corticobasal degeneration exist? A clinicopathological re-evaluation. Brain. 2010; 133: 2045-57.
[6] Josephs KA, Petersen RC, Knopman DS, et al. Clinicopathologic analysis of frontotemporal and corticobasal degenerations and PSP. Neurology. 2006; 66: 41-8.
[7] Ikeda C, Yokota O, Nagao S, et al. Corticobasal degeneration initially developing motor versus non-motor symptoms: a comparative clinicopathological study. Psychogeriatrics. 2014; 14: 152-64.
[8] Whitwell JL, Jack CR Jr, Parisi JE, et al. Midbrain atrophy is not a biomarker of progressive supranuclear palsy pathology. Eur J Neurol. 2013; 20: 1417-22.

〈横田 修〉

| I 認知症の総論，用語の整理，症候，社会資源 | II 診断 | III 治療 |

認知症の患者さんが受けることのできる社会資源にはどのようなものがありますか？

1. 社会資源の種類と概要

　　認知症患者に対する社会資源は，大きく患者本人の身体的要素に対するものと，患者・家族の生活に対するものに分けられる．前者は医療保険や介護保険による治療，ケアであり 図1 ，後者は生活にかかわる経済面や患者の権利をサポートする支援制度である 図2 ．それぞれ，認知症の程度や目的に応じて，利用できる範囲や額が異なっている．主な種類と概要は次の通りである．

1 医療保険

　　医療保険では，主に病院もしくは診療所の医師や看護師，リハビリスタッフなどによる治療行為として，外来通院，訪問診察，入院療養がある．外来通院は，地

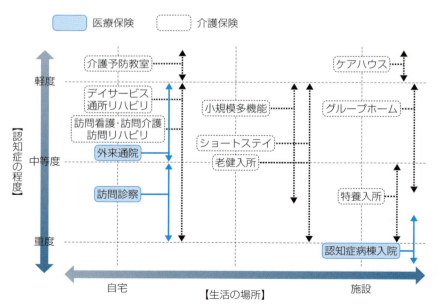

図1　医療保険と介護保険における主なサービス対象

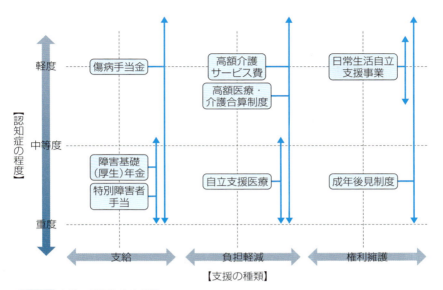

図2 支援の種類と主な対象

域の診療所だけでなく病院における神経内科外来や物忘れ外来などの専門外来もある．訪問診察は，多くは地域の開業医が病院との機能分担として担っている．身体機能が低下して通院が困難な場合だけでなく，外来ロビーで診察を待つことが大変なケースも利用ができる．入院療養は，精神科を標榜する病院や認知症病棟を有する病院などが対応している．精神科医による治療，看護師・作業療法士によるケア，リハビリテーションを行い，精神保健福祉士による退院支援により，また家庭や地域で暮らすための取り組みが行われる．

また，認知症に専門的に対応できる医療機関として，「認知症疾患医療センター」が全国に配置されている．ここでは，専門的な医療の提供と共に患者・家族の相談に応じることができるよう，認知症の専門医や看護師，精神保健福祉士，臨床心理士などが配備されており，かかりつけ医や介護サービス事業所と連携し，地域単位で医療から介護に対応できる仕組みとなっている．

2 介護保険

介護保険は，主に生活を支える介護サービスを提供するものであり，在宅で受けるもの，施設で受けるものなどがある．介護保険の被保険者には65歳以上の

第1号被保険者と40歳以上65歳未満（医療保険加入者に限る）の第2号被保険者があり，前者は要介護や要支援の状態になった際に原因を問わず認定を受けることができ，後者は国が定めた16の疾病が原因で要介護者，要支援者になった者に限り給付対象となる．これには認知症も含まれているため，40歳以上65歳未満の若年性認知症患者も給付対象となる．介護保険で利用できる主なサービスは次の通りである．

・デイサービス（認知症軽度～中等度，通所）

　特別養護老人ホーム（特養）やそれ単体として実施されている．利用の窓口は，地域包括支援センターや介護支援専門員（ケアマネジャー，ケアマネ）となる．

　入浴，排泄，食事などの身体的介護を提供するだけではなく，自宅に引きこもりがちになる認知症高齢者の社会的孤立感の解消および家族の介護負担の軽減を目的としている．認知症に特化した認知症対応型通所介護もある．

・通所リハビリテーション（認知症軽度～中等度，通所）

　介護老人保健施設や病院，診療所などで実施されている．利用の窓口は，地域包括支援センターやケアマネとなる．食事や入浴などの日常生活上の支援と，生活機能向上のための機能訓練や口腔機能向上サービスなどが行われる．

・訪問看護，訪問介護，訪問リハビリテーション
　（認知症軽度～中等度，訪問）

　病院や診療所，介護老人保健施設，訪問看護ステーション，訪問介護ステーション（ヘルパーステーション）などで実施されている．利用の窓口は，地域包括支援センターやケアマネとなる．訪問看護では，患者の身体的状態に応じた看護ケアや服薬管理，介護者のストレスへのサポートなどが実践される．

　訪問介護では，利用者が自宅で自立した日常生活が送れるよう，訪問介護員（ホームヘルパー）が自宅を訪問し，食事・排泄・入浴などの身体介護や掃除・洗濯・買い物・調理などの生活援助を行う．

　訪問リハビリテーションでは，記憶などの機能訓練やトイレや歩行などの日常生活動作訓練が実施される．日常生活動作訓練では，患者の住環境を大幅に変更することなく安全性や活動性を確保できるような環境調整や，徘徊へのリスク管理が行われる．また，介護者に対し患者への適切な関わり方の指導や不穏時の対応方法などの指導も行われる．

・小規模多機能型居宅介護支援（認知症軽度～中等度，入所）

　単体の施設として運営されている．利用の窓口は当該施設となる．

　認知症利用者の状態や必要に応じて住み慣れた地域（サービス事業所）で提供

される．在宅からの通いを中心として，泊まりと訪問を組み合わせて提供されるサービス．少人数制のため，家庭的な雰囲気で生活していくことが可能である．

・ショートステイ（軽度～中等度，短期入所）

　介護老人保健施設や特別養護老人ホームで実施されている．利用の窓口は，地域包括支援センターやケアマネとなる．

　短期入所生活介護．利用者の孤立感の解消や心身機能の回復を目的とした期間限定の入所サービス．要介護度により利用日数に上限あり．家族の介護負担の軽減などを目的としも活用できる．

・介護老人保健施設（認知症軽度～中等度，入所）

　在宅復帰，在宅療養支援を目的とした施設．利用の窓口は各施設もしくはケアマネとなる．

　認知症高齢者などの自立支援と在宅生活をサポートするため，入所し医師，看護師，介護福祉士，リハビリテーションスタッフ，管理栄養士などによる日常サービス全般が提供される．要介護1～5の入所対象者で長谷川式簡易知能評価スケール（HDS-R）またはMini Mental State Examination（MMSE）が5～25点（各30点満点）の方を対象に「認知症短期集中リハビリテーション」を行っている施設もある．

・グループホーム（認知症軽度～中等度，入所）

　単体の施設として運営されている．利用の窓口は当該施設となる．

　認知症患者の受け入れに特化した施設であり，認知症高齢者グループホームや認知症対応型共同生活介護ともよばれる．入所者は，1ユニット単位5～9人で共同生活を送る．少人数で家庭的な介護が受けられる反面，日常動作に大幅な介助が必要になったり，医療ケアを要するようになったりした際には退去しなければならない場合もある．

・特別養護老人ホーム

　終身で入所可能な老人福祉施設．利用の窓口は当該施設となる．

　要介護3以上が対象であり，生活全般の介護を受けながら生活する．有料の老人ホームに比べ低額で利用できる一方，入所希望者が多く社会問題化されている．

・ケアハウス（認知症軽度～中等度，入所）

　単体の施設として運営されている．利用の窓口は当該施設となる．

　介護保険サービスとは別に，社会福祉法人や自治体，民間業者などで運営される福祉施設で，軽費老人ホームC型ともいう．自立から軽度までの受け入れを行っており，また，身寄りがない場合や，家族との同居が困難な認知症高齢者も，

比較的低額な料金で入居できる．

3 支援制度

患者・家族の生活全般にかかわる制度は，支援の目的もしくは対象によって，経済的な支給を行うもの，医療・介護サービスの費用負担を軽減するもの，患者の権利を擁護するものに分けられる．

3-1．経済的な支給を行うもの

・傷病手当金

就労している方が若年性認知症などにより病気休業を余儀なくされた場合などに，給与の一部（標準報酬日額の3分の2程度，最長1年6カ月）が健康保険から受けられるもの．国民健康保険の場合は対象外である．

申請の窓口は，本人の就業先または加入している保険者となる．

・障害基礎（厚生）年金

就労もしくは日常生活上の困難を有する65歳未満の方に支払われる．初診日や制度加入，保険料納付の有無，障害の程度など，受給要件もある．

申請の窓口は，初診日に加入していた年金保険により異なり，居住地の市区町村の役所もしくは年金事務所となる．

・特別障害者手当

20歳以上であって精神または身体に重度の障害があり，在宅生活で特別な介護が必要な人に支給される．身体，知的，精神に重複する著しい障害があるなどの要件がある．

申請の窓口は，居住地の市区町村の役所となる．

3-2．費用負担を軽減するもの

・高額介護サービス費

介護保険サービスの利用に伴う自己負担の1カ月当たり合計金額が一定の上限を超えた場合に，超えた分が払い戻される制度．世帯収入により上限額が異なる．食事や居住費，住宅改修費や福祉用具購入費などは対象にならない．

申請の窓口は，居住地の市区町村の役所となる．

・高額医療・介護合算療養費制度

同一世帯内における年間の医療保険と介護保険の自己負担額が基準額を超えた場合に，超えた分が支給される制度．ただし，前述の高額療養費，高額介護サービス費の支給を受ける場合はその額が除かれる．

申請の窓口は，加入している保険者となる．

- **自立支援医療（精神通院医療）**

    障害者総合支援法により，認知症の通院治療の自己負担分を国が負担する制度．原則1割負担となっており，所得により上限がある．

    申請の窓口は，居住地の市区町村の役所となる．

3-3. 権利を擁護するもの

- **日常生活自立支援事業（福祉サービス利用援助事業）**

    利用者との契約に基づき，福祉サービスの利用援助や苦情解決制度の利用援助，住宅改造や居住家屋の賃借，日常生活上の消費契約，行政手続に関する支援を受けることができる．

    申請の窓口は，居住地の社会福祉協議会となる．

- **成年後見制度**

    認知症高齢者などの財産管理や身上監護を行うことを法的に認められた人（後見人）を認定するもの．後見人には特別な資格は求められておらず，所定の手続きを行うことで家庭裁判所より選任される．

    申請の窓口は，居住地の家庭裁判所となる．

Pearls

これらの社会資源の財源は国の社会保障費であり，厚労省の資料によると，2012年で医療費が35.1兆円，介護費が8.4兆円であり，2025年には医療費が1.54倍の54.0兆円，介護費が2.34倍の19.8兆円になると推計されている．社会保障費の増大がわが国の国家財政を圧迫していることは周知の通りであり，今後もこれらの社会資源を維持するためには，医療ソーシャルワーカーなどの専門職による制度の適正活用のためのコーディネートと，地域単位で認知症患者・介護者を支える仕組みの構築が急務である．

文献
1. 福田素生，他．社会福祉　健康支援と社会保障制度③．東京: 医学書院; 2013.
2. 厚生労働省ホームページ．http://www.mhlw.go.jp/

〈相澤勝健〉

CQ9 新オレンジプランとはなんですか？

1. 「肩車型」社会の到来

　21世紀に入り，少子高齢化（＝労働年齢層の減少）が，日本をはじめとする先進諸国における重大な社会問題となっている．なかでもわが国は，欧米に例をみないスピードで高齢化が進行しており，高齢者（＝65歳以上）数は，2025年には約3600万人に達し，2042年には約3900万人でピークを迎えると予測される．また，後期高齢者（＝75歳以上）が全人口に占める割合は，2055年には25％を超える見込みであり，増大する高齢者の医療や介護の需要を，減少する現役世代がいかに支えてゆくのか，重大な問題提起がなされている．

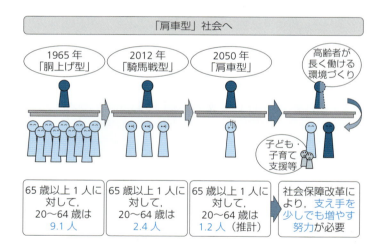

2. 地域包括ケアシステム

　21世紀になってから，オランダ・フランス・イギリスなどの先進諸国で，認知症への社会保障政策の総合的な変革が進んだが，わが国でもこうした流れと動きを同じくして，現在，厚生労働省が＜地域包括ケアシステム＞の構築・整備を目指している．このシステムは，「高齢者の尊厳の保持と自立生活の支援」との

地域包括ケアシステム

5つの視点
（医療・介護・予防・生活支援・住まい）

- 介護・リハビリテーション
- 医療・看護
- 保健・予防
- 生活支援・福祉サービス
- すまいとすまい方
- 本人・家族の選択と心構え

4つの支援
（自助・互助・共助・公助）

自助 → 互助 → 共助 → 公助

団塊世代が後期高齢者となる2025年に向けて日常生活圏域における地域連携の仕組みを構築する

○ 団塊の世代が75歳以上となる2025年を目途に、重度な要介護状態となっても住み慣れた地域で自分らしい暮らしを人生の最後まで続けることができるよう、住まい・医療・介護・予防・生活支援が一体的に提供される地域包括ケアシステムの構築を実現していきます。
○ 今後、認知症高齢者の増加が見込まれることから、認知症高齢者の地域での生活を支えるためにも、地域包括ケアシステムの構築が重要です。
○ 人口が横ばいで75歳以上人口が急増する大都市部、75歳以上人口の増加は緩やかだが人口は減少する町村部等、高齢化の進展状況には大きな地域差が生じています。地域包括ケアシステムは、保険者である市町村や都道府県が、地域の自主性や主体性に基づき、地域の特性に応じて作り上げていくことが必要です。

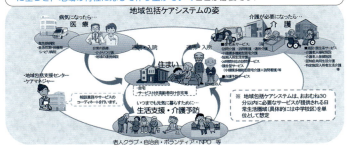

地域包括ケアシステムの姿

理念のもと、①重度な要介護状態となっても、住み慣れた地域で自分らしい暮らしを人生の最後まで続けることができるよう、住まい・医療・介護・予防・生活支援が一体的に提供される、②健康で生きがいのある生活を送れる元気高齢者を増やして「健康寿命」を伸ばし、寝たきり状態を増やさない「介護予防」に取り組むことで、結果として医療費・介護保険費などの社会保障費をできるだけ抑える、ことを目指している。

3. 新オレンジプラン（認知症施策推進総合戦略～認知症高齢者などにやさしい地域作りに向けて）

　地域包括ケアシステムに基づいた，高齢者保健医療福祉制度の全般的改革を目指し，2012年（平成24年）にオレンジプランが発表された．これを土台として，2015年（同27年）に，旧プランの改訂版である新オレンジプランが発表された．
　「団塊の世代」が全員後期高齢者となる2025年（平成37年）を目途とし，旧プランを踏襲しつつ，新たな特色・目標が加味されている．「認知症の人が尊重され，できる限り住み慣れた地域のよい環境で自分らしく暮らし続けることができる社会の実現を目指す」ことが謳われ，患者や家族など，当事者・現場の意見が幅広く聴取されて策定された経緯がある．
　以下の「7つの柱」から成る．
① 認知症への理解を深めるための普及・啓発の促進
② 認知症の容態に応じた適時・適切な医療・介護などの提供
③ 若年性認知症施策の強化
④ 認知症の人の介護者への支援
⑤ 認知症の人を含む高齢者にやさしい地域作りの推進
⑥ 認知症の予防法，診断法，治療法，リハビリテーションモデル，介護モデル等の研究開発及びその成果の普及の促進
⑦ 認知症の人やその家族の視点の重視

　①は，「すべての人が認知症の当事者となり，介護者になる可能性がある」「認知症になっても，適切な支援の下で幸せに過ごせる」という認識を広め，認知症にまつわる従来の悪いイメージや偏見を払拭して，認知症者を社会全体で理解・受容していこうという姿勢を示している．
　②は，早期診断・早期対応を行い，医療・介護が連携することによって，予防から人生の最終段階へ至るまで，容態の変化に応じて適切なサービスが提供される仕組み作りを目指している．かかりつけ医や，歯科医師・薬剤師らの対応力向上，認知症サポート医の養成，認知症疾患医療センターなどの整備（全国に約175カ所が設置される予定），認知症初期集中支援チームの設置（2018年からすべての市町村で実施される予定），認知症の行動・心理症状（BPSD）への適切な対応，認知症ケアパスの確立・活用，認知症地域支援推進員の配置などが盛り込まれ，保健・医療・介護などを含む統合的なサービス提供体制について記述されている．

④では，介護・生活支援の第一の提供者が家族であり，早期診断・早期対応による家族の負担軽減，介護教室などの普及，介護ロボットなどの開発，介護離職を予防するための職場環境モデルへの取り組み，などについて述べられている．

⑤では，「生活の支援（ソフト面），生活しやすい環境（ハード面）の整備，就労・社会参加支援及び安全確保の観点から，認知症者を含む高齢者にやさしい地域作りを推進する」と書かれている．「生活支援付き住まい」の確保の重要性，就労や社会参加の支援，食事，外出，買い物，交通機関の利用などの支援，自動車運転における安全の確保，行方不明者の早期発見，詐欺被害や虐待の防止など，認知症を抱えながら生きるために必要な支援についてより具体的に書かれ，権利擁護や意思決定支援にまで言及されている．さらに，生活支援を十分に行うために，高齢者が地域社会とできるだけ積極的に関わり，人間関係を作り出す多様な活動（ボランティア，市民活動，当事者ワーキンググループ，高齢者サロン・カフェ）に参加してゆくことが不可欠であると謳われている．

⑥では，認知症の予防・診断・治療，リハビリ・介護のための研究開発につき，容易に研究に参加登録しうる仕組みの構築や，ロボット技術やIC技術を活用した機器の開発支援，地域全体で認知症予防に取り組むスキームの開発，などについて述べられている．

⑦では，認知症の人の視点に立って理解を深めるキャンペーンの実施，初期段階の認知症者のニーズ把握や生きがい作り支援，認知症者や家族の視点を施策の企画・立案や評価に反映させるための研究・方法論，などにつき言及されている．

Pearls

少子高齢化は日本が最速

　厚労省のサイトによると，高齢化の進行に関する国際比較で，わが国の65歳以上の高齢者の割合が，1970年には全体の7%，1994年には14%へ倍増しており，24年かかっている．これに対し，ドイツが40年，イギリス46年，アメリカ73年，スウェーデン85年，フランス115年と，いずれの欧米先進諸国をも上回っているのに驚かされる．世界の先頭を切って少子高齢化が進む，まれなる社会・生活環境に我々は置かれているといえよう．

文献
1. 厚生労働省ホームページ．地域包括システム．
2. 厚生労働省ホームページ．認知症施策推進総合戦略（新オレンジプラン）～認知症高齢者等にやさしい地域づくりに向けて～の概要．
3. 粟田主一．新たな国家戦略　新オレンジプラン．メディカル朝日．2015 June; 31-3.

〈大友　学〉

認知症診療における訪問看護の役割, 具体的な業務を教えてください

在宅療養における訪問看護師の役割は，主にフィジカルアセスメントを基本とした看護ケアの提供，先を見据えた療養上の問題への対応と意思決定の支援，患者・家族の生活の質（Quality of Life）向上への取り組み，などである．患者の個別性に配慮し，身体的・精神的・社会的変化を見極めたうえで，障害や苦痛となる症状のコントロールに努めること，病状変化時にはどのような対応を望むかなどについて本人・家族の意思決定を支援すること，また，家族の介護負担と心身のストレスをアセスメントし，多職種と連携し介護環境を整備することを実践している．これらに加え，認知症患者に対しては，特に患者の身体疾患の管理と介護者の心理的サポートなどが重要となる．

患者の身体疾患の管理に当たっては，症状の観察だけでなく，服薬管理，リハビリテーションなども行われる．服薬管理では，看護師が患者の様子と内服薬を照らし合わせたアセスメントを主治医に伝え，医師が薬物の調整を行うことにより，認知症状が緩和されたり睡眠が確保されたりし，精神的な安定が得られるようになる．リハビリテーションでは，残存機能・能力の維持向上，生活環境の調整を行う．自身の体調を正確に伝えることが難しい認知症患者に対し，慢性疾患の悪化予防や改善につなげることで，身体的，精神的な安定を保てるようにしている．

介護者の心理的サポートは，認知症患者が在宅療養を継続していくにあたり非常に重要な意味をもつ．疾患に伴う本人の変化を受け入れられず葛藤し，疲弊している家族や介護者は非常に多い．そのため，症状の説明やケアの方法を伝えるだけでなく，介護に伴う負担を労い，肯定的な声かけや話を傾聴することなどで，介護面だけでなく精神面への支援を心がけることが求められる．同時に，介護者の負担が過剰にならないよう，もしくは介護者が一人で抱え込まないように，地域の行政や福祉サービスの利用を提案するなど，様々な社会資源の活用を踏まえたアプローチを行っている．これらは患者が独居であっても同様であり，本人が望む療養を実現できるように関係機関との連絡調整を行うことも求められる．

1. 事例紹介 1

　80代男性，認知症自立度Ⅲa，日常生活自立度ランクC1．長男，次女との3人暮らし．下肢の痛みを訴え，身体に触れられることを拒否するためケアができない状態であった．病状の観察とケア，認知症に関する介護者への指導を目的として介入した．

　初回訪問時，患者は下肢の痛みのためケアを拒否しており，おむつ交換は2日間できていない状態であった．右第1趾に下肢潰瘍があり，下腿全体の発赤と熱感を認めた．主治医に連絡，診察を受け，閉塞性動脈硬化症による下肢潰瘍から蜂窩織炎を呈したものと診断され，抗生剤の投与，軟膏塗布の処置が開始された．

　介護者は，以前は穏やかだった患者がケアに対して激しく抵抗したり，大声をあげたりするようになったことを容認できず，どう接してよいのか困惑し，ストレスを感じていた．訪問看護師は，家族に対しケア方法を指導するとともに，家族の生活史や今までの介護状況などの話を聞きながら，介護者の負担を労った．また，痛みが緩和することによって行動障害は改善することを伝え，患者に対しては無理強いせずに短い言葉でわかりやすい声かけや心地よいと感じるケアを心がけるように指導した．さらに，困った時にはいつでも相談できる体制を整えた．

　定期的な訪問看護介入により，介護者の認知症への理解が深まり，患者の下肢潰瘍は改善，精神的にも安定し，在宅生活を継続している．

2. 事例紹介 2

　70代女性，認知症自立度Ⅱb，日常生活自立度ランクA1，独居．慢性心不全の既往がある．掃除，洗濯，調理，買い物などの手段的日常生活動作において，介助を要する状態であり，訪問介護と配食サービスを利用していた．医師の処方通りの内服ができずに心不全が悪化し入退院を繰り返していたため，ケアマネージャーより週1回の訪問看護の介入依頼を受けた．

　介入後，まず，服薬管理の方法の見直しを行った．主治医に内服薬の一包化を依頼すると共に，1週間分の内服カレンダーを作成し，特に朝の内服時に，ヘルパーや近隣に住む本人の妹など，必ず誰かが関わるようにした．次に，自宅内での転倒や緊急時に電話連絡ができないため，緊急通報システムを導入し，喫煙後

の火の不始末に対して，火災報知機を設置した．さらに，金銭管理と権利擁護のため，日常生活自立支援事業を利用するサービスへ繋げた．

　このように，在宅療養が困難に思われるようなケースであっても，訪問看護が介入し，全体的な生活のアセスメントを行って適切な対応をとることにより，患者本人が望む，住み慣れた自宅での生活を実現することが可能になる．患者，介護者だけでなく，地域住民や多職種と連携することで，患者および介護者が望む生活のあり方を支援，実現化させることが，訪問看護に求められる．

Pearls

　安全で快適な暮らしを実現させていくために訪問看護師は，継続的に変化していく認知症患者を全人的に受け止め，生きてきた時代や背景，生活史に焦点をあて，患者がタイムスリップしている時代の記憶に寄り添い，訴えを聞くとともに，患者や家族と一緒に考える姿勢と，患者が「心地よい」と感じるケアの提供や環境調整が重要となる．

文献

1. 中島紀恵子．認知症高齢者の看護．東京: 医歯薬出版; 2007.
2. 在宅認知症のステージごとの生活障害と行動・心理症状に応じたケアガイドの開発庁舎研究事業報告書．東京: 日本訪問看護財団; 2014. p.122-4.
3. 高藤裕子，森下安子，時長未希．認知症高齢者の生活機能の維持・向上を支援する訪問看護師の姿勢．高知学園短期大学紀要．2010; 40: 11-21.
4. 松下由美子．認知症高齢者の一人暮らしを支える訪問看護師の援助．聖路加看護学会誌. 2012; 16: 17-23.
5. 認知症の発症から終末期にかけて，医療職が関わるそれぞれの場面と円滑な医療の提供．千葉県ホームページ．http://www.pref.chiba.lg.jp/koufuku/documents/iryou01

〈井上尚子〉

介護保険施設，特別養護老人ホーム，グループホームなどに関してその目的，適応，違いなどを教えてください

1. 介護施設の類型と傾向について 表1

　介護施設といっても様々な施設類型が存在する．介護施設には，介護保険施設である介護老人福祉施設（特養），介護老人保健施設（老健），介護療養型医療施設（介護療養型）の他，特定施設入居者生活介護（特定施設），認知症対応型共同生活介護（グループホーム）などがあり，特定施設はさらに有料老人ホーム，養護老人ホーム，軽費老人ホーム，サービス付き高齢者住宅（サ高住）に分類される．ただし，有料老人ホーム，養護老人ホーム，軽費老人ホーム，サ高住には，特定施設の指定を受けていない施設もあり，その場合，特定施設入居者生活介護という定額の介護保険のサービスは受けられない．

　2013年度の介護サービス施設・事業所調査（厚生労働省）によれば，高齢者向けのサービスを提供する介護施設のうち，数が多いのはグループホームと特養，数が増えているのは有料老人ホームやサ高住，地域密着型特養である．ただし，

表1 介護施設の種類

種類	施設	サービス	スタッフ
介護保険施設	介護老人福祉施設（特別養護老人ホーム）	介護老人福祉施設	介護職員，看護職員，機能訓練指導員，生活相談員，ケアマネジャー，事務員，栄養士，調理師など
	介護老人保健施設（老健）	介護老人保健施設	介護職員，看護職員，相談員，支援相談員，ケアマネジャー，リハビリ，事務員，栄養士，調理師など
	介護療養型医療施設	介護療養型医療施設	介護職員，看護職員，相談員，支援相談員，ケアマネジャー，リハビリ，事務員，栄養士，調理師など
特定施設	有料老人ホーム	特定施設入居者生活介護	介護職員，ケアマネジャー，常勤管理者，機能訓練指導員，栄養士，調理師など
	軽費老人ホーム		
	養護老人ホーム		
	サービス付き高齢者住宅（サ高住）		
地域密着型共同生活施設	認知症対応型共同生活介護（グループホーム）	認知症対応型共同生活介護	介護職員，ケアマネジャー，常勤管理者など

費用が比較的高めの有料老人ホームは入所しやすいのに対して，費用が比較的抑えられている介護保険施設は供給が足りないために入所しづらい状況があることを認識されたい．

2. 介護保険施設

介護保険施設の3施設を順に紹介する．概要の比較については 表2 を参照されたい．

特養とは，常時介護が必要な中重度の要介護者（原則要介護3以上）に対し，生活全般にわたって機能訓練や健康管理など介護を中心としたサービスを提供する終の棲家といえる．所謂，看取りの場としての機能を求められている．そのため，入所するためには年単位の待機が必要となることがしばしばみられる．原則として常勤医師の配置はないため，医療的な対応については限定的になる．

老健とは，病院と自宅の中間施設として誕生した．療養型病床より転換した介護療養型老健という種類の老健もあるが，今回は一般的な老健についてふれたい．病院で入院治療する必要はないが自宅での療養が困難な要介護者に対し，一定の期間において看護・介護・リハビリなどを提供．要介護者の在宅復帰を目指すリハビリテーション施設である．さらに，老健には在宅生活支援という役割もあり，自宅での生活が継続して送れるよう居宅サービスとの連携も欠かせない．また，在宅生活支援の延長線上で特養同様看取りの場としての機能も求められている．終身の施設ではないため，比較的早く入所することが可能である．老健には医師や看護師が常駐していることも大きな特徴の一つである．

介護療養型とは，長期の療養が必要な重度要介護者に対し，医学的管理のもと介護サービスを提供する病床であり，一般的には病院としてみられていることが多い．しかし，介護療養型は，制度の廃止が2017年度末に一旦は廃止の方向性となるなど，今過渡期に立たされており，今もなお介護療養型のあり方は議論が行われている．介護療養型の特徴は介護保険施設の中で最も医療的なケアが手厚いとされているところである．長期療養を主としていることから入院待機となることが多い．

3. 特定施設入居者生活介護（特定施設）

特定施設とは，前述したように複数の種類の施設のうち，入居している要介護

表2 介護保険3施設の概要

	特別養護老人ホーム	老人保健施設	介護療養型医療施設
基本的性格	要介護高齢者のための生活施設	要介護高齢者にリハビリ等を提供し在宅復帰を目指す施設	医療の必要な要介護高齢者の長期療養施設
定義	65歳以上の者であって,身体上又は精神上著しい障害があるために常時の介護を必要とし,かつ,居宅においてこれを受けることが困難な者を入所させ,養護することを目的とする施設【老人福祉法第20条の5】	要介護者に対し,施設サービス計画に基づいて,看護,医学的管理の下における介護及び機能訓練その他必要な医療並びに日常生活上の世話を行うことを目的とする施設	療養病床等を有する病院又は診療所であって,当該療養病床等に入院する要介護者に対し,施設サービス計画に基づいて,療養上の管理,看護,医学的管理の下における介護その他の世話及び機能訓練その他必要な医療を行うことを目的とする施設【旧・医療法第7条第2項第4号】
介護保険法上の類型	介護老人福祉施設【介護保険法第8条第26項】	介護老人保健施設【介護保険法第8条第27項】	介護療養型医療施設【旧・介護保険法第8条26項】
主な設置主体	地方公共団体 社会福祉法人	地方公共団体 医療法人	地方公共団体 医療法人
居室面積 定員数 — 従来型 — 面積/人	10.65 m²以上	8 m²以上	6.4 m²以上
居室面積 定員数 — 従来型 — 定員数	原則個室	4人以下	4人以下
居室面積 定員数 — ユニット型 — 面積/人	10.65 m²以上		
居室面積 定員数 — ユニット型 — 定員数	原則個室		
医師の配置基準	必要数(非常勤可)	常勤1以上 100:1以上	3以上 48:1以上
施設数※	7552件	3932件	1681件
利用者数※	498700人	344300人	75200人

※介護給付費実態調査(10月審査分)による
出典: 第45回社会保障審議会 介護保険部会資料 (H25.6.6)

者に対して施設内で介護サービス計画を作成し,食事,排泄,入浴などのケアを提供する施設のことを指す.昨今,急増している住宅型有料老人ホームやサービス付き高齢者向け住宅を例えるなら介護を必要とする高齢者専用のアパートであり,その名の通り制度上では自宅扱いとなり,ケアについては居宅サービスを受けることとなる.登録数は2014年5月時点で15万件に達しているものの,その多くが特定施設の指定を受けていないことには留意されたい.また,民間企業

の参入も多く，施設・事業所による差が大きく，受け入れにおいても健康な高齢者から要介護高齢者まで幅広い．加えて医療の対応や入所費用も様々である 表3 ．

4. 認知症対応型共同生活介護（グループホーム）

グループホームとは，比較的軽度の認知症を呈する要介護者が5〜9人のユニット単位で互いに役割を分担しながら，個別性（本人らしさ）を重視したケアを提供する施設である．勿論，必要に応じて食事，排泄，入浴などの介護その他の日常生活上の支援も行う．また，地域住民との交流も求められている．グループホームは特に入所期間は定められていないため，入所待機となることがある．ここでは，認知症ケアを主体とするため，医療依存度の高い要介護者の受け入れは困難である．

5. 施設選択のポイント

それぞれの介護施設についてふれてきたが，各施設を選択するポイントについて少し触れたいと思う．医師としては，要介護者およびその家族の介護方針を明確にすることだろうと思う．そのためには，予後予測をしっかりインフォームド・コンセントする必要がある．そこから先はMSWなどの相談援助職の役割である．さらに，要介護者の病状，医療依存度，経済面，家族の協力状況，希望受け入れ時期を勘案し，選択されるとよいと思う．

Pearls
介護療養および医療療養病床の再編 表4

平成29年度末で廃止が予定されている介護療養病床および25対1医療療養病床の再編について平成28年1月15日，「療養病床の在り方等についての検討会」にて最終案が示された．転換先としてあげられた案2-医療外付型では介護保険または医療保険での対応となるかは明示されておらず，今後の社会保障審議会などでの議論に注目する必要があると思われる．

〈美原恵里〉

表3 高齢者の住まい

	サービス付き高齢者住宅	有料老人ホーム	養護老人ホーム	軽費老人ホーム	認知症高齢者グループホーム
根拠法	高齢者住まい法第5条	老人福祉法第29条	老人福祉法第20条の4	社会福祉法第65条 老人福祉法第20条の6	老人福祉法第5条の2第6項
基本的性格	高齢者のための住居	高齢者のための住居	環境的、経済的に困窮した高齢者の入所施設	低所得高齢者のための住居	認知症高齢者のための共同生活住居
定義	高齢者向けの賃貸住宅又は有料老人ホーム、高齢者を入居させ、状況把握サービス、生活相談サービス等の福祉サービスを提供する住宅	老人を入居させ、入浴、排泄、食事の介護、食事の提供、洗濯、掃除等の家事、健康管理をする事業を行う施設	入居者を養護し、その者が自立した生活を営み、社会的活動に参加するために必要な指導及び訓練その他の援助を行うことを目的とする施設	無料または低額な料金で、老人を入所させ、食事の提供その他日常生活上必要な便宜を供与することを目的とする施設	入居者について、その共同生活を営むべき住居において、入浴、排泄、食事等の介護その他の日常生活上の世話及び機能訓練を行うもの
介護保険法上の施設の類型	なし（有料老人ホームの基準を満たす場合、特定施設入居者生活介護の指定が可能） ※外部サービスを活用	特定施設入居者生活介護指定施設 ※外部サービスの活用も可			認知症対応型共同生活介護
主な設置主体	限定なし （営利法人中心）	限定なし （営利法人中心）	地方公共団体 社会福祉法人	地方公共団体 社会福祉法人 知事の許可を受けた法人	限定なし （営利法人中心）
対象者	次のいずれかに該当する単身・夫婦世帯 60歳以上の者 要介護要支援認定を受けている60歳未満の者	老人 ※老人福祉法上、老人に関する定義がないため、解釈においては社会通念による	65歳以上の者であって、環境上及び経済的理由により居宅において養護を受けることが困難な者	身体機能の低下等により、自立した生活を営むことについて不安であると認められる者であって、家族による援助を受けることが困難な60歳以上の者	要介護者要支援者であって認知症である者（その者の認知症の原因となる疾患が急性の状態にある者を除く）
面積／人	25 m² など	13 m²（参考値）	10.65 m²	21.6 m²（単身） 31.9 m²（夫婦）など	7.43 m²
医療提供体制	—	協力医療機関（協力内容による医師の訪問による健康相談、健康診断が含まれない場合には別に嘱託医を確保）	協力医療機関 配置医 協力病院	協力医療機関	協力医療機関 特養、老健、病院等との連携及び支援体制の整備

表4 慢性期の医療・介護ニーズへ対応するためのサービス提供類型

	現行の医療療養病床 (20対1)	案1 医療内包型 案1-1	案1 医療内包型 案1-2	案2 医療外付型	現行の特定施設入居者生活介護
サービスの特徴	長期療養を目的としたサービス (特に,[医療]の必要性が高い者を念頭)	長期療養を目的としたサービス (特に,[介護]の必要性が高い者を念頭)	長期療養を目的としたサービス	居住スペースに病院・診療所が併設した場で提供されるサービス	特定施設入居者生活介護
	病院,診療所	長期療養に対応した施設 (医療提供施設)		病院・診療所と居住スペース	有料老人ホーム 軽費老人ホーム 養護老人ホーム
利用者像	医療区分Ⅲを中心	・医療区分Ⅰを中心 ・長期の医療・介護が必要			
医療機能	医療の必要性が高い者	医療の必要性が比較的高く,容体が急変するリスクがある者	医療の必要性は多様だが,容体は比較的安定した者		医療は外部の病院・診療所から提供
	・人工呼吸器や中心静脈栄養などの医療 ・24時間の看取り・ターミナルケア ・当直体制 (夜間・休日の対応)	・喀痰吸引や経管栄養を中心とした医学管理 ・継続的な医学管理 ・24時間の看取り (夜間・休日の対応) またオンコール体制	多様なニーズに対応する日常的な医学管理	併設する病院・診療所からのオンコール体制による看取り・ターミナルケア	
介護機能	介護ニーズは問わない	高いケアニーズに対応		多様な介護ニーズに対応	

※医療療養病床 (20対1) と特定施設入居者生活について は現行制度であり,「新たな類型」の機能がわかりやすいよう併記している.
※案2について,現行制度においても併設は可能だが,移行を促進する観点から,個別の類型としての基準の緩和について併せて検討する ことも考えられる.

出典: 厚生労働省 療養病床の在り方等に関する検討会 (H28.1.28)

11 介護保険施設,特別養護老人ホーム,グループホームなどに関してその目的,適応,違いなどを教えてください

専門医とかかりつけ医との連携をどのように行えばいいですか？

1. 地域包括ケアシステムにおける専門医とかかりつけ医の連携

　地域包括ケアシステムに関与する認知症ケアパスには，自宅を中心とした施設や病院などとの循環型の対応が求められている．その中で，かかりつけ医は，認知症が疑われた時から，看取りを含む全経過の対応と，専門医との連携が求められている．一方，専門医は，診断・治療に加え，在宅の課題解決のために，かかりつけ医との連携を求められている．

　今後の高齢化の進行とともに，認知症患者は増加する．しかし専門医の数は限られ，受診に数ヵ月必要となり，本人・家族が不安や不満を訴えることもある．そこで，専門医とかかりつけ医の連携は一層重要となる．

2. かかりつけ医の役割

　認知症を疑い専門医療機関を自ら受診できる患者は一部である．一方，多くのかかりつけ医は認知症診療を専門としないが，受診患者や地域などにおいて，初期対応を期待されている．

　対策として，地方自治体ではかかりつけ医認知症対応力向上研修を行っている．新オレンジプランの養成目標数は，平成29年度末に6万人である．地域によっては，養成医のリストの公表や専門医療機関との連携方法を策定しているところもある．

　かかりつけ医と認知症とのかかわりを考えると，(1) 受診中の患者に認知症症状が現れる場合，(2) 認知症を心配する人から相談を受ける場合等がある．かかりつけ医が診療することが多い糖尿病や高血圧は，認知症発症リスクを高める疾患である．また，住民健診などで，相談を受けることもある．そのため，かかりつけ医は認知症診療に関する知識だけでなく，認知症の人や家族を支援することも要求されている．

　対応として，かかりつけ医は，(1) 受診患者の認知症であることの気付き，(2) 認知症患者の受け入れと対策，(3) 鑑別診断やBPSDで，必要に応じ専門機関に相談や紹介，(4) 身体疾患に加えて認知症の日常的な対応，(5) 必要な支援サー

表1 かかりつけ医に望むこと

	人数	比率
往診により終末期までみてほしい	21	26%
病院や専門医に紹介や連携をとってほしい	32	40%
家族や介護職にもっと説明をしてほしい	16	20%
治療やBPSDに相談にのってほしい	12	15%
総計	81	100%

(平成27年度神戸市医師会医アンケート)

ビスの把握と，ケアマネジャー等の介護職との連携，(6) 家族の悩みや負担の理解と指導等による不安の軽減，などを求められている．

一方，かかりつけ医が，認知症診療を希望しない理由には，診断の難しさと誤診のリスク，BPSDや急性期疾患の併発で入院を拒否された経験，医療・介護連携の煩わしさなどがある．

3. 認知症サポート医の役割

サポート医は，認知症診療に加え，かかりつけ医などへの助言や支援を行い，専門医療機関や地域包括支援センターなどとの連携推進役となることが望まれている．これにより，認知症の発症初期から，医療と介護が一体となる認知症患者への支援体制構築が期待されている．

サポート医に求められる役割には，(1) かかりつけ医を対象とした認知症対応力向上研修の企画立案，(2) かかりつけ医の認知症診断等に関する相談役，(3) 認知症に関する医療と介護の連携構築，(4) 各地域医師会や地域包括支援センター等との協力によるケアパス作成，などがある．

かかりつけ医と専門医の連携構築には医師会とサポート医が働きかけることも重要である．私たちは，認知症の家族会，多職種による講演会や事例検討会，認知症カフェなどでの交流により，顔のみえる関係作りを図っている．

4. 専門医の役割 表2

病院への受診には紹介状が必要となりつつある．そのため，認知症を心配する患者は，まずかかりつけ医を受診することが多くなる．その中には，軽度の者も

表2 認知症専門医に望むこと

	人数	比率
鑑別診断をつけてほしい	26	26%
治療方針を明確にしてほしい	18	18%
家族や介護職にもっと説明をしてほしい	25	25%
BPSDなどで困った時に対応してほしい	31	31%
総計	100	100%

（平成27年度神戸市医師会医アンケート）

あるが，在宅生活維持が困難な場合では，早急に専門的対応が必要である．

このような場合に，かかりつけ医が専門医にお願いしたいこととして，次の5項目があげられる．

1 鑑別診断をつけてほしい

紹介時には，予約の容易さや，診察日までの待機期間の短縮が重要である．それには認知症外来受診に至る流れの円滑化や，診察回数を増やすことなどが望まれる．

かかりつけ医にとって，紹介した専門医による的確な診断や治療の説明が，患者から信頼される診療を続けるうえで重要である．

家族によっては，認知症と診断されることで，症状を病気として理解が得られやすくなる．その結果，治療だけでなく後見人や財産管理の手続きを進めることが可能となる場合もある．

2 治療方針を明確にしてほしい

専門医による，予測される病状の経過や治療方針の説明により，本人・家族の理解が得られると，治療の継続に繋がる．加えて，病状変化時の対応，治療や定期検査についても，診療情報提供書などで指示があれば，かかりつけ医の不安を取り除くことが可能となる．また，「病状変化時には対応する」との言葉がかかりつけ医を助ける．

3 介護職にも説明をしてほしい

在宅継続が困難となる理由が家族の不安であることもある．確定診断の得られた後には，疾病固有の特徴や，予測される問題につき，家族とかかりつけ医とと

もに，介護職にも説明をいただくと，共通の理解のもとで協力した対応が可能となる．その結果，家族は連帯感により不安を軽減することができる．

4 BPSDなどで困った時に対応してほしい

　かかりつけ医が，最も認知症診療を避けたいと感じるのは，対応困難なBPSDが生じた時である．特に，暴力行為や介護への抵抗などによる生活維持困難や，その結果で虐待が生じた場合には，早急な対応が必要となる．ショートステイ利用も方法であるが，BPSDの激しいときには断られることもある．症状を緩和できない時には，入院治療が必要となる．家族が疲弊している場合や早急の治療が困難な場合，虐待になる可能性が高い場合など，緊急性がある時には，入院が在宅の不安を取り除くことになる．

　対応するため，私たちは，病院やかかりつけ医の認知症対応能力に関するリストを作成し，紹介に利用している．

5 急性疾患が生じた時も対応してほしい

　認知症患者で肺炎などの急性疾患から入院治療が必要な時に，認知症を理由に，入院先を探すのが困難なことがある．特に今後増えてくる独居や老老所帯では一層困難となる．そのためには，病院職員の理解も必要であり，リエゾンチームの充実など専門医からの啓発も重要である．

5. まとめ

　専門医が，かかりつけ医と連携することにより，在宅療養を継続しやすくなる．特に，専門医には，かかりつけ医が認知症診療に困難を覚える理由を理解していただきたい．それには，各かかりつけ医の能力を理解した対応，つまり顔の見える連携が必要である．方法として，サポート医等が介して多職種連携の会を開催することなどが有用である．

I 認知症の総論，用語の整理，症候，社会資源

Pearls

平成29年度末に向けて認知症初期集中支援チームの立ち上げが進んでいる．事例によっては，受診困難などのために，医師のアウトリーチが必要となる場合もある．自験ではこのような事例は全体の約5%である．資格要件が緩和されたことで，サポート医であるかかりつけ医の参加が可能となった．この結果，専門医とかかりつけ医の協力が一層進むと考えている．

文献

1. 厚労省老健局．今後の認知症施策の方向性について．平成24年6月18日．
2. 厚労省老健局．認知症対策等総合支援事業の実施について．平成26年7月9日．
3. 兵庫県．認知症対応医療機関について．平成27年9月24日．

〈久次米健市〉

認知症患者における成年後見制度，自動車運転など法的問題とその解決に関して実例をもとに教えてください

1. 成年後見制度

　成年後見制度は，認知症や障害などで判断能力が低下した人の財産管理や各種契約などを行う後見人等を，親族や市町村長の申立てにより，家庭裁判所が選任する制度である．判断能力が低下したときに備えて，元気なうちに必要な事務等を依頼する任意後見人を任意後見契約書で決定しておくのが任意後見制度である．一方，判断能力が低下した後に家庭裁判所に申立てを行い，判断能力低下の度合いにより補助人（民法 15 条），保佐人（同 11 条），成年後見人（同 7 条）の選任を行うものが法定後見制度である．選任された後見人等は，預貯金の管理や必要費用の支払い，不動産の管理等高齢者本人の財産管理と，入院入所やサービス利用の契約等の手続きや生活への手当などの身上監護を行う．

　具体的にどのような判断能力の場合に成年後見人の請求を行うべきか否かはそのケースによって異なる．法律上も，例えば成年後見人であれば「精神上の障害により事理を弁識する能力を欠く常況にある者」（同法 7 条）という抽象的文言のみであり，具体的な医学的基準は明示されていない．ただ，おおむね同制度の利用を考慮すべき場合としては，以下のような所見があげられることが多い．

・通帳や財布，印鑑などを繰り返し紛失する．
・高額な買い物や訪問業者との契約を十分理解しないまま契約する．
・契約できる理解力がなく，必要なサービスが受けられていない．

　すなわち，基本的な財産管理，金銭感覚に疑いがもたれる場合には同制度の利用を検討すべきことになる．

　実際に制度を利用すると判断した際には，申立てを検討することになる．

・申立人の決定（申立人は，本人・配偶者・4 親等内の親族等）
・申立てにかかる主治医の診断書の準備
・申立書類作・添付書類等の準備

　認知症の患者として以前から主治医であった場合，医師が関与するのは主に診断書の作成ということになる．

2. 認知症と運転

　近年交通事故における被害者・加害者として高齢者の割合が増加しており，日常臨床で運転免許をもつ認知症者に遭遇することはまれではない．報道されるような大事故に至らずとも，車庫入れができなくなった，慣れた道で事故を起こしたなどの身近な事故から認知症の疑いが表面化することも少なくない．

　そして，2014年6月1日から，医師が認知症と診断した場合は任意で公安委員会に通報できる制度が導入され（道路交通法101条の6第1項），それを受け，認知症の診療にかかわる5学会合同で作成された「わが国における運転免許証に係る認知症等の診断の届出ガイドライン」❶と日本医師会が，「道路交通法に基づく一定の病状を呈する病気等にある患者を診断した医師から公安委員会への任意の届出ガイドライン」❷を発表した．

　認知症高齢者に運転をやめさせることは一方的な指示だけでは困難なことが多く，医師が説明しても本人が抵抗し運転の中止を拒むこともまま経験されることである．しかし，重大な事故は本人のみならず親族にも心理的・経済的負担を負わせる可能性が高いため，医師が運転に適さない状況であると診断した際には運転の中止を指示しなければならない．

　もっとも，2009年，道交法の改正により75歳以上の免許保持者は免許更新時において認知機能テストが導入されるようになった（道路交通法101条の4項第2項．講習予備検査）．

1 免許更新時における認知機能テスト❸

　本検査は75歳以上の免許更新者が受検するもので，教習所や免許センターにおいて受検が課される．時間は約30分程度で，検査内容は，①時間の見当識，②手がかり再生，③時計描画，④言語の流暢性といった簡易認知機能検査である．これにより認知症が疑われ，1年以内に一定の違反・事故（基準行為）がある場合は，専門医による認知症の有無の診断書を提出することとなり，認知症と診断された場合は免許が原則として停止となる．

2 自主返納制度

　運転免許には自主返納制度も制定されている（道路交通法104条の4第1項）．これは運転者自らが申請して運転免許の取消し，すなわち自主返納を行うもので，

都道府県の公安委員会に申し出を行い，運転免許は取り消しとなり，代わりに身分証明書として利用可能な運転経歴証明書の発行を受けることができる．

3 認知症ドライバーにおける主治医としての役割

　一般的に認知症の診断は慣れている医師も，患者の運転能力の評価に関しては専門家とはいい難い．医師が作成した診断書や臨時適性検査を基に公安委員会が運転免許証を発行した場合，その最終的な責任の所在は公安委員会にあるとされている．しかし，医師は，患者が認知症であると診断したならば，必ず運転免許の有無および実際に運転しているか否かなどの運転習慣を確認したうえで，自動車運転の適否について患者本人や家族とよく話し合うべきである．その結果として患者に対して運転中断の指示をした場合は，その旨を診療録などに記載しておくことが重要である．このような指示を医師が行うべき法的根拠としては，医師は患者の自動車運転を知った場合には，認知症者の運転にも注意配慮や説明義務が生じるとの解釈も成立しえ，認知症患者が運転を継続していることを認識し，さらに家族のサポート状況などから運転が危険であると把握しながらこの点について適切な医療上の指示・説明をしなかった場合には，説明義務違反と評価しうる場合もありえると思われる．

3. 認知症における医療同意

　医療や社会福祉の分野では，認知症が原因で物事の判断力が低下した高齢者が急増し，インフォームド・コンセントのあり方，とりわけ終末期医療のあり方が問題になっている．終末期あるいは判断能力が低下した患者に関するインフォームド・コンセントのあり方については，現在までのところ確立した知見・方法はないため，医療現場としても困惑する場面に遭遇することが多い．

　現時点ではインフォームド・コンセントの趣旨を考慮し，いかにして患者の権利を保障し，同時に，医療の目的を実現するかを考慮しつつケースバイケースで判断していくことになる．一般論を提示することは危険であるが，最も重要な価値は本人の自己決定権であることを考えれば，当然ながら本人の同意を得ることを最優先すべきであり，本人が理解できる限り説明のうえ，了解・同意を得ることが重要である．これが困難な場合には本人の意思に最も近いと推定される親族，特に同居などの生活を共にしてきた家族の同意を得ることが好ましいであろう．その意味で，親族の中で成年後見人が選定されているような場面であれば，その

人物に説明を行い，了解を得ることが望ましいが，これはあくまでも本人の意思に近い，ないしは本人の意思を推定しやすいからであり，成年後見人の同意の権限として医療同意が含まれていると誤解されるべきではない．

Pearls

成年後見制度はあくまでも財産管理を目的とするものであり，後見人等は患者本人のために医療同意をする法律上の権限・根拠はない．一部の医療行為に関しては学会などからガイドラインも作成されているが，ガイドラインには法的な根拠はなく，ガイドラインに従っていれば法的問題は生じないという保証はない．

文献

1. 日本神経学会，日本神経治療学会，日本認知症学会，他．わが国における運転免許証に係る認知症等の診断の届出ガイドライン．
https://www.neurology-jp.org/news/pdf/news_20140624_01_01.pdf
2. 日本医師会．道路交通法に基づく一定の病状を呈する病気等にある患者を診断した医師から公安委員会への任意の届出ガイドライン．
http://www.jsts.gr.jp/img/todokede_gl.pdf
3. 警察庁．講習予備検査．https://www.npa.go.jp/annai/license_renewal/ninti/

〈大平雅之〉

若年性認知症の case approach

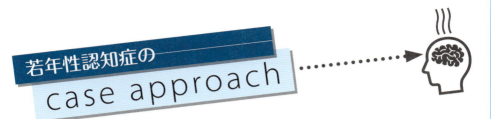

1. 若年性とは？

　医学的表現としては初老期（presenile）もしくは早発性（early-onset）と従来よばれてきたものである．老年期の認知症患者が増加する中で，初老期に発症する認知症をよりわかりやすくためにこう表現されるようになったといえる．また，younger patients with Alzheimer's disease といった表現で，若年性アルツハイマー病の全人的理解と包括的支援を重視する倫理的配慮もあると思われる．「若年性」の定義が18歳から64歳までと，40歳から64歳までの2種類があるが，臨床には後者の世代を主に対象としており，それ以前についてはむしろ高次脳機能障害として医療支援を考慮すべきであろう．

2. 原因疾患の違い

　若年性認知症患者の実数は正確に把握できていないが，最近の厚生労働省（厚労省）の調査では4万人弱であるとの数字があがっている．実数はこの倍に至ると筆者は予想している．若年性認知症の原因疾患としては，老年期に発症する認知症の原因疾患の分布とは異なり，脳血管障害後遺症が最多であり，続いて神経変性疾患のアルツハイマー病を中心とした神経変性疾患，さらには頭部外傷後遺症などが多い．

3. 治療での重要なこと

　最も異なる点は，罹患した人間が働き盛りで社会的活動を担っているということである．老年期であれば，定年後であることが多く家庭・家族への影響は医療に関わる問題や介護に限定される．しかし，若年性の場合には，一家を支える大黒柱に認知症が発症するので，上記のような問題に加え，経済的問題や患者の子供や親の世代への心理的影響が大きい．したがって，その治療は単なる薬物療法中心に終わることなく，医療・看護・介護など多方面からの支援，そして多くの制度や社会資源の利用など，いわゆる包括的支援が絶対的に必要である．

表1 若年性認知症の特徴 —老年期発症の認知症と比較して

1. 血管性認知症が最多である
2. 神経変性疾患による認知症では進行が早い
3. 家族への経済的および心理的影響が大きい
4. 診断は総合的に判断することが必要であり，頭部MRI所見も重要であるが若年性アルツハイマー病では高齢者と異なる所見もあり注意が必要
5. 治療はより包括的な支援が必要
6. 子供，親世代を含め家族への支援が重要
7. 社会制度や資源の活用が重要

4．若年性アルツハイマー病（Alzheimer's disease: AD）

症例 55歳男性
主訴 物忘れ
既往歴 特記すべきことなし
病前性格 真面目，穏やか
現病歴 課長に昇進した50歳頃から仕事がさらに多忙になりストレスも多くなったが，どうにかやりくりできていた．しかし，2年前頃から，趣味で楽しんでいた海釣りにも出かけることが減ると共に，この頃から怒りっぽくなった．1年前から仕事場で同じことを繰り返し話すこと，顧客とのアポイントを忘れたこと，会議での進行役で適切な対応が取れないことなどが指摘され，専門外来の初診となった．
検査結果 Mini Mental State Examination（MMSE）21点/30点（満点），頭部MRI: 海馬の萎縮は目立たないが，頭頂葉連合野に目立つ皮質性脳萎縮，脳血流検査（SPECT）: 後部帯状回，頭頂連合野に血流低下

診断・治療

ADの診断は該当する章を参照されたいが，老年期発症と違い頭部MRI所見で初期には海馬萎縮が目立たないのが特徴である．薬物療法は高齢発症型と同じであるが，前述の通り家族への支援も含めた包括的支援が必要である．

考察

記銘力低下に加え，意欲低下や性格変化なども病初期の重要なサインである．

● 5. 意味性認知症（前頭側頭葉変性症の一亜型）

> **症例** 51歳男性
> **主訴** 物忘れ，言葉のいい間違え
> **既往歴/生活歴** 特記すべきことなし
> **病前性格** 優しく，家族思いのよき父親
> **現病歴** 特に問題なく社会生活を送ってきていたが，1年前頃から家族に対して怒りっぽくなり，大学生の娘といい争いが増えた．仕事は続けていたが，会話の中で言葉がうまく出てこない，言葉をいい間違えることがみられるようになり，簡単な漢字もすぐに書けなくなったとのことで，専門外来を初診した．
> **検査結果** MMSE 26/30，頭部MRI: 左優位に側頭葉内側の萎縮が著明，SPECT検査: 左側頭葉の血流低下

診断・治療

基本的には老年期発症例と同じであるが，現在のところ適用薬は存在しないため非薬物療法的アプローチと，認知症の行動・心理症状（BPSD）に対する対症療法（精神科的薬物療法）で対応することになる．ここでも，家族を含めた包括的支援が重要となる．

考察

記銘力障害は軽度であるが，物品呼称の障害や言語の意味の理解，漢字の読み書きなどの障害が目立つところが特徴．

● 6. アルコール関連軽度認知障害

> **症例** 48歳男性
> **主訴** 物忘れ，意欲が出ない
> **既往歴** 特になし
> **生活歴** 大学時代から飲酒し始め，就職後は仕事，自宅含め毎日日本酒換算で2合ほど飲酒．しかし，肝臓を壊すことも，酒で問題を起こしたこともない．
> **病前性格** 気配りができ優しいが，弱気な面もある．
> **現病歴** 家族の印象では，1年前くらいから何をするのもおっくうがるようになり，何となくずぼらになったとのこと．その内に，物忘れが目立ち，同じことを何度も質問するようになり，それを指摘してもあまり深刻に考えないので，家族同伴で専門外来初診となった．
> **検査結果** MMSE 25/30，頭部MRI: 両側前頭葉から側頭葉にかけて軽度萎縮，小脳萎縮もあり，SPECT検査: 両側前頭葉に血流低下

診断・治療

社会生活に支障をきたすほどではなく仕事もこなしており，認知症ではなく軽度認知障害（mild cognitive impairment: MCI）に該当するが，その原因が長年のアルコール性健忘症と考えられた．治療としては，本人・家族の努力による断酒が奏を効して，1年後にはMMSEは27点まで回復し，その後も問題なく生活している．

考察

長期の多飲傾向によるMCIは適切な時期に断酒が導入できれば回復可能であるが，手遅れの場合には前頭側頭葉変性症やADに移行するので要注意．

若年性認知症の pitfalls and pearls

若年性認知症は，老年期発症の認知症と異なり，医学的のみならず社会的にも様々な特徴を有することから，包括的支援が重要である．初期の診断では，うつ病や妄想性障害などといった精神科的疾患の診断に該当する場合も少なくなく注意を要する．労働人口の確保の意味からも，国策である新オレンジプランの一つの課題として重視されている．

文献

1. 朝田 隆．厚生労働科学研究費補助金（長寿科学．総合研究事業）総合研究報告書「若年性認知症の実態と対応の基礎基盤に関する研究」．2009．
2. 新井平伊．【若年性認知症に対する精神科の役割】若年性認知症とは？ 精神科治療学．2010; 25: 1277-80.

〈新井平伊〉

認知症の総論，用語の整理，
症候，社会資源 I

診断 II

治療 III

日常診療におけるポイント，
BPSD を中心とする対応 IV

病理学的な背景から
認知症を理解する V

基礎的な展開とこれからの展望 VI

専門医に紹介できない環境で，診断をどのようにすすめたらいいですか？

本邦には現在 500 万人の認知症患者がすでに存在し❶，これから 10 年でさらに 200 万人その患者数が増えることが予測されている．糖尿病や高血圧についで国民病といえる認知症は，もはや認知症の専門医だけでは，到底対応しきれず，かかりつけ医の対応力向上が喫緊の課題である．

本稿では，認知症診療を専門とはしないかかりつけ医が認知症の診療において達成すべき目標と，そのための必要な診断方法に関するポイントについて記述し，上記の回答としたい．

1. 非認知症専門医であるかかりつけ医に求められる認知症診療とは

本邦における認知症の原因疾患のうちわけはその 2/3 が Alzheimer's disease (AD)：アルツハイマー病❶とされている．すなわちかかりつけ医の現実的な目標とは眼前の患者が認知症か否か，認知症とすれば AD か，それとも他の病型を考慮すべきか，という判断ができるかどうか，ということになるものと考える．AD の診断基準は，他の認知症疾患の除外を求めており，AD を厳密に診断するためには他の認知症疾患を診断できることが要求され，これでは専門医と同じレベルが必要ということになる．したがって，本稿では検査などで比較的容易に除外ができる疾患について述べるとともに，より積極的に AD を疑うポイントも概説していくこととする．

2. 認知症を疑うポイント

診断の第一歩は，眼前の患者は認知症かもしれないと疑うことである．

認知症とは"いったん正常に発達した知的機能が持続的に低下し，複数の認知機能障害が生じたために社会生活に支障をきたすようになった状態"と定義される．すなわち疾患が進めば進むほど，自らの能力を客観的に評価することが困難となり，病識は薄れ，自らの認知機能をみてもらうために積極的に医療機関を受診することはまれとなる．

多くの高齢の患者が，物忘れがあると訴えることがあるが，老いゆくことへの

表1 かかりつけ患者に認知症の存在を疑うきっかけとなる症状

- 前回処方分の薬があるにもかかわらず何度も取りに来院する
- すでに処方薬がなくなっている時期にもかかわらず薬が残っていると主張する，あるいは来院が不定期となる
- 診察券や保険証を持参しない
- 洋服が季節外れである，汚れている，あるいは常に同じだ
- 診察室で同じ話を3度以上繰り返す
- 何度聞いてもこちらが知りたい具体的な内容の情報が得られない

不安感の表出である可能性がある．そのような訴えが聞かれた場合には，実際にどのような物忘れのエピソードがあったのかを確認することが重要である．ご本人が自らの物忘れによる失敗エピソード（友人と話をして，とっさに有名人の名前が出ずに恥をかいてしまった，など）を雄弁に語られるようであれば，まずADやそれにつながる認知症前段階とは考えにくい．

むしろご家族が（も）物忘れや日常生活上の問題点を指摘した場合には，認知症である可能性が十分高くなる．次項に従い，検査を進める必要がある．

認知症を疑ってもその判断が困難な場合は，一人で定期的に通院されているあるいは独居高齢者のケースである．長年通い慣れたクリニックであれば認知症発症初期であれば問題なく受診が可能であるし，こちらからの問いに差し障りのない受け応えをすることはむしろ得意である（取り繕い反応とよばれる）．そういった場合には，表1 のような気づきのポイントを参考に，疑うことが重要である．

3. 認知症を疑った場合にまずすべきこと

認知症を疑った場合には，認知機能の障害が実際にあるか否か，あるとした場合にはどの認知機能の障害が存在するのか，障害の把握が必要である．また認知機能障害の発症時期は進行のスピードを知るために病歴の把握が欠かせない．これらは認知症の原因疾患を診断する意味でも非常に重要である．

認知機能の評価を目的としたスクリーニング検査として，Mini Mental State Examination（MMSE）や長谷川式簡易認知症検査（HDS-R）が広く用いられている（本書別項を参照）．スクリーニング検査とはいっても10分程度はかかる検査であり，多忙な外来診療の中で，疑った症例全例に実施することは難しい．

そういった場合には「最近気になるニュースは何ですか」という質問をしてみることをお勧めしている．きわめて具体的な内容の回答がすぐに得られた場合に

は，まず認知症を疑う必要がない．一方，話題のニュースのキーワードをヒントとして与えても「最近忙しくてテレビはみていないからわからない」「新聞は読まないからね」「急にそんなことを尋ねられても・・・」といった取り繕い反応と思われる回答が得られた場合には，認知機能の低下が強く疑われる．スクリーニングの検査を是非実施頂きたい．

　スクリーニング検査としては，本稿で目的としているADをみつけるという点においては，MMSE，HDS-Rいずれか使い慣れたものを実施いただくことでかまわない．ただHDS-RではADで必発の頭頂葉症状，すなわち視覚認知障害を評価する項目がなく，なんらかの図形描画の課題を実施頂くことをお勧めしたい．

　典型的なAD患者における失点パターンとしては，3つの言葉を覚えてもらい，即座に再生してもらう課題（即時再生）は問題なく3つとも回答できるにもかかわらず，3分後の再生（遅延再生）にて回答ができない，遅延再生課題での失点が出現する．続いて，見当識の失点が続き，ついで視覚認知障害，すなわち図の模写が困難となる．以降は言語機能や計算，注意力の障害が病気の進行とともに加わってくる．

　逆に初期から即時再生の課題で3点とれない場合には，難聴の存在や，処理能力の問題など，AD以外の要素が隠れている可能性が高く，必要に応じて専門機関へ相談することをお勧めする．

　病歴については，前項にも書いた理由から患者本人から正確に得られることは期待できず，ご家族や介護者からの情報を得ることが肝要である．周囲のものが最初におかしいと思った時期はいつで，その具体的なエピソードの内容を確認することが必要である．

　独居のため病歴はおろか，生活状況や服薬管理が困難となっている場合には，地域包括支援センターや担当の民生員などへアプローチする必要がある．平成30年度末までには全市町村に整備することが決定している認知症初期集中支援チームなどに疑われる患者の存在を情報提供し，多職種で情報を収集，共有することで，病歴や実際の生活状況を把握し，診断につながることが期待される．

　合併症の把握に引き続いて，身体所見，とくに神経学的診察を行い，麻痺や強剛，振戦，歩行障害を呈している場合には，血管性認知症をはじめとして，AD以外の疾患をまず鑑別にあげる必要がある．

　薬剤歴についての把握も必須である．認知症との鑑別が問題となるせん妄や，認知症の方の認知機能をさらに下げてしまう薬物が多くあり「高齢者の安全な薬物療法ガイドライン2015」などにまとめられている．薬歴と認知症を疑わせる

症状の病歴が一致した場合には，その薬剤を一旦中止し，認知機能が可逆的に改善するか否かをみていく必要がある．抗精神病薬，ベンゾジアゼピン系睡眠薬・抗不安薬，三環系抗うつ薬の他，オキシブチニン（過活動膀胱治療薬），胃酸分泌抑制を目的とした H_2 受容体拮抗薬にも注意を要する．

4. 検査について

周囲から認知機能の低下に伴うエピソードの指摘があり，実際にご本人の認知機能の低下がスクリーニング検査により確認された場合，認知症の可能性がかなり高くなるが，その原因疾患は多岐にわたる．その中には treatable dementia（治せる認知症）とよばれるものも含まれており，表2 のような疾患および診断に必要な各種検査は考慮すべきである．甲状腺機能，ビタミン B1，B12，葉酸，梅毒血清反応などは一般の採血項目に加えて一度実施すべきである．

画像検査については，自院で撮像可能な場合はスクリーニングも兼ねて一度は撮像しておくべきである．AD では側頭葉内側と頭頂葉が他の皮質に比べて萎縮の程度が強いことが特徴であるが，一方で萎縮が初期には目立たない症例もあり，画像の検査のみで認知症を否定されている例もあるようなので，あくまでも認知機能の評価をしっかりと行い，日常生活動作の状況を把握したうえで，形態画像を検討し，AD として矛盾しないか結論を出すことが大切である．他院受診が必要な場合に画像検査を行うべきかどうか，その適応で迷うことがあるが，可能な限り行うことが望ましい．

表2 AD との鑑別が必要な treatable dementia と診断のために必要な検査

疾患	鑑別のための検査
甲状腺機能低下症	甲状腺ホルモン測定（TSH, F-T4）
ビタミン欠乏	ビタミン B1, B12 測定
髄膜炎・脳炎	髄液検査
正常圧水頭症	CT, MRI, タップテスト
慢性硬膜下血腫	CT, MRI
脳腫瘍	CT, MRI
てんかん	脳波検査

5. そうはいっても専門医の受診を強く考えるべきケース

　経過が急性，亜急性である場合，麻痺や歩行障害など運動症状を伴っているといった典型的な AD とは異なる症例，若年発症の場合，初診の時点ですでに周辺症状あるいは BPSD とよばれる精神症状が出現し，その治療介入が急がれる場合などには，早めに専門医の受診が可能となるよう医療機関の選別と患者家族への説明，そして受診予約などの準備を進めるべきである．

　また，典型的な AD の診断について経験が浅い場合には，1，2 例地域の専門病院に紹介し，その診断とその後のフォローの仕方に関する診療情報をフィードバックしてもらうことで，その後はより的確な認知症診断が可能となる．

6. 結語

　現在日本の common disease の一つとなった認知症の中でも最多の原因疾患である AD の診断について，本稿がかかりつけ医の先生方を中心に，お役に立てば幸甚である．

Pearls

高齢者における薬剤性の認知機能障害

　本文中にも薬剤による認知機能障害について具体的な薬剤の例をあげ説明したが，その他にも感冒薬に含まれる抗ヒスタミン剤，神経障害性疼痛に効果があり痛み止めとして広く用いられるようになったプレガバリン，近年非がん性疼痛にも適応が拡大され使用量が増えているオピオイド薬やその合剤などでも生じうることを経験している．レヴィ小体型認知症のようにこれらの薬物に非常に強い過敏性を示す疾患も知られているが，一般高齢者でも中枢神経に影響を出しうる薬物を使用中の場合には，認知機能の変動に細心の注意を払うべきである．

文献

[1] 厚労省老健局高齢者支援課．認知症・虐待防止対策推進室公表資料．平成 24 年 8 月 24 日．

〈古和久朋〉

専門医として,認知症の代表的疾患の診断をどのようにすすめればいいですか?

　本稿では,認知症を専門とする診療科の医師が,どのように認知症の鑑別診断を進めて行くか,ということを中心に以下記載することとなるが,前項に記載した非認知症専門医のかかりつけ医を想定した診断,特にAlzheimer's disease (AD):アルツハイマー病に焦点をおいた内容と基本的にはかわらない.

　すなわち専門医であれ,非専門医であれ,眼前の患者の認知症を疑い,実際の日常生活の様子や変化の過程に関する必要な情報を介護者などから収集すると同時に,患者本人の認知機能の評価を行い,必要な検査を加えて,可能な限り制度の高い臨床診断を目指す,という診断姿勢にはなんら変わりない.

　おそらく専門医と非専門医の違いの一つは,鑑別診断としてどこまでの疾患を想定し,病理診断に可能な限り近づけるべくどこまで検査を行い,そしてその結果を深く読むか,という点にあると考える.

　以下,認知症の代表的疾患であるAD,軽度認知障害(amnestic MCI),tangle dementia,レヴィ小体型認知症(DLB),血管性認知症(VD),前頭側頭葉変性症(FTLD),嗜銀顆粒性認知症(AGD)についてそれぞれの特徴と診断のポイントについて述べる.

1. AD

　ADは典型的には記銘想起障害と頭頂葉機能障害(視覚認知障害や失行など)を呈する進行性の認知症原因疾患である.現在,わが国の認知症の約2/3が本疾患によるものとされる.まずは記銘想起障害を示唆する病歴(同じことを何度も聞く,探し物を頻繁にしているなど)を確認し,ついで頭頂葉障害の有無(洋服が着れるか,道具が使えるかなど)を介護者に問う.次に認知機能のスクリーニング検査としてMini Mental State Examination (MMSE)や長谷川式簡易認知症検査(HDS-R)を実施する.初診時には医師自らが行い,患者の反応時間を含めた回答の様子を把握することが望ましい.

　アルツハイマー型認知症は除外診断の要素が強いことから,血液検査(前項を参照のこと)や画像検査が必要となる.頭部MRIでは側頭葉内側の海馬領域の萎縮が注目され,VSRADといった診断補助ソフトも開発されている.一方で80

歳以上の高齢者では，認知機能が正常な場合でも同部位の萎縮が加齢による変化として生じうることから，1枚のMRI画像のみで認知機能を推定する，あるいはADと診断することは現在でも不可能である．ADNI（Alzheimer's Disease Neuroimaging Initiatives）研究などADのバイオマーカーに関する研究の進歩により，半年ないし1年の間隔を経て2回同一患者でMRIを撮像し，全脳あるいは海馬領域の体積の減少率を評価することでADと正常加齢を鑑別が可能となった[1]．日常臨床の場でも画像の経過をみることも診断の一助となる．

脳機能画像としてFDG-PET，脳血流SPECTなどがあるが，前者は認知症の鑑別診断への保険適用がないため，後者が日常臨床で用いられている．ADでは楔前部，後部帯状回，頭頂葉皮質における血流低下が比較的早期より出現し診断に寄与する．MRI検査で変化が乏しい段階でもみられることがあり有用である一方，高齢者では脳血管障害などAD以外の合併病理の影響もうけることから，解釈が難しい場合も少なくない．

ADの神経病理学的特徴は神経細胞の脱落，細胞外領域への老人斑（SP）の蓄積と神経細胞体内への神経原線維変化（NFT）の出現である．SPの主要構成蛋白はAβ42であり，NFTは過剰にリン酸化されたタウ蛋白により構成されることがわかり，髄液中のこれらの値を測定することで，ADのより正確な診断も可能となった．AD患者で髄液Aβ42は低下し，髄液リン酸化タウは上昇する．現在後者が保険適用となり，外注検査会社で測定が可能である．

SPやNFTの蓄積をPET検査で捉えようとする試みも成功し，現在は保険適用外であるものの，AD根本治療薬の開発やADNIなどの臨床観察研究など研究レベルでは広く用いられている．

ADと鑑別すべき疾患として，大脳皮質基底核変性症（CBD），NFTのみの蓄積が海馬の辺縁系を主体に蓄積するtangle dementia，あるいは嗜銀顆粒性認知症（AGD）があがる．いずれもAβの蓄積はみられずタウの蓄積病理を主体とする疾患である．確定診断には神経病理所見が必要であり，これらを正確に臨床診断する意義が現時点では高くないという考え方もある．一方で，ADのAβを分子標的とした治験を実施するにあたっては，こういった非AD症例の混入は，間違った結果をもたらすこととなる．またADとは臨床的予後も療養上の注意点も異なることから，専門医としてできる限り正確な診断と予後予測を心がけたい．

2. Amnestic MCI（mild cognitive impairment）

　MCIとは当初はPetersenが提唱した概念で，主観的な物忘れの訴えがあり，加齢では説明できない記憶力の低下が存在するものの，日常生活同動作や全般的な認知機能は正常であり，認知症ではない状態と定義した❷．現在はADのみならず，他の認知症の前段階といったニュアンスで本疾患名は使用されるようになるなど，非常に概念が広くなってきた．ここでは当初の疾患概念であり，ADへのconversionが懸念されるamnestic MCIについて述べる．

　前述のANDI研究による解析では，すでにMCIの状態でSPの蓄積は十分にあること，NFTの蓄積も生じており，病理学的にはそれほどADとは変わらないことが示された．

　実臨床においてamnestic MCI，とくにADへのconversionの可能性高いMCIの診断をつけるためには，視覚認知障害などの頭頂葉症状はないものの，形態あるいは機能画像において頭頂葉の関与が疑われる場合に考慮する．髄液中のAβ42およびリン酸化タウはAD同様変化していることも診断に有用である．

　現在，根本治療薬や病態修飾薬の治験対象候補，また運動療法など非薬物的な介入の効果が期待される状態であり，日常の認知症診療でもその判断と背景疾患のより正確な診断が求められている．

3. Tangle dementia

　ADにて出現するNFTが主に海馬領域に限局して出現する病態で，アミロイドの蓄積は伴わない．症状も海馬領域に関連した症状，すなわち記銘想起障害にほぼ限局している．見当識障害も進行によりきたしうるが，ADとは異なり，頭頂葉を始めとする皮質症状は出現しないことが臨床的特徴である．記銘想起障害に症状が限局した場合には，介護者など周囲の対応方法により認知症レベルまでADLが低下しないことも期待できるため，鑑別する意義は大きいものと思われる．本疾患とamnestic MCIとの厳密な鑑別にはAβ病理の有無を髄液マーカーやアミロイドPET画像により評価する必要がある．

4. レヴィ小体型認知症（DLB）

　脳内へのレヴィ小体の蓄積により，様々な特徴的症状を呈する認知症である．その特徴的な症状であるありありとした幻視の訴えが本人から聞かれた場合には，本例を疑いやすい．一方で体性幻覚や事実誤認，訂正不可能な妄想など，DLB を疑えば説明がつきやすいものの，他の疾患を先に考えやすい訴えが前面にでる場合も多く，鑑別が難しい場合も少なくない．またもの忘れの訴えがあり認知症専門外来を受診されるが，MMSE などにより記銘想起障害が明らかでない場合にも本例の可能性があり，訴えにあがっていない場合にはこちらから幻視の有無などを積極的に確認する必要がある．

　本例を疑った場合には便秘，レム睡眠行動異常（RBD）そして嗅覚の低下の有無を確認する．また神経学的診察により，錐体外路症状（強剛，寡動や振戦，姿勢反射障害）の存在を確認する．内山らにより提唱されたパレイドリアテストにより診察室で幻視の有無を確認することも有用である[3]．

　画像検査として，頭部 MRI ではむしろ萎縮がはっきりしない点が特徴とされている．しかしながら高齢では症状は典型的な DLB を呈していても画像の萎縮パターンからは AD が強く示唆される症例などもよく経験する．おそらく両者の病理が合併している症例と考えられる．MIBG 心筋シンチグラムは心筋への交感神経の分布を評価することが可能であるが，レヴィ小体病，すなわち Parkinson disease（パーキンソン病）および DLB では比較的早期より心血管支配領域によらずに心筋全体の交感神経の分布が高度に低下しているために，心筋への集積像を認めない．

　錐体外路症状の有無が診察上はっきりしない場合は DATScan 検査を考慮する．
　脳血流 SPECT では，後頭葉の血流低下が最も特徴的な所見として知られている．また病理学的にも合併する AD の血流パターンである後部帯状回や楔前部の血流低下を伴っていることが多い．

　DLB は薬剤過敏という抗精神病薬が少量でも効果が強くでてしまう症状が知られており，診断基準に含まれている．したがって，少しでも DLB らしい点がある場合には常にその可能性を考慮して対処することが肝要である．

5. 血管性認知症（vascular dementia: VD）

　認知症が存在し，脳血管病変が確認され，認知症と脳血管病変の時間的関連性を認めた場合に診断される．実際の臨床では，病歴により比較的急激に症状が出現していないか，あるいは階段状の悪化を示していないか，運動症状は伴っていないかなどを考慮し，画像診断を速やかに行うことが重要であろう．

　質問への回答が非常に迂遠であったり時間を要したりするといった皮質下性の障害を疑われた場合，強剛ははっきりしないものの小歩を始めとする前頭葉性の歩行障害を合併する場合には，皮質下白質のびまん性の梗塞やMRI，CTなどでの信号変化を強く予想する．ラクナに伴う小出血巣を見逃さないために，MRIを撮像する際にはT2＊（T2スター）の画像もかならず確認したい．

6. 前頭側頭葉変性症（FTLD）

　時代とともにその疾患概念は変化しているが，現時点では以前Pick病とよばれていた比較的強い精神症状を伴うものを含む行動障害型前頭側頭葉型認知症（bv-FTD），意味性認知症（semantic dementia: SD），進行性非流暢性失語（PNFA）および運動ニューロン疾患を有する前頭側頭型認知症（FTD-MND）の4つに大別される．症状を呈した時点で特徴的な脳萎縮を呈した場合には比較的診断は容易であるが，機能画像検査を行い臨床症状もあわせて診断する場合もある．また，それぞれの亜型にまたがるような症例も少なくなく，当初は非流暢性失語あるいは失構音症としてフォローしていく中で，運動ニューロン疾患の症状である嚥下障害そして呼吸筋麻痺が出現し，生命予後に直結することがあり，注意を要する．

7. 嗜銀顆粒性認知症（AGD）

　脳内に特徴的な4リピートタウからなる嗜銀顆粒が蓄積し認知症を呈する疾患概念である．多数の剖検例とその臨床症状を検討することで，初期には側頭葉内側の迂回回に嗜銀顆粒が出現し，その後側頭葉新皮質に広がり，やがて前頭葉にも広がっていくこと，臨床的特徴としては高齢発症で記銘想起障害が前景に立つが，進行は緩徐で易怒性や性格変化など前頭側頭葉型認知症と類似の症状を呈し，

周囲への配慮能力を欠いた自己中心的な行為が目立つ．記銘力の低下に比して ADL が維持される点も特徴である．形態画像，機能画像で左右差のある側頭葉内側面の萎縮や血流低下を認めた場合に，本疾患を考慮する[4]．

以上，代表的な認知症の特徴と診断において有用と思われる内容を整理して記載した．AD，DLB，VD などの比較的目にすることが多い症例については，予想される経過やフォロー上の注意点をかかりつけの先生に返書で説明するとともに，専門医による再評価の必要が生じると思われるタイミングなどを明示し，連携していくことが，患者にとっても有益である．

Pearls

PART（Primary Age Related Tauopathy）

従来の臨床診断基準でアルツハイマー病（AD）と診断されてきた患者の中に，実際にはアミロイド PET で老人斑の蓄積が確認されず，神経病理学的には AD ではないケースが相当数存在することが知られるようになった．剖検による最終病理診断を行った検討では，こうしたアミロイド PET 陰性のケースはタウの蓄積を主体としたタウオパチー，なかでも本文にも記載した tangle dementia や嗜銀顆粒性認知症（AGD）が多く，高齢者に多いという側面もあり，PART という総称が生まれるに至った．

文献

[1] Risacher SL, Shen L, West JD, et al. Longitudinal MRI atrophy biomarkers: relationship to conversion in the ADNI cohort. Neurobiology of Aging. 2010; 31: 1401-18.
[2] Petersen RC, Smith GE, Warning SC, et al. Mild cognitive impairment: clinical characterization and outcome. Arch Neurol. 1999; 56: 303-8.
[3] Uchiyama M, Nishio Y, Yokoi K, et al. Pareidolias: complex visual illusions in dementia with Lewy bodies. Brain. 2012; 135: 2458-69.
[4] Adachi T, Saito Y, Hatsuta H, et al. Neuropathological asymmetry in argyrophilic grain disease. J Neuropathol Exp Neurol. 2010; 69: 737-44.

〈古和久朋〉

3 レヴィ小体型認知症とアルツハイマー病の診断に迷うことがしばしばあります．鑑別するにはどのようにすればいいですか？

1. レヴィ小体型認知症について

　dementia with Lewy bodies（DLB）：レヴィ小体型認知症は，文字通り病理組織学的にレヴィ小体の出現を基盤とした神経障害のうち，認知症を伴う病像と理解することができる．この疾患は1980年に小阪憲司らによって初めて提唱された疾患概念であり，これはわが国の神経学の特筆すべき世界的な成果である．この30年以上の間，DLBとしての統一名称が用いられるまでに様々な病名が用いられてきた．それは，diffuse Lewy body disease（日本語名「びまん性レヴィ小体病」），Lewy body dementia（レヴィ小体認知症），dementia associated with cortical Lewy body, the Lewy body variant of Alzheimer's disease, senile dementia of Lewy body typeである．現在ではDLBとして包括的な名称でよばれ，診断基準は，2005年の第3回DLB国際ワークショップで改訂された臨床診断基準が，広く用いられている　表1　．病理学的には，大脳と脳幹の神経細胞脱落とレヴィ小体の出現を特徴とするが，中枢神経系だけでなく自律神経系など全身にレヴィ小体が出現する．認知症をきたす疾患としては，Alzheimer's disease（AD）：アルツハイマー病や血管性認知症についで多く，認知症の約20％を占めるといわれている疾患である．発症年齢は60～80歳代の初老期・老年期に多いが，40歳代など中年期にもみられる．多くは孤発性で家族歴をもつものはまれである．

　DLBの臨床徴候は，正常な社会および職業活動を妨げる進行性の認知機能障害（Central；【中心的特徴】）に加えて，3つの【中核的特徴】，すなわち，①注意や覚醒レベルの顕著な変動を伴う動揺性の認知機能，②具体的で詳細な内容が繰り返し出現する幻視，③誘因のなく発症するパーキンソニズム，を呈する．覚醒レベルの変動は，日内変動から数カ月に及ぶ変動まであり，日中の傾眠傾向，幻覚，せん妄などが現れることがある．また，幻覚の中では，「幻視」が多い．パーキンソニズムとしては，寡動や筋強剛（筋固縮）が多く，Parkinson disease（パーキンソン病）と異なって振戦は目立たないことが多い．このような中核的特徴の内，2つを満たせばDLBがほぼ確実（probable），1つならばDLB疑いに該当しうる．

表1 Lewy小体型認知症（DLB）の臨床診断基準改訂版（第3回DLB国際ワークショップ）

(1) 中心的特徴（DLB ほぼ確実 probable あるいは疑い possible の診断に必要）
　正常な社会および職業活動を妨げる進行性の認知機能低下として定義される認知症．顕著で持続的な記憶障害は病初期には必ずしも起こらない場合があるが，通常，進行すると明らかになる．

(2) 中核的特徴（2つを満たせば DLB ほぼ確実，1つでは DLB 疑い）
　a．注意や覚醒レベルの顕著な変動を伴う動揺性の認知機能
　b．典型的には具体的で詳細な内容の，繰り返し出現する幻視
　c．自然発生の（誘因のない）パーキンソニズム

(3) 示唆的特徴（中核的特徴1つ以上に加え示唆的特徴1つ以上が存在す場合，DLB ほぼ確実，中核的特徴がないが示唆的特徴が1つ以上あれば DLB 疑いとする．示唆的特徴のみでは DLB ほぼ確実とは診断できない）
　a．レム期睡眠行動異常症（RBD）
　b．顕著な抗精神病薬に対する感受性
　c．SPECT あるいは PET イメージングによって示される大脳基底核におけるドパミントランスポーター取り込み低下

(4) 支持的特徴（通常存在するが診断的特異性は証明されていない）
　a．繰り返す転倒・失神
　b．一過性で原因不明の意識障害
　c．高度の自律神経障害（起立性低血圧，尿失禁等）
　d．幻視以外の幻覚
　e．系統化された妄想
　f．うつ症状
　g．CT/MRI で内側側頭葉が比較的保たれる
　h．脳血流 SPECT/PET で後頭葉に目立つ取り込み低下
　i．MIBG 心筋シンチグラフィで取り込み低下
　j．脳波で徐波化および側頭葉の一過性鋭波

(5) DLB の診断を支持しない特徴
　a．局在性神経徴候や脳画像上明らかな脳血管障害の存在
　b．臨床像の一部あるいは全体を説明できる他の身体的あるいは脳疾患の存在
　c．高度の認知症の段階になって初めてパーキンソニズムが出現する場合

(6) 症状の時間的経過
　（パーキンソニズムが存在する場合）パーキンソニズム発症前あるいは同時に認知症が生じている場合，DLB と診断する．認知症を伴う Parkinson 病（PDD）という用語は，確固たる PDD の経過中に認知症を生じた場合に用いられる．実用的には，臨床的に最も適切な用語が用いられるべきであり，Lewy 小体病のような包括的用語がしばしば有用である．DLB と PDD 間の鑑別が必要な研究では，認知症の発症がパーキンソニズムの発症後の1年以内の場合を DLB とする"1年ルール"を用いることが推奨される．それ以外の期間を採用した場合，データの蓄積や比較に混乱を生じることが予想される．臨床病理学的研究や臨床試験を含む，それ以外の研究の場合は，DLB と PDD の両者は，Lewy 小体病あるいはαシヌクレイン異常症のようなカテゴリーによって統合的に捉えることが可能である．

(McKeith IG, et al: Consortium on DLB. Neurology. 2005; 65: 1863-72[2]より引用)

中心的特徴と中核的特徴の次に留意すべき項目は，【示唆的特徴】（suggestive of DLB）である．これには，(1) レム期睡眠行動異常症（RBD），(2) 抗精神病薬服用による著明な神経障害の出現，(3) 機能的脳画像（SPECT または PET）による大脳基底核のトランスポーター取り込み低下があげられる．中核的特徴を欠く症例でも，示唆的特徴を 1 つ以上あれば，「DLB 疑い」として扱う．DLB を指示しない特徴にも注意をする．

DLB は認知機能障害を主症状とする変性性認知症として定義されたが，パーキンソニズムを主症状とするパーキンソン病（PD）でも，経過中かなりの頻度で認知機能障害が出現することが明らかとなり，認知症を伴う PD（Parkinson's disease with dementia: PDD）とよばれている．認知症の発症がパーキンソニズム発症前か，パーキンソニズム発症後 1 年以内の症例を DLB，パーキンソニズムが認知症の発症に 1 年以上先行する症例を PDD とよぶが，本質的な違いはなく，同一の「レヴィ小体病」スペクトラムとして理解されている．

2. レヴィ小体型認知症とアルツハイマー病の鑑別診断について

認知症を主たる病状とする神経疾患の中で，交感神経節後線維の障害を伴う疾患は，DLB にほぼ限定される❶．このため，MIBG 心筋シンチグラフィーは PD および DLB と，AD や進行性核上性麻痺，前頭側頭葉型認知症などとの鑑別に有用である．

レヴィ小体型認知症は，黒質線条体ドパミン神経細胞が変性する運動失調疾患であり，その神経終末に存在するドパミントランスポーター（DAT）密度が低下していることが知られている．イオフルパン（^{123}I-イオフルパン：^{123}I-FP-CIT）シンチ検査は，線条体ドパミン性ニューロンのシナプスにおける DAT に高い親和性を有する同剤の特徴を用いて，核医学検査として患者脳内の DAT 密度を検索するものである．臨床像から DLB や AD と診断した患者群での鑑別では，感度，特異度とも 80％ 以上の精度といわれ，病理学的な確定診断を得た症例での DLB と AD 症例での同シンチ検査の正確性は，さらに高かった❹．

このほか，脳血流 SPECT 検査や糖代謝 PET 検査では，後頭葉の血流・代謝低下が DLB ではみられ，AD では最初期は後部帯状回や楔前部の血流・代謝低下がみられ，頭頂葉連合野や内側側頭部にも及ぶ．MRI では DLB での内側側頭葉萎縮は，AD でのそれより軽い傾向があるといわれている．

脳脊髄液におけるアミロイドβ蛋白（Aβ42）の低下，総タウ蛋白やリン酸化

タウ蛋白の上昇は，AD でみられるが DLB でもみられるとされており，両者の鑑別にあまり有用ではない．レヴィ小体構成蛋白であるαシヌクレインの脳脊髄液中の値も，AD との鑑別に有効性とはされていない．

DLB 症例に AD の病理組織学的変化をしばしば伴うことはよく知られている（「the Lewy body variant of Alzheimer's disease」）．アミロイドβイメージングは，本邦ではまだ普及していないが，欧米では認知症を伴うレヴィ小体病の症例でも，アミロイドの沈着がみられ，AD とのクリアな差にはならない可能性が示唆されている❹．このようなことから臨床的に両者の混在を示唆する症例もあることを忘れてはならない．

Pearls

AD においてできるだけその早期から病状の兆しを把握し，根本的治療を行うことや予防を目指す取り組みがなされている．同じように早期の DLB を臨床像から Prodromal/Pre-DLB を軽度認知障害（MCI）型 DLB，せん妄発症型 DLB，精神症状発症型 DLB の 3 つに分類できるとする研究がある❺．前向き研究により各病型がどのような自然経過をとり，治療介入や予防はどのようにできるか，今後非常に重要な研究になるであろう．

文献

❶ 日本神経学会，監．「認知症疾患治療ガイドライン」作成合同委員会，編．認知症疾患治療ガイドライン 2010.
❷ Mckeith IG, Dickson DW, Lowe J, et al: Consortium on DLB. Diagnosis and management of dementia with Lewy bodies: third report of the DLB Consortium. Neurology. 2005; 65: 1863-72.
❸ 織茂智之．パーキンソン病およびレヴィ小体型認知症の早期診断法の確立とその病態機序に関する研究．臨床神経学．2008; 48: 11-24.
❹ Paul Donaghy, Alan J Thomas, John T. O'Brien. Amyloid PET imaging in Lewy body disorders. Am J Geriatric Psychiatry. 2015; 23: 23-37.
❺ Ian McKeith, John-Paul Taylor, Alan Thomas, et al. Revisiting DLB Diagnosis: a consideration of prodromal DLB and of the diagnostic overlap with Alzheimer's disease. J Geriatric Psychiat Neurol. 2016; 29, 249-53.

〈石川欽也〉

CQ 4 高次機能検査としてベッドサイドや外来でできるスクリーニング検査はどのようなものがありますか？ その解釈を教えてください

1. スクリーニング検査の効果的で戦略的な活用

認知症診断のためには，「記憶，思考，見当識，理解，計算，学習，言語，判断等多数の高次脳機能」（ICD-10 認知症定義抜粋: 日本神経学会ガイドライン）という幅広い臨床像を評価する．

高次脳機能とは記憶，知覚，運動，言語など各要素の集合体である．また，階層性を有し，①基盤となる機能（意識，全般性注意，情動など），②基本的神経機能（運動，視覚，聴覚など），③個々の高次脳機能（言語，行為，計算など），④統合する機能（遂行機能など）をもつ（鈴木匡子．2016）．より下位階層の機能から把握することで背景症状を踏まえた，症状の全体像の的確な理解に繋げていく．

高次機能スクリーニング（SC）は，認知機能面の臨床的概観を「広く浅く」査定する．外来やベッドサイドで機能低下や障害有無を把握し，治療や精査のための有益なデータの一つとなるよう，効果的で戦略的な SC が求められる．

2. スクリーニング検査バッテリーを組む

SC 検査として，認知機能の諸要素を含む基本セット（ルーチン検査）を組む．それにより患者の主訴および症状に起因または影響している機能を概観でき，進

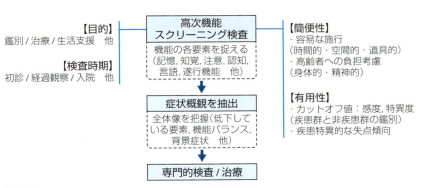

図1 認知症の高次機能スクリーニング検査とは

行や変化の把握や医療者側の解釈も深まり，早期の介入や治療につながる．なお，記憶低下の誘因となり得る抑うつなど精神症状の聴取も欠かせない．

本稿では SC 検査に適応する代表的な検査の特徴，および各検査から把握し得る疾患特異的な特徴を提示する．

3. 高次機能スクリーニングに適応する検査例

・改訂長谷川式簡易知能評価スケール: HDS-R（加藤伸司ら．1991）

高齢者への動作性負荷を考慮し口頭反応のみの評価で構成．記憶ドメイン配点が高い．流暢性課題は，言葉に詰まるなど努力性や自発話など失語的要素．サブテスト: 年齢，見当識，三語記銘，計算，逆唱，三語遅延再生，五物品呼称・記銘，言語流暢性．合計 30 点: カットオフ値（認知症/非認知症）20/21 点．施行時間: 10 分程．

《記憶の過程》	「記銘」→「保持」→「想起」:『思い出せない』のはどの過程に起因するのかを着目．	三語遅延再生：正答割合イメージ
《三語遅延再生》	ヒントが機能すれば「保持」可能．ヒント無効や問われた事象それ自体を忘れている場合はアルツハイマー病（AD）傾向．「保持」率高くてヒントや再認（選択）により「想起」可能な場合は，レヴィ小体型などその他の認知症も鑑別に．	自由再生／ヒント／再認（選択）／事象忘却 その他の認知症／AD
《数唱: 順・逆》	順唱は即時記憶であり，高齢者は5桁でほぼ保たれているとされ，AD は中重度レベルでも保たれている．逆唱はワーキングメモリー（複数作業の同時処理や一定作業の持続機能）であり，高次機能低下が示されやすく，正常圧水頭症（iNPH）タップテスト効果の着目ポイントのひとつ❶	

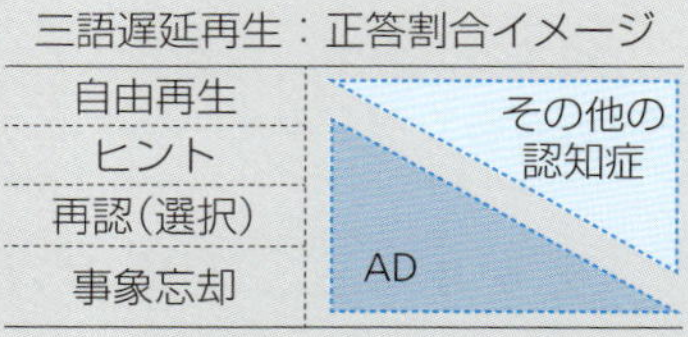

図2 解釈のポイント: HDS-R

・Mini Mental State Examination: MMSE（Flostein MF ら．1975）

精神疾患高齢者の認知機能評価を目的に作成され，国際治験や臨床研究指標として汎用．治験などでは実施手順の厳密な規定があるが，一般診療 SC では患者本位の積極的な解釈が必要である．教育歴に影響を受ける．サブテスト: 見当識，三単語記銘，計算，三単語遅延再生，物品呼称，復唱，読み，自発書字，命令，五角形模写．合計 30 点: カットオフ値 23/24 点．実施時間: 10 分程度．

《カットオフ値》	MMSEのカットオフ値は，本邦で一般的な23/24点（森悦郎ら，1985）の他に，20/21（Folsteinら，1975），24/25（小海宏之ら，2010），大学卒26/27（O'Bryantら，2008）など検討されている．
《注意機能》	計算や逆唱などには持続性，選択性，分配性などの注意機能が求められる．注意機能低下を背景症状として記憶（記銘力）低下や失行を呈する場合もある．
《疾患特徴》	視覚性課題（図形模写他）の低下はレヴィ小体型認知症の特徴の一つ．自発書字では，ミクログラフィア（小文字化）や錯語，失文法に着目．復唱の単純化やパラフレーズは言語的短期記憶障害の可能性を示唆．計算・三段命令・復唱などは持続性注意やワーキングメモリー低下の疑い．

図3 解釈のポイント: MMSE

・時計描画検査: CDT

時計の自由描画と見本画模写の要素を得点化．GoodglassとKaplan（1983）の失語症構成失行評価に加えて，認知症の視空間認知，時計概念理解，遂行機能，前頭葉的牽引などのドメインを評価．多様なスコアリング法がある．欧米・日本・韓国・豪州ADNI研究（Alzheimer's Disease Neuroimaging Initiative）の検査法は5基準6段階法（0～5点）．worksheet（http://www.adni-info.org/内）．

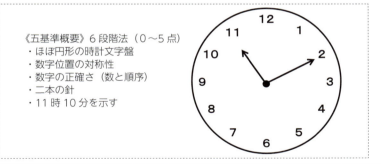

《手順》	①自由描画: A4版ほどの白紙と鉛筆を用意し，教示「時計の文字盤を描き，数字を全て記入して，11時10分を指す針を二本描いてください」 ②見本画コピー: ①終了後すぐに「この絵（見本画）をよく見て同じように描いてください」
《疾患特徴》	ADタイプは①での失点が②で改善される．レヴィ小体型認知症は①での失点が②で改善されることが少なく，視覚情報処理の機能低下を示唆する．教示「10分」の聴覚刺激に引っ張られ針が「10」を示す場合は，前頭葉機能低下を考慮．

図4 時計描画検査の手順例と見本

・トレイルメイキングテスト part A・part B: TMT-A・TMT-B

視覚性注意機能や遂行機能（※）を評価．実施が簡便であり，高齢者の運転技

能や認知症進行予測の先行研究でAとBいずれも有用性が報告されている．A4サイズ縦型にランダムに記載された25個のターゲットを繋ぐ時間を計測し，時間延長は機能低下を示す．SCテストバッテリーとしてTMT-A（制限時間法）が適応と考える．TMT-Bは実施が複雑であり教育年数と年齢による影響がより強いが，SCではTMT-A 60秒以内の完遂者を対象として実施するなど有用性はあり，また健常/MCI鑑別などのバッテリーに適応[2]．

※「遂行機能」とは，自律的な生活遂行に深く関わる．各要素（記憶，知覚，運動，言語など）とそれを統合するコントロールシステムによる機能[3]．遂行機能4クラス：①目標設定→②計画立案→③計画実行→④効果的な執行（Lezak MD．1982）

《ターゲット》【part A】数字1〜25を順番で繋いでいく．【part B】数字1〜13と平仮名50音あ〜しを交互にかつ順番（1→あ→2→い→3→う…）に繋いでいく．＊繋ぎ間違えはその都度訂正．制限時間法：A 150秒，B 300秒．繋ぎ間違え数と繋ぎ残しもカウントし評価とする．
《疾患特徴》計測時間：視空間認知とワーキングメモリーの変化指標として，iNPHのタップテスト前後比較にも有益である．著者らのTMT-A研究では，コントロール群は中央値44.0秒，ADは84.0秒に対し，レヴィ小体型認知症は119.0秒であり，かつ繋ぎ残し数においても有意な差を示した（小幡真希ら．2015）．

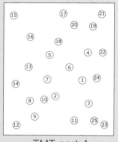

TMT part A

図5 トレイルメイキングテスト part A

・前頭葉アセスメントバッテリー：FAB（Dubois Bら．2000）

前頭葉機能障害の諸要素を多面的・簡便に評価する認知・行動検査バッテリー．前頭側頭型認知症の他にレヴィ小体型認知症やパーキンソン病に低下が示されている．HDS-R，MMSE高得点でありながら，FAB項目の失点から機能低下が推察されることがあり，AAMI（加齢による認知機能低下）やMCIのフォローSCとなり得る．サブテスト：概念化，思考の柔軟性，運動プログラミング，干渉刺激への敏感さ，抑制コントロール，状況自立性．合計得点：18点．カットオフ値13/14点．実施時間：10分程．

・構成行為，視知覚課題

透視立方体，花などの見本画を模写し，視空間認知や構成機能を評価．構成失行，同時失認，図形の半側（対象中心性半側）や視野範囲内の片側（自己中心性

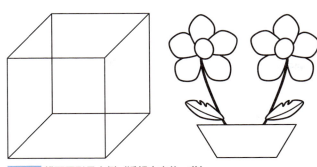

図6 模写図形見本例（透視立方体，花）

空間的処理：「where」（後頭頂頭葉）
　　　　　　指向性（左⇔右，自己中心⇔対象中心）・広がり（遠⇔近，全体⇔局所）
非空間的処理：「what」（後頭側頭葉）
　　　　　　物体や形などの属性（色，形，質感），シルエットから対象同定，錯綜図理解

図7 視知覚処理の注意方向

半側）の半側空間無視など疾患鑑別バッテリーとなり得る．

4. SC + α: 追加検査例

- **日本版リバーミード行動記憶検査: RBMT（綿森淑子ら．2002）**

　30分ほどで施行可能な標準化検査．MCI鑑別などのSC追加検査として有用．下位項目『物語』はADに特徴的な「エピソード記憶」指標となり，遅延再生時にMCIは健常者より有意に低下する．「展望記憶」（『持ち物』+『約束』+『用件』）は前頭葉機能的側面も有し，MCIからADへの予測に有益[4]．道順記憶，再認記憶など様々な記憶課題が含まれる．

- **Montreal Cognitive Assessment: MoCA（Nasreddine ZS ら．2005）**

　MCIのような軽度の機能低下に適応であるとする研究は多い．注意機能，集中力，実行機能，記憶，言語，視空間認知，概念的思考，計算，見当識の多領域を評価し15分程度で実施可能な30点満点の簡易検査．26点以上が日本語版健常範囲．ただし，日付や場所の見当識，記憶，時計描画，TMT，数唱，立方体模写など幅広い検査を含むため，失点傾向から疾患特徴を読み取るためには，下位項目を改めて見直す必要がある．そのため，ルーチン検査で問題なく自覚的物忘れ

の訴えが強い患者や，高学歴者の経過観察など目的的な利用が有用と考える．

・**言語機能検査（話す，聞く，書く，読む）**

「言葉がすぐに出ない」「簡単な漢字が思い出せない」など言語機能低下を初発とし，その後に記憶障害や遂行機能低下，行動異常などが進行する変性性の認知症がある．SC 後，必要に応じて専門的検査により機能低下のプロフィールを明らかにし，経過観察時に的を絞った検査として用いるなど進行把握に有用である．

《発話の量・質》	情報量の有無，自発話の流暢性，単語羅列の単純化，音の歪み，錯語
《意味理解》	高頻度語（時計，くし　など）・低頻度語（電池，聴診器　など）・手指の呼称，口頭命令
《書字》	平易な単語（紙，鉛筆，時計，天気　等）の口頭命令による漢字・平仮名書字
《読解》	平易な漢字，熟字訓（七夕，海老，土産　など）の読み

図8　言語機能のポイントや検査

Pearls

数字の独り歩きはありませんか？

SC 検査とは臨床所見を優先した定性的アプローチであり，臨床家の工夫や能力という柔軟性と可変性がある．それは検査者に依存しない標準化された定量的アプローチと対をなす．HDS-R や MMSE 以前の検査や論文（MSE や CTS 他）を読み返すと，臨床像をいかにして浮き彫りにするかという臨床家の志が伝わってくる．SC 検査はその知見の積み重ねである．簡便ではあるが，得点という数字だけが，患者や家族の尊厳を置き去りにしないものであって欲しい．

文献

[1] 鈴木匡子，編．症例で学ぶ高次機能障害—病巣部位からのアプローチ—．東京: 中外医学社; 2014．
[2] Ivnik RJ, Malec JF, Smith GE, et al. Neuropsychological Tests' Norms Above Age 55: COWAT, BNT, MAE token, WRAT-R reading, AMNART, STROOP, TMT, and JLO. Clin Neuropsychol. 1996; 10: 262-78.
[3] 加藤元一郎，鹿島晴雄．神経心理検査法-遂行機能．In: 浅井昌弘，編．精神科臨床検査法マニュアル．東京: 国際医書出版; 1996．p.171-9．
[4] Bolló-Gasol S, Piñol-Ripoll G, Cejudo-Bolivar JC, et al. Ecological assessment of mild cognitive impairment and Alzheimer disease using the Rivermead Behavioural Memory Test. Neurologia. 2014; 29: 339-45.

〈小幡真希〉

専門的な高次機能検査にはどのようなものがありますか？どのような時に行えばいいですか？

1. はじめに

　本稿で紹介するものは専門的な高次機能検査である．これは他稿の「スクリーニング検査」に該当するものと対をなす検査である．スクリーニング検査は認知機能の様々なドメインを文字通りスクリーニングするもので幅広さと簡便さが重視されるが，本稿で紹介するものは，障害されているとみられるドメインがどのようにどの程度障害されているかをより詳細に評価するものである．施行には一般に比較的時間を要し，通常外来の枠で行うのはあまり現実的ではない．また被験者にもそれ相応の負荷をかけるものである．そのため検査の選択が大切になってくる．

　なお，紙面に限りがありここでは各カテゴリの代表的な検査の簡単な紹介にとどまる．掲載していない検査も数多くあることをご了解いただきたい．

2. 検査の実際

1 知能

・ウェクスラー成人知能検査（Wechsler Adult Intelligence Scale: WAIS）

　知能検査としては，WAIS が最も標準的である．日本語版❶は第 3 版（WAIS-III）が最新である．所要時間は 1.5〜2 時間程度が見込まれ，負担の大きさから 2 日に分けて行うこともある．本検査は言語性 IQ・動作性 IQ・全検査 IQ を算出でき，また言語理解・知覚統合・作業記憶・処理速度も算出できる．

　有用な検査である一方，負担の大きさもありルーチンでは行いにくい面はある．本検査の使いどころは，例えば典型的でない認知機能低下があると思われる際に，本当に知能低下があるのか，あるいは運動性の要素によって見かけ上の低下を生じているだけなのか（この場合は動作性 IQ の低下と比較して言語性 IQ が保たれる）を見きわめたり，あるいはすでに施行されている被験者の経時的な変化をとらえたり，といった場面が想定される．

2 注意・遂行機能

　　　注意・遂行能力に関しては網羅的な検査は困難であり必要なものを選択する．

・Wisconsin Card Sorting Test（WCST）

　　　代表的なカード分類テストである．まず「数（1〜4個）」「図形（円/三角/星/十字）」「色（赤/青/黄/緑）」についてそれぞれ異なる4枚のカードを固定して提示する．そして1枚のカードを提示し，固定した4枚のどれと同じ分類か（すなわち数か図形か色か）を答えさせる．カード提示時点で検者側の答えは定まっており，答えた分類が正しいかどうかのみフィードバックされる．被験者はフィードバックを基に正解に近づくことになる．また6つ連続で正答すると，正答が変更され，被験者は新たな分類へ転換することを要求される．この検査で，ルールの保持力や変化への対処能力が評価される．いくつかの版が存在するが，本邦では計48枚のカードを提示する慶應版[2]が広く使用されている．名前の通り実際のカードを用いる方法の他に，慶應版の電子化されたものが配布されており，容易に実施できる．入手に際しては「脳卒中データバンク」のウェブサイトへアクセスされたい．

・Trail-Making Test

　　　紙面上に配置された数字あるいは数字とひらがなを順に線で結ばせる．Part Aは数字を1から25まで順に，Part Bは1→あ→2→い→…と交互に結ぶ．こちらもパターンの切り替えの評価を行うものである．ただし，線を描かせるため，手の運動機能に問題がないかどうかは事前に把握しておくべきである．

・Modified Stroop Test[3]

　　　4つの色が付けられた24個の円の色を答えさせるパートと，色名の漢字がその色名と異なる色で塗られたものの（例えば「赤」という漢字が緑で印字されている）漢字を読ませるパートがあり，2つのパートの成績の差を評価する．習慣的な反応の抑制をできるかどうかの検査である．

・標準注意検査（Clinical Assessment for Attention: CAT）[4]

　　　注意に特化した検査である．span（記憶範囲），cancellation and detection test（抹消・検出課題），symbol digit modalities test（SDMT），memory updating test（記憶更新検査），paced auditory serial addition test（PASAT），position stroop test（上中下検査）の下位項目が設けられている．

3 記憶

- **ウェクスラー記憶検査改訂版（Wechsler Memory Scale-Revised: WMS-R）[5]**

　　標準化された記憶検査で最も代表的なものである．所要時間は1時間程度が見込まれる．記憶の全般的な検査を目的としており，精神統制，図形の記憶，論理的記憶（I/II），視覚性対連合（I/II），言語性対連合（I/II），視覚性再生（I/II），数唱，視覚性記憶範囲の各下位項目がある．下位項目名にIIとつくものは遅延再生である．検査の結果，指標として言語性記憶，視覚性記憶，一般的記憶，注意・集中力，遅延再生を得る．

- **リバーミード行動記憶検査（Rivermead Behavioral Memory Test: RBMT）[6]**

　　日常生活に近い状況での記憶能力を評価する検査である．物の置き場所，約束，道順，人名や顔などの記憶を行わせるものもあり，他の検査バッテリーでは評価が難しい項目が含まれている．また，難易度が同等な4セットが用意されており，繰り返して行う場合も学習効果が出ないよう配慮されている．

- **三宅式記銘力検査**

　　聴覚による単語対の記憶検査で，一方の単語を口頭で提示して対の単語を答えさせる．有関係対語10組，無関係対語10組があり，それぞれ3回施行する．

- **Rey 聴覚性言語学習検査（Rey Auditory-Verbal Learning Test: RAVLT）**

　　これも聴覚による記憶検査である．15単語を口頭で提示→即時再生を同じ単語セットで5回行う．この後に別の単語セットの口頭提示→即時再生を行う（干渉課題）．さらにこの後に最初のセットの15単語を再生させ，ついで50単語を読み上げることで再認を行わせる．日本語の単語リストが標準化されていないのが難点である．

　　これらの記憶検査は，言語を用いた記憶検査であるため失語症患者では多少なりともその影響を受けることに注意が必要であり，そのような場合は視覚を介した記憶検査が参考になる．一つの方法としては，WMS-R の視覚性記憶を参考にする手がある．別のいい方をすれば，WMS-R の言語性記憶と視覚性記憶の指標に明らかな差がある場合は，本当に「記憶」障害なのか，他の要素がないかどうかの再検討が必要である．

　　視覚性記憶を主な対象とした検査としては，以下に述べるように Rey-Osterrieth 複雑図形検査や，ベントン視覚記銘検査があげられる．

- **Rey-Osterrieth 複雑図形検査**

　　一つの大きな複雑図形を模写したのち，一定の時間後（3〜30分の間が多い）

に再生させるものである．採点方法は部位ごとに指定されている．

- **ベントン視覚記銘検査**

　　1〜3個の図形が1枚の紙に書かれたものを提示し，これを10枚再生あるいは模写させる検査である．学習効果の排除のため，10枚の図形のセットが3セット用意されている．施行方法は4通りあり，それぞれ「10秒間提示し直後に再生」（施行A），「5秒間提示し直後に再生」（施行B），「模写をさせる」（施行C），「10秒間提示し15秒後に再生する」（施行D）となっているが，一般的には施行Aが広く用いられる．正答数に加え誤りの種類も検討対象であり，省略および追加・ゆがみ・保続・回転・置き違い・大きさの誤りに大別され，これらがさらに細かく分類されている．誤りの種類からもわかるように，記憶のみならず無視や保続も評価の対象である．

4 失語

- **The Western Aphasia Battery（WAB）[7]**

　　最も標準的な失語症検査である．所要時間は1〜2時間程度が見込まれる．自発話，話し言葉の理解，復唱，呼称，読み，書字，行為，構成の下位項目があり，それぞれの評価を行う．狭義での失語のみならず，行為の下位項目では簡易的な失行の有無の評価が，構成では簡易的な知能評価ができる．

　　網羅的な評価バッテリーであるが，注意深く検討すればこの検査だけでかなりの情報を得ることができ非常に有用性が高い．また，英語版が原版で国際的に用いられるため海外との検討が行いやすいという点も注目すべきである．ただし，日本語特有の病態にさらに踏み込む場合は，標準化されていないものも含めて他の面からの検討も行いたい．

- **標準失語症検査（Standard Language Test of Aphasia: SLTA）[8]**

　　日本高次脳機能障害学会が開発した失語症検査であり，リハビリテーションへの応用が目的とされている．聴く・話す・読む・書く・計算のそれぞれについて計26の下位項目を6段階で評価し，各ドメインの障害度を判定する．所要時間は1〜2時間程度が見込まれる．

5 視知覚

- **標準高次視知覚検査改訂版（Visual Perception Test for Agnosia: VPTA）[9]**

　　視覚認知の能力検査である．視知覚の基本機能，物体・画像認知，相貌認知，色彩認知，シンボル認知，視空間の認知と操作，地誌的見当識のそれぞれについて，

計44の下位項目を検討する．なお，検査の前提として視力・視野・色覚の評価が必要である．

> **Pearls**
>
> 日本語の文字には漢字とかながあり，漢字にはさらに音読みと訓読みがある．一口に失語といっても読み書き障害のパターンは様々であり，病態の把握や切り分けに苦慮することも少なくない．そのような際には，「神経文字学―読み書きの神経科学」（岩田誠，河村満，編．医学書院）❿を参照されたい．特定のバッテリーの解説書ではないが，読字・書字の一通りの病態について歴史的経緯から実際の症例まで収載されており，より深く理解する一助になる．

文献

❶ 日本版 WAIS-III 刊行委員会．日本版 WAIS-III 成人知能検査．東京: 日本文化科学社; 2006.
❷ 鹿島春雄，加藤元一郎．Wisconsin Card Sorting Test（Keio Version）（KWCST）．脳と精神の医学．1995; 6: 209-16.
❸ 加藤元一郎．前頭葉損傷における概念の形成と変換について―新修正 Wisconsin Card Sorting Test を用いた検討―．慶應医学．1988; 65: 861-85.
❹ 日本高次脳機能障害学会（旧 日本失語症学会）Brain Function Test 委員会．日本高次脳機能障害学会（旧 日本失語症学会），編．標準注意検査法・標準意欲評価法．東京: 新興医学出版社; 2006.
❺ 杉下守弘．日本版ウエクスラー記憶検査．東京: 日本文化科学社; 2001.
❻ 綿森淑子，原 寛美，宮森孝史，他．日本版 RBMT リバーミード行動記憶検査．東京: 千葉テストセンター; 2002.
❼ WAB 失語症検査(日本語版)作製委員会．WAB 失語症検査 日本版．東京: 医学書院; 1986.
❽ 日本高次脳機能障害学会（旧 日本失語症学会）Brain Function Test 委員会．日本高次脳機能障害学会（旧 日本失語症学会），編．標準失語症検査 改訂第2版．東京: 新興医学出版社; 2003.
❾ 日本高次脳機能障害学会（旧 日本失語症学会）Brain Function Test 委員会．日本高次脳機能障害学会（旧 日本失語症学会），編．標準高次視知覚検査 改訂版．東京: 新興医学出版社; 2003.
❿ 岩田 誠，河村 満，編．神経文字学―読み書きの神経科学．東京: 医学書院; 2007.

〈土田剛行　岩田 淳〉

認知症診断における頭部CT, MRIの撮像方法，読影のポイントを教えてください

1. 認知症診断における画像診断の役割

　脳の病的変化は，変性，壊死，腫瘍などによる形態の異常を反映した形態的変化，および，形態は保たれているものの血流・代謝低下など機能の異常を反映した機能的変化に分けることができる．computed tomography (CT), magnetic resonance imaging (MRI) は形態的変化を捉えることを目的に行われることが一般的であり，形態画像に分類される．CTは安価かつ短時間に施行可能であるため，粗大な脳血管障害や腫瘍性病変の有無をはじめとしたスクリーニングに適している．一方，MRIは放射線被曝がないことに加えて，軟部組織のコントラスト分解能に優れるため，認知症の画像診断において中心的な役割を担っている．

　認知症の原因は，Alzheimer's disease (AD)：アルツハイマー病，dementia with Lewy bodies (DLB)：レヴィ小体型認知症，嗜銀顆粒性認知症，進行性核上性麻痺 (progressive supranuclear palsy: PSP) などの変性疾患に加え，血管障害，腫瘍性病変，内分泌・代謝異常，感染症，正常圧水頭症など多彩である．そのため，画像診断には，頻度の多いADの早期診断に加え，認知症をきたす他の疾患（特にtreatable dementia）との鑑別，予後の推定，さらには治療効果のモニタリングなど多くの役割が期待されている．

2. CT, MRI 撮像のポイント

1 基本的項目

　頭蓋内疾患の診断では，適切な画像検査の選択が最も重要である．前述した通り，MRIは優れたコントラスト分解能および多方向での撮像が可能であることから，認知症の画像診断で重要な役割を果たしうる．ただし，選択したシーケンスやスライス厚などの撮像条件により，病変の描出能が変化する．そのため，多彩な病態に対応しうる撮像プロトコルを構築する必要がある　表1　．

　ADをはじめとした変性疾患は特徴的な萎縮パターンを示すことが多く，萎縮の詳細な評価が診断に欠かせない[1]．萎縮する部位は海馬，海馬傍回，扁桃体，基底核，視床，脳幹と様々であるため，一般的な"横断像"のみでは萎縮の正確な

表1 認知症の診断に対応した MRI プロトコル

シーケンス名	主な役割
最低限必要なシーケンス	
T2 強調像（横断）	様々な病態の評価に用いられる最も基礎となるシーケンス.
FLAIR 像（海馬体部に垂直な斜冠状断）	T2 強調像にて評価が困難な皮質やくも膜下腔に局在を有する病変の検出.
T2＊強調像（横断）	T2 強調像にて評価が困難な石灰化や出血性病変の検出.
拡散強調像（横断）	脳症, 脳炎やプリオン病などにおける特徴的な所見の検出.
3DT1 強調像（矢状断）	小構造の詳細な評価および画像解析への活用.
病態に応じて活用すべきシーケンス	
MR angiography	動脈硬化, 動脈瘤, 動脈奇形などの評価.
造影 T1 強調像	非造影検査で評価が困難な小さな腫瘍, 肉芽腫や炎症の検出.
造影 FLAIR 像	通常の造影 T1 強調像で評価が困難な髄膜病変の検出.
神経メラニン画像	黒質や青斑核の神経メラニンの評価.

評価を行うことが困難である. そのため, 矢状断, 斜冠状断を含めた 3 方向での評価が必須となる. ただし, AD にて最も早期から障害される嗅内皮質や PSP にて障害される上小脳脚などの小構造を 5〜6 mm 程度の一般的なスライス厚で評価することは容易ではない. 1〜1.5 mm 程度の薄いスライス厚かつ等方性ボクセルの gradient echo 法による 3 次元 T1 強調像およびその多断面再構成（multiplanar reconstruction: MPR）が小構造の萎縮の評価に有用である[2].

　血管障害, 腫瘍性病変, 感染症などの診断では信号変化の評価が中心となる. 信号変化は, T2 強調像での評価が基本であり, グリオーシス, 白質変性, 浮腫など多彩な病態を描出可能である. ただし, 一般的に用いられている turbo spin echo 法（特に 0.3 や 1.5 tesla MRI）ではヘモジデリンや石灰化への感度が低いため, T2＊強調像など局所磁場の変化に鋭敏なシーケンスがその描出に必要となる. FLAIR 像は脳脊髄液内や脳脊髄液に隣接する部位の評価に有用であり, T2 強調像では評価が困難な変性や, くも膜下腔の病変などを捉えることが可能である. 拡散強調像は, そこから算出されるみかけ上の拡散係数（apparent diffusion coefficient: ADC）を組み合わせることにより, 浮腫（細胞性, 血管原性）, 細胞密度という観点での性状評価が可能となるため, 脳血管障害, 代謝異常や腫瘍性病変の診断に有用である. また, Creutzfeldt-Jakob disease（クロイツフェルト-ヤコブ病）, エオジン好性核内封入体病, 神経軸索スフェロイド形成を伴う遺伝性びまん性白質脳症などにて他の撮像法で描出困難な特徴的所見を検出できるため, 認知症の診断においても拡散強調像は必ず撮像すべきである 図1 . 腫瘍や肉芽腫による髄膜播種や粟粒転移などの小病変は通常のシーケ

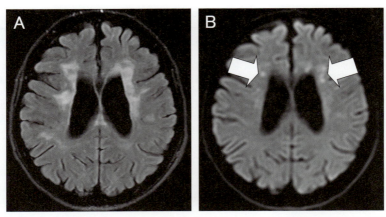

図1 神経軸索スフェロイド形成を伴う遺伝性びまん性白質脳症と遺伝子診断された30歳代女性
FLAIR像（A）での深部優位に分布するびまん性白質病変に加え，拡散強調像（B）では特徴的な高信号域が描出されている（B，矢印）．

ンスでは描出困難であることが多いため，臨床経過によってはガドリニウム造影剤を用いた造影T1強調像やFLAIR像を追加することがある．

　CTはコントラスト分解能に劣るものの，石灰化や細胞密度の程度を評価することが可能であるため，MRIで炎症，腫瘍性疾患の鑑別に苦慮する症例にて時に有用なことがある．また，CTディテクタの多列化に伴う空間分解能の上昇により，CTでもMPRを用いた多方向からの萎縮評価が可能となっている．

2 応用的項目

　近年，MRIの撮像技術の進歩は著しく，従来のシーケンスとは異なる観点での病態の評価が可能となっている．金属沈着に関しては，磁化率強調像（susceptibility weighted image: SWI）が非常に有用である．このシーケンスは磁化率変化による磁場変化とエコー時間に比例する位相変化を用いてコントラストを強調し，さらに位相マスク画像と強度画像を複数回掛け合わせることにより，磁化率変化に非常に鋭敏となっている．そのため，アミロイドアンギオパチーに伴う微小出血や脳表ヘモジデリン沈着などの微細な異常を従来のT2*強調像よりも明瞭に捉えうる[3]．SWIなど信号の評価を主体とする強度画像では石灰化と出血などの金属沈着の鑑別は困難であるが，位相画像やMR信号から得られた位相情報を基に磁化率を定量的に求めてマップ化する定量的磁化率マッピング（quanti-

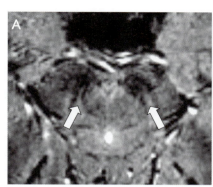 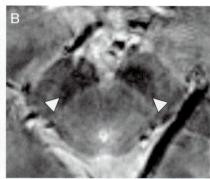

図2 multiecho data image combination（MEDIC）による黒質の評価
MEDIC を用いると Nigrosome 1 は健常者では黒質内の高信号域として描出されるが（A, 矢印），パーキンソン病の患者ではこの高信号域が不明瞭となっている（B）．

tative susceptibility mapping: QSM）を組み合わせることにより，鑑別可能となる．

　黒質が障害される変性疾患，特に DLB は特異的な形態変化が乏しいため，その評価が画像診断において重要となる．3 tesla MRI による turbo spin echo 法の T1 強調像を応用した神経メラニン MRI を用いれば，黒質や青斑核の信号変化を同定可能であり，黒質変性を呈する変性疾患の早期診断に有用と報告されている[4]．また，3 tesla 以上の高磁場 MRI を用いることにより，黒質網様部に陥入するドパミン作動性ニューロンの細胞クラスターを反映した nigrosome の変性を評価することが可能である　図2 [5]．

　拡散テンソル像をはじめとした拡散 MRI は生体内の水分子の拡散運動を評価することにより，従来の MRI で検出される萎縮や信号変化に依存しない早期の異常を捉えることが可能である．拡散テンソル画像は水分子が自由拡散（ガウス分布）している仮定の基に解析が行われているが，非ガウス拡散を前提とした拡散尖度像，さらには neurites, extra-neurites, isotropic Gaussian diffusion という3つのコンパートメントモデルを前提とした neurite orientation and dispersion and density imaging（NODDI）など新たな拡散解析方法が提唱されている．

3. 読影のポイント

　臨床症候，神経学的所見や高次脳機能検査により，画像検査が施行される時点では鑑別疾患がある程度絞られていることが多い．しかしながら，想定外の疾患が認知症の原因となっていることもあるため，どのような病態にも対応しうる穴がない画像診断が要求される．特に MRI は多種のシーケンスが撮像されることが多く，画像をすべて確認することに時間を要するため，細かい所見を見落としかねない．それを防ぐには，臨床情報に左右されない系統的な画像の評価法を身につける必要がある．系統的な画像診断法は諸家により様々だが，少なくとも，"位置決め画像を含めた全画像の確認"，"2 種類以上のシーケンスや方向での病変の丁寧な確認"，"経時的変化を意識した過去画像との比較"，"皮下などの軟部組織や頭蓋など外側からの確認"は意識すべきである．日頃からの丁寧な画像診断を行うことにより，正常像を把握することができ，延いては微細な異常所見を発見しうる画像診断力に結びつく．

　認知症の診断では萎縮の評価が重要であるが，海馬傍回などの小構造や大脳白質など境界の同定しがたい構造は萎縮の視覚的評価が容易ではないため，画像統計解析手法（voxel-based morphometry: VBM）を補助的な客観的評価法として用いるべきである．わが国では，Voxel-based Specific Regional analysis system for Alzheimer's Disease（VSRAD®，http://www.vsrad.info/）がフリーソフトウェアとして提供されており，簡便な操作性から，日常臨床の画像診断において補助になりうる．最新版の VSRAD advance 2® では，従来より正確な精度での脳画像の解剖学的標準化が可能となっている．特に advance 以降に可能となった白質萎縮の評価は PSP をはじめとした tauopathy の診断に有用である 図3 [6]．

Pearls

MRIによる機能的評価

MRIは形態的変化のみならず血流や代謝など機能的変化に基づいた画像診断も可能である．神経細胞の活動に伴う脳血流の局所的変化を反映したfunctional MRI，動脈血中のプロトンをトレーサーとして脳血流を評価するarterial spin labeling，組織内の代謝産物を評価するMR spectroscopyが代表的な手法であり，認知症の患者においても非侵襲的に脳内のネットワーク，血流や代謝の変化を描出することが可能である．

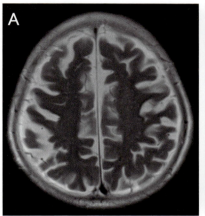 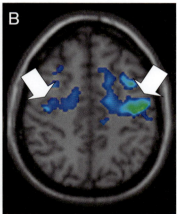

図3　発語失行を呈する進行性核上性麻痺の80歳代女性
T2強調像（A）と異なり，VSRADによる白質解析（B，矢印）では左側優位の前頭葉白質の萎縮が明瞭である．

文献

① Harper L, Barkhof F, Scheltens P, et al. An algorithmic approach to structural imaging in dementia. J Neurol Neurosurg Psychiatry. 2014; 85: 692-98.
② Nederveen AJ, Caan MWA, Smits M. Chapter 7 General princples of magnetic resonance imaging. In: Luca Saba. Imaging in Neurodegenerative Disorders. Oxford: Oxford University Press; 2015. p.94-112.
③ Sakurai K, Tokumaru AM, Nakatsuka T, et al. Imaging spectrum of sporadic cerebral amyloid angiopathy: multifaceted features of a single pathological condition. Insights Imaging. 2014; 5: 375-85.

4) Ohtsuka C, Sasaki M, Konno K, et al. Differentiation of early-stage parkinsonisms using neuromelanin-sensitive magnetic resonance imaging. Parkinsonism and Related Disorders. 2014; 20: 755-60.
5) Noh Y, Sung YH, Lee J, et al. Nigrosome 1 detection at 3T MRI for the diagnosis of early-stage idiopathic Parkinson disease: assessment of diagnostic accuracy and agreement on imaging asymmetry and clinical laterality. AJNR Am J Neuroradiol. 2015; 36: 2010-6.
6) Sakurai K, Imabayashi E, Tokumaru AM, et al. The feasibility of white matter volume reduction analysis using SPM8 plus DARTEL for the diagnosis of patients with clinically diagnosed corticobasal syndrome and Richardson's syndrome. Neuroimage Clin. 2014; 7: 605-10.

〈櫻井圭太　德丸阿耶　下地啓五〉

7 頭部 CT，MRI 以外で，認知症検査に必要な画像検査，またその結果の解釈，適応のタイミングを教えてください

1. はじめに

認知症検査における頭部 CT, MRI は形態診断として萎縮や白質病変の検出に非常に有用であるが，病態を反映する核医学検査（脳血流 SPECT, DAT スキャン，MIBG 心筋シンチ）は臨床所見の裏付けをとる意味でも，必要な検査といえる．

2. 脳血流 SPECT による認知症の鑑別診断

頭部 CT, MRI による形態的診断／器質的疾患の鑑別を行った後，主に認知症をきたす神経変性疾患の鑑別に脳血流 SPECT が有用である．安静時の局所脳血流量 rCBF はブドウ糖代謝 rCMRglc と酸素代謝 $rCMRO_2$ に依存して調節されており，脳血流・代謝のカップリングとよばれている．この局所神経活動／代謝と局所脳血流量の強いカップリングにより，脳血流 SPECT は神経／シナプス活動を間接的に測定することができ，代謝低下を血流低下として検出して，障害部位の診断を可能にする．相当する臨床像が脳血流 SPECT による障害部位と一致すれば診断精度を向上させることができる．すなわち，取り繕いや場合わせ反応，空間認知障害などを認め後方連合野が障害される皮質性後方型認知症〔アルツハイマー病（AD），レヴィ小体型認知症（DLB）〕では，後方連合野の血流低下を確認することで診断精度を高めることができる．わが道を行く行動 Going my way behavior や被影響性の亢進 Stimulous-bound behavior，常同性の亢進などを認め前方連合野が障害される皮質性前方型認知症〔前頭側頭葉型認知症（FTLD），語義性認知症（SD）〕は，同様に前方連合野の血流低下として捉えられる．

以下，報告が多く，糖代謝 PET (FDG-PET) より診断精度の高い[1]，FDG-PET のエビデンスも踏まえて解説する．

1 皮質性（後方型）認知症の診断: AD，DLB

AD の初期診断を可能にした後部帯状回と楔前部の代謝／血流低下所見は画像統計解析法 3D-SSP（NEUROSTAT として提供）によってもたらされた[2]．同様

の表示方法（z-score）を用い SPM の原理を利用した eZIS も本邦で広く用いられている[3]．AD の進行とともに代謝/血流の低下は内側側頭部から側頭葉外側皮質へ及び（中期），さらには前頭葉連合野皮質で低下する（進行期）．一方，一次視覚野，一次感覚運動野，基底核，視床，小脳は保たれ，脳表画像 MIP 上で逆三角形の血流保持部位として現れる reverse triangle sign は，進行した認知症の鑑別に有用と思われる[4]．臨床診断による AD の診断精度は感度 80％，特異度 70％であるが[5]，FDG-PET の 1 回診断では感度 90％，特異度 76％と上昇する[6]．AD を発症する MCI（MCI due to AD）の診断において AD 型の糖代謝パタンは有用であり[7]，画像統計解析法を用いることで診断感度が上がる．DLB と AD は病理所見のオーバーラップがたびたびみられるが，DLB に特異的な所見として後頭葉の代謝/血流低下と cingulate island sign がある[8]．DLB ならびにパーキンソン病認知症 PDD はパーキンソン病 PD と同様に黒質線条体ドパミン神経と心臓交感神経のびまん性の脱落を認める．DAT スキャンならびに MIBG 心筋シンチの集積低下は診断基準上も DLB/PDD の補助診断となる[9]（後述）．

2 皮質性（前方型）認知症の診断: FTLD，SD

　　FTD では病理所見を反映して前頭葉の代謝/血流低下所見が次第に側頭葉へ広がる．この進行様式が AD と異なることも診断の一助となる．前頭葉の代謝/血流を低下させる他の疾患として，脳血管性認知症（VaD），アルコール中毒，うつ病などがあり特異度が低いため，鑑別には注意が必要である．側頭葉優位の代謝/血流低下を生じるものには SD などがある．

3 皮質下性認知症の診断: PSP，CBD

　　大脳皮質基底核変性症 CBD の代謝/血流低下部位には強い左右差があることが特徴であり，前頭葉・頭頂葉の集積低下，AD 類似の集積低下，一次運動感覚野・基底核・視床の集積低下を示す．進行性核上性麻痺 PSP では，前頭葉の軽度集積低下，脳幹・基底核の集積低下を示す．これらの診断には頭部 MRI に加えて，後述の DAT スキャンならびに MIBG 心筋シンチも有用である．

3. DAT スキャン

　　DAT スキャンは黒質線条体ドパミン神経終末にあるドパミントランスポータに集積し，黒質線条体ドパミン神経（シナプス前機能）を評価する鋭敏なツール

である．DLB の臨床診断基準改訂版[9]には診断的特異性をもつ示唆的特徴の一つとして DAT スキャンの集積低下が組み込まれている．DLB における後頭葉の血流低下所見（脳血流シンチ）は陰性例を約 30％に認めるが，剖検脳を用いた検討では DAT スキャンによって診断された probable DLB の診断感度/特異度は各々 88％/100％である．DAT スキャンを用いない臨床診断では 75％/42％であり，DLB 診断における DAT スキャンの有用性は明らかである[10]．DAT scan で異常所見を認めるものの DLB の臨床症状を認めなかった 7 例を 2～5 年間追跡すると，全てが後に DLB と診断されており，DAT スキャンは PD の場合と同様に早期/発症前診断に有用と考えられる[11]．

4. MIBG 心筋シンチ

^{123}I MIBG（metaiodobenzylguanidine）は心筋交感神経機能イメージング製剤であり，神経伝達物質であるノルエピネフリンに類似した構造を有している．心筋 ^{123}I MIBG 集積は，心筋交感神経終末機能（節後性）を反映するため，その集積状態から心筋の除神経などの交感神経機能異常を評価することができる．心臓 MIBG 集積の完全無集積あるいは高度な低下は，パーキンソン病，ポリニューロパチー，多系統萎縮症，褐色細胞腫でも観察されるが，認知症を主徴とする疾患ではほぼ DLB に限られるため診断に有用である．ただし，三環系抗うつ薬（ノルアドレナリントランスポーター阻害）やレセルピン（顆粒モノアミントランスポーター阻害）などの薬剤は MIBG の集積を阻害し，ノルエピネフリンの前駆物質であるドプス（ドロキシドパ）内服は，MIBG での集積を見かけより増加させてしまう可能性があるため，服用時には結果の解釈に注意を要する．

5. アミロイド PET

アミロイドの組織染色で用いられるチオフラビンやコンゴーレッドの類似化合物であるアミロイド PET イメージング剤は，アミロイド仮説に基づく AD の研究的診断基準[12]においてバイオマーカーとしての位置付けを確保している．集積の感度・特異度ともに優れた Pittsburgh Compound-B（PIB）が標準的診断薬として臨床研究に用いられ，多くの知見を重ねているが，半減期が約 20 分と短い ^{11}C 標識であるため，自施設での作製が必要となる．一方，^{18}F 標識アミロイド PET 薬剤は半減期が約 110 分と比較的長いため，サイクロトロンをもたずと

も他施設からのデリバリーが可能であり普及が期待されている．本稿執筆時に本邦での保険適応はないが，適正使用のガイドラインがある[13]．AD患者脳の連合野にはPIBが高度に集積し，健常者では集積しない[14]．軽度認知障害MCIの内6～7割でADと同等のPIB集積を認め，この割合はのちにADと診断される割合と同等であるため[15]，ADを発症するMCI（MCI due to AD）の診断に有用である．AD患者脳のPIB集積は前頭葉・後部帯状回に最も多く，線条体腹側部にも集積を認め，PIB集積を認める他疾患としてはDLB，アミロイドアンギオパチーなどがあげられる．アミロイドPETが陰性であれば，認知機能障害の原因疾患がADである可能性は低いと判断できることから，嗜銀顆粒性認知症など他の認知症性疾患の診断にも有用である．

6. 認知症疾患画像診断のフローチャート

(*Principles and practice of PET and PET/CT*. Lippincott Williams & Wilkins[16]を改変)

1．頭部MRIにて脳血管性認知症，慢性硬膜下血腫，正常圧水頭症，CJDなどを除外
2．脳血流シンチ/FDG-PET
　1）頭頂側頭連合野，後部帯状回・楔前部で低下あり（進行すれば前頭連合野低下を伴う）
　　A．一次視覚野（一次感覚運動野，基底核，視床，小脳も）集積あり　⇒　AD
　　B．一次視覚野で低下
　　　（あるいはDATスキャンまたはMIBG心筋シンチで集積低下）　⇒　DLB
　　C．強い左右差（一次感覚運動野，基底核，視床，片側一次視覚野，片側小脳半球で低下）
　　　（DATスキャンで集積低下，MIBG心筋シンチ正常）　⇒　CBD
　2）前頭葉・前頭側頭様優位の低下
　　（頭頂側頭連合野，一次感覚運動野，基底核の低下を伴っていてもよい）
　　A．前頭葉優位　⇒　FTD
　　B．側頭葉優位　⇒　SD
　　C．基底核，脳幹の低下を伴う（進行すれば頭頂連合野の低下を伴っていてもよい）
　　　（DATスキャンで集積低下，MIBG心筋シンチ正常）　⇒　PSP

3）異常であるが上記の神経変性パターンを示さないもの（血管性認知症，高度な萎縮，など）

Pearls

PETを用いた微小管結合タンパク質（タウ）のイメージングとして，近年 [^{18}F] T-807，[^{18}F] THK，[^{11}C] PBB3 などが報告され，ヒトを対象とした実証研究が次々と行われている．タウPETプローブの脳内集積量は疾患重症度とよく相関し，神経変性との密接な関わりをもつ新たな画像バイオマーカーとして注目されている．AD以外の認知症性疾患（タウオパチー）の病態研究や治療薬開発，慢性外傷性脳症TBIの研究などにも応用が期待されている．

文献

1. Ishii K, Minoshima S. PET is better than perfusion SPECT for early diagnosis of Alzheimer's disease. Eur J Nucl Med Mol Imaging. 2005; 32: 1463-5.
2. Minoshima S, Foster NL, Kuhl DE. Posterior cingulated cortex in Alzheimer's disease. Lancet. 1994; 344: 895.
3. Matsuda H, Mizumura S, Nagao T, et al. Automated discrimination between very early Alzheimer disease and controls using an easy Z-score imaging system for multicenter brain perfusion single-photon emission tomography. AJNR. 2007; 28: 731-6.
4. 天野隆弘, 佐々木貴浩. 3D-SPECTによるAlzheimer病の特異的診断. 医学の歩み. 1998; 187: 129-30.
5. Holmes C, Cairns N, Lantos P, et al. Validity of current clinical criteria for Alzheimer's disease, vascular dementia and dementia with Lewy bodies. Br J Psychiatry. 1999; 174: 45-50.
6. Minoshima S, Foster NL, Sima AA, et al. Alzheimer's disease versus dementia with Lewy bodies: cerebral metabolic distinction with autopsy confirmation. Ann Neurol. 2001; 50: 358-65.
7. Drzezga A, Lautenschlager N, Siebner H, et al. Cerebral metabolic changes accompanying conversion of mild cognitive impairment into Alzheimer'disease: a PET follow-up study. Eur J Nucl Med Mol Imaging. 2003; 30: 1104-13.
8. Lim SM, Katsifis A, Villemagne VL, et al. The 18F-FDG PET cingulate island sign and comparison to 123I-b-CIT SPECT for diagnosis of dementia with Lewy bodies. J Nucl Med. 2009; 50: 1638-45.
9. McKeith IG, Dickson DW, Lowe J, et al. Diagnosis and management of dementia with Lewy bodies: third report of the DLB Consortium. Neurology. 2005; 65: 1863-72.
10. Walker Z, Jaros E, Walker RW, et al. Dementia with Lewy bodies: a comparison of clinical diagnosis, FP-CIT single photon emission computed tomography imaging and autopsy. J Neurol Neurosurg Psychiatry. 2007; 78: 1176-81.
11. Siepel FJ, Rongve A, Buter TC, et al. (123I) FP-CIT SPECT in suspected dementia with

Lewy bodies: a longitudinal case study. BMJ Open. 2013; 3: e002642.
12) Sperling RA, Aisen PS, Beckett LA, et al. Toward defining the preclinical stages of Alzheimer's disease: Recommendations from the National Institute on Aging-Alzheimer's Association workgroups on diagnostic guidelines for Alzheimer's disease. Alzheimers Dement. 2011; 7: 280-92.
13) 厚生労働省研究班．アミロイドイメージングを用いたアルツハイマー病発症リスク予測法の実用化に関する多施設臨床研究．In: 日本核医学会，日本認知症学会，日本神経学会，編．アミロイド PET イメージング剤合成装置の適正使用ガイドライン．2015．
14) Klunk WE, Engler H, Nordberg A, et al. Imaging brain amyloid in Alzheimer's disease with Pittsburgh Compound-B. Ann Neurol. 2004; 55: 306-19.
15) Price JC, Klunk WE, Lopresti BJ, et al. Kinetic modeling of amyloid binding in humans using PET imaging and Pittsburgh Compound-B. J Cereb Blood Flow Metab. 2005; 25: 1528-47.
16) Minoshima S, Sasaki T, Petrie E. Fluorodeoxyglucose PET imaging of dementia: principles and clinical applications. In: Wahl RL, editor. Principles and practice of PET and PET/CT. Philadelphia: Lippincott Williams & Wilkins; 2009. p.500-15.

〈佐々木貴浩〉

画像検査以外に必要な認知症の検査を教えてください

1. 認知症が疑われる全ての症例で行うべき検査

　日本神経学会「認知症疾患治療ガイドライン2010」では，認知症を疑った際にはまず「狭義の認知症」と「それ以外の認知症」を鑑別することを求めている．「狭義の認知症」とは神経変性疾患，血管性認知症，Creutzfeldt-Jakob disease (CJD)：クロイツフェルト-ヤコブ病の三者を指している．一方，「それ以外の認知症」には薬剤性の病態（抗精神病薬，鎮静薬，抗うつ薬，アルコールなど），機能性の病態（うつ病，せん妄など），身体疾患によるもの（内分泌代謝疾患，感染症など），脳外科疾患（正常圧水頭症，硬膜下血腫など）が含まれている．すなわち「それ以外の認知症」にはいわゆる「治療可能な認知症（treatable dementia）」が含まれていることがきわめて重要である．これらのうち，薬剤性の病態を鑑別するためには本人および家族への問診が重要であり，機能性の病態を鑑別するにはしばしば精神科専門医へのコンサルトが必要となり，脳外科疾患を鑑別するためには画像検査が重要である．他方，身体疾患によるものを鑑別するためには血液検査が重要であり，本稿では特に認知症の血液検査について概説する．

　米国神経学会（American Academy of Neurology: AAN）が1994年に発表した認知症診療ガイドラインでは血液検査として，血算・電解質・糖・腎機能・葉酸・ビタミンB12・甲状腺機能・梅毒血清反応を実施することを推奨している．しかしながら2001年の追補では，ビタミンB12と甲状腺機能については引き続き全症例での検査を推奨しているが，梅毒血清反応については患者背景によって実施を検討するべきあり，その他の血液検査についてはルーチンで実施する根拠はないと記載されている．

　一方，2010年に発表された本邦のガイドラインでは，1994年のAANガイドラインにおいて推奨された検査項目に加えて，HbA1c・肝機能・アンモニア・検尿・血沈・コレステロール・血液ガス・ビタミンB1についても検査を実施することを推奨している．これらの検査によって特に代謝性脳症（甲状腺機能低下症，肝性脳症，糖尿病性昏睡，低ナトリウム血症など）やWernicke脳症の鑑別が可能になると言及している．また，患者背景によっては，薬物血中濃度，腫瘍マーカー，自己抗体，ウイルス抗体などの検査を追加することも検討するべきである

表1 認知症診断時に行うべき検査（本邦ガイドライン）
※画像検査と脳脊髄液検査を除く

<u>血液検査</u> **血算**，**電解質**，**一般生化学（肝機能・腎機能）**，**血糖**，HbA1c
コレステロール，アンモニア，<u>甲状腺機能（fT3・fT4・TSH）</u>
血沈，血液ガス，葉酸，ビタミンB1，<u>ビタミンB12</u>
梅毒血清反応
<u>尿検査</u> 一般検尿

太字　AAN ガイドライン（1994年）での推奨検査
下線　AAN ガイドライン（2001年追補）での推奨検査

と記載されている．

以上より，認知症を疑った際には，一般的な血液検査による内科的スクリーニングに加えて，甲状腺機能とビタミンB12は少なくとも実施するべきであると総括できる **表1**．

2. 急速進行性の症例で追加するべき検査

認知症の多く（神経変性疾患や血管性認知症など）は年単位で進行することが多く，月・週・日単位で急速に進行する認知症を認めた際には慎重な鑑別診断が必要となる．米国カルフォルニア大学サンフランシスコ校（UCSF）の調査では，このような急速進行性の認知症の実に約6割がCJDであった．したがって，急速進行性の認知症症例ではCJDの診断を目的とした脳波検査と脳脊髄液検査（14-3-3蛋白など，別項参照）を実施することが重要である．

UCSF調査における残る約4割の内訳は，約40％が神経変性疾患〔大脳皮質基底核変性症（CBS）が最多，次いで前頭側頭葉変性症（FTD），Alzheimer's disease（AD）：アルツハイマー病，dementia with Lewy bodies（DLB）：レヴィ小体型認知症など〕，約20％が自己免疫疾患（各種抗神経抗体による病態が最多，次いで橋本脳症など）であり，感染症・機能性・悪性疾患・中毒ないし代謝性・血管性がそれぞれ約5％を占めていた．これらを鑑別するためには，画像検査や脳脊髄液検査が重要であり（それぞれ別項を参照），加えて血液検査によって精査を行うことが必要である **表2**．

3. 若年発症の症例で追加するべき検査

多くの認知症は65歳以上に発症するが，まれに若年発症の認知症が存在する．

表2 急速進行性の認知症に対して行うべき追加検査（UCSF推奨） ※画像検査と脳脊髄液検査を除く

血液検査	電解質（Ca, Mg, リン） 膠原病スクリーニング（血沈, 抗核抗体, CRP） 甲状腺自己抗体（抗TG抗体, 抗TPO抗体） ホモシステイン, HIV抗体, ライム病検査 各種自己抗体（腫瘍随伴症候群を含む）
脳波検査	

表3 他の神経徴候を伴う場合に検討する遺伝子性変性疾患

ミオクローヌスを伴う場合	プリオン病（PRNP遺伝子），AD（後述）
舞踏病を伴う場合	HD（HTT遺伝子）
小脳失調を伴う場合	脊髄小脳変性症（SCA2, SCA3, SCA17, DRPLAなど）
ジストニアを伴う場合	Wilson病（ATP7B遺伝子） Niemann-Pick病（NPC1遺伝子, NPC2遺伝子）
白質脳症を伴う場合	CADASIL（Notch3遺伝子） その他代謝性疾患，ミトコンドリア病など

　45歳以下の若年で発症した認知症の原因疾患を調査したMayo Clinicの報告では，約30％が神経変性疾患〔FTDが最多，次いでハンチントン病（HD），ADなど〕，約20％が自己免疫疾患〔多発性硬化症（MS）が最多，次いで自己免疫性脳炎，精神神経ループスなど〕，約10％が代謝性疾患（ミトコンドリア病が最多，次いでライソゾーム病など），約5％が血管障害（血管炎が最多）であり，残りは原因不明であった．

　以上の鑑別診断を進めるうえで中心となるのは画像検査や脳脊髄液検査であるが（それぞれ別項を参照），特に家族歴を有する場合には遺伝子検査（後述）や，血液検査による各種抗神経抗体・乳酸・ライソゾーム病スクリーニングなどを検討する必要がある．

4. 他の神経徴候を伴う場合に追加するべき検査

　認知症の中には他の神経徴候に付随して発症するものがある．これらの多くは神経変性疾患であり，遺伝子検査によって診断可能なものも多い　表3　．

■家族性認知症が疑われる場合の遺伝子検査
　ADの代表的な原因遺伝子として，APP遺伝子・PSEN1遺伝子・PSEN2遺伝

子の三者が知られている．一親等に2人以上の認知症が発症している場合，患者の認知症発症年齢が60歳以下であれば約70％，65歳未満であれば約15％に遺伝学的異常が検出される．しかしながら同様の条件で患者の認知症発症年齢が65歳以上であれば，この確率は1％未満に下がる．したがって，家族歴を有し，かつ概ね60歳代前半以前に発症した認知症においてはこれらの遺伝子検査は検討に値する．

　FTDについても同様であり，家族歴を有する患者のうち65歳未満で発症した場合は約30％に遺伝学的異常が検出されるが，65歳以上に発症した場合にはその確率は約15％に低下する．FTDに関連する遺伝学的異常の8割以上がMAPT遺伝子・GRN遺伝子・C9ORF72遺伝子の三者によるものである．加えて比較的まれな原因遺伝子としてVCP遺伝子・FUS遺伝子・CHMP2B遺伝子・dynactin-1遺伝子・PSEN1遺伝子・TARDBP遺伝子が報告されている．

　ADについては上記の原因遺伝子とは別に，疾患感受性（susceptibility）遺伝子として，ApoE遺伝子およびTREM2遺伝子が報告されている．ApoE遺伝子はE3/E3遺伝子型が一般に最も多いが，E2/E2遺伝子型，E3/E4遺伝子型，E4/E4遺伝子型はそれぞれAD発症の相対リスクが0.5倍，3倍，8倍に乗ずることが知られている．TREM2遺伝子多型もAD発症の相対リスクを3倍増加させることが報告されている．

　以上のように家族性認知症が疑われる場合には遺伝子検査が検討されるべきであるが，現時点で治療可能な疾患は乏しいため，慎重な遺伝カウンセリングを事前に行うことが肝要である．しかしながら，家族歴が明らかでない場合にルーチンで遺伝学的検査を実施することは推奨されない．

Pearls

臨床現場において，認知症（dementia）としばしば鑑別困難な病態として，せん妄（delirium）とうつ病（depression）がある．これら3者の病態は特に高齢者ではオーバーラップして存することが知られており，"3D's"と呼称されている．せん妄は比較的急峻な発症と，その経過に変動が目立つことが特徴であり，うつ病では物忘れ症状を誇張的ないし悲観的に訴えることが多い．しかしながらこれらの病態が併発した際の鑑別は困難であり，精神科専門医のコンサルトが重要である．

文献

1. 日本神経学会, 監. 認知症疾患治療ガイドライン作成合同委員会, 編. 認知症疾患治療ガイドライン 2010. 東京: 医学書院; 2010.
2. Practice parameter for diagnosis and evaluation of dementia. Neurology. 1994; 44: 2203-6.
3. Knopman DS, DeKosky ST, Cummings JL, et al. Practice parameter: Diagnosis of dementia. Neurology. 2001; 56: 1143-53.
4. Geschwind MD, Shu H, Haman A, et al. Rapidly progressive dementia. Ann Neurol. 2008; 64: 97-108.
5. Kelly BJ, Boeve BF, Josephs KA. Young-onset dementia. Arch Neurol. 2008; 65: 1502-8.

〈中原 仁〉

認知症診断における髄液検査の意義とその適応を教えてください

1. 目的

　認知症の約半数は Alzheimer's disease (AD): アルツハイマー病で，脳血管性認知症 (VD) と dementia with Lewy bodies (DLB): レヴィ小体型認知症を加えると9割を占め，残りの10％がまれな神経疾患や内科疾患を原因とする認知症である．しかしその10％の中に慢性の髄膜脳炎や正常圧水頭症 (NPH) といった治療可能な疾患 (treatable dementia) が含まれており，その鑑別のために腰椎穿刺/脳脊髄液 (cerebrospinal fluid: CSF) 検査は重要である．NPH の診断は画像検査の進歩もあるが，シャント術により効果が期待できる症例の判別には，腰椎穿刺にて CSF を 30 mL 排除するタップテストが有用である．腰椎穿刺の禁忌や合併症，また髄膜炎など各神経疾患における検査項目については成書を参考いただきたい．

　また AD の特徴的な病理変化である老人斑と神経原線維変化のそれぞれの主要構成成分であるアミロイド β (Aβ) とタウが CSF 中に存在し，CSF Aβ1-42，総タウやリン酸化タウ測定は AD の病理像を反映するサロゲートバイオマーカーとして最も有用との臨床的エビデンスが確立している．

2. AD と CSF Aβ

　Aβ は脳，CSF 中には 40 アミノ酸からなる Aβ40 と 42 アミノ酸からなる Aβ42 として存在する．正常脳においては可溶性 Aβ40 および Aβ42 は 50 歳代から増加するが，AD 脳では不溶性 Aβ40 および Aβ42 が指数関数的に増加してくる．Aβ は自己凝集してアミロイド細線維を形成するが，Aβ42 は Aβ40 に比べてはるかに凝集能が高く，AD 脳に最も早く蓄積する．AD 患者では Aβ42 がより高度に低下し，Aβ40 は変化しないため，Aβ40/42 比は増加する．CSF 値は長期的な変動はないとされるが，日内変動の報告があり，早朝空腹時の採取が望ましい．CSF はポリプロピレンチューブに保存し，直ちに −80℃ で凍結保存する．凍結融解によって Aβ，タウ値は変動するため，0.5 mL チューブ保存検体は融解した後直ちに測定し，再使用は行わない．また神経活動が低下すると値も低下す

ることには留意が必要である．

3. AD と CSF タウおよびリン酸化タウ

　ADのCSF中のタウ蛋白のアッセイは数多くの研究グループによって報告されているが，一貫して増加，さらにその過半数は，感度80％以上，特異度80％以上を示すものであり，有力なバイオマーカーであることが明らかにされている．しかし，CSF中のタウ増加はADに特有の現象ではなく，大脳皮質基底核変性症（CBD）や前頭側頭型認知症（FTD）といったAD以外の変性疾患，さらにはNPH，脳梗塞急性期，髄膜脳炎，頭部外傷においても認め，またCreutzfeldt-Jakob disease（CJD）: クロイツフェルト-ヤコブ病における増加はAD以上に極端に高度で，診断に有用で，保険診療でも採用されている．このようにCSFタウは，変性した軸索や神経細胞の障害によりタウが放出され増加するものと考えられる．よってADと他のタウの上昇する疾患との鑑別にCSFタウのみでは不十分な可能性があり，応用法としてCSFタウ/Aβ42比率を算出することが編み出され，有用とされる．

　またADにおいてタウが高度にリン酸化されていることを利用し，多くのリン酸化特異抗体が開発され，CSF中のリン酸化タウのアッセイがADの診断に活用できることが明らかになっている．ADにおけるCSFリン酸化タウの増加は顕著で，特異的なマーカーとして保険診療でも用いられている．FTD，DLB，進行性核上性麻痺，CBD，CJDなどで上昇する場合があるが，それらと比しADでは有意に増加している．タウ蛋白にはリン酸化される部位が複数あるが，181番目のスレオニンがリン酸化されたタウ蛋白（p-tau181）が感度・特異度も高く主流である．

4. 軽度認知障害 mild cognitive impairment（MCI）と CSF

　MCIのCSF総タウ，リン酸化タウ，Aβ42についても検討が多くなされ，縦断的にADへのコンバートを確認した研究によると，総タウ，リン酸化タウ，Aβ42の異常値のいずれもがMCIからADへの伸展の予測として高感度，高特異度（ほとんどが70％以上，多くは80％以上）である．さらに全世界的な共同体研究としてADの早期診断・発症予測のエビデンスを目指すAlzheimer's Disease Neuroimaging Initiative（ADNI）研究報告でほぼMCIにおけるCSFAβとタ

ウ/リン酸化タウによる診断と発症予測のエビデンスは確立したものと考えられる．ADNI の成果から，NINCDS/ADRDA の AD 診断基準の改訂が米国国立加齢研究所（National Institute of Aging: NIA）と米国アルツハイマー協会から提案され，病期を preclinical AD, prodromal AD, AD dementia と分類し，それぞれ新しい臨床診断基準には，臨床項目に加え，神経心理学検査による低下，アミロイド PET，FDG（fluorodeoxy-glucose）PET，MRI による脳萎縮，遺伝子学的検査に加え，CSFAβ42，タウ，リン酸化タウが並列して診断を指示する所見として追加となっている．

5. CJD と CSF

CJD の補助診断として前述の CSF タウ以外に，CSF 中の 14-3-3 蛋白の出現は診断的価値が高い．2006 年に Zerr らは，孤発 CJD において CSF 中 14-3-3 蛋白およびタウ濃度測定の診断感度は各々 85 と 86％と同等であったと報告した．

Pearls

常染色体優性遺伝 AD の未発症者を対象とした DIAN 研究では，CSF Aβ42 は発症 25 年前から，CSF タウは 15 年前から観察されている．また CSF Aβ42 低下と C-Pittsburgh compound B（PiB）PET によるアミロイド画像と相関を示すとされ，それは認知症の有無に関わらず，preclinical AD における PiB-PET 陽性，CSFAβ42 低下の重要性が最初に指摘されている．また少数例の結果ではあるが US-ADNI 1 において，PiB PET に先行して CSF Aβ42 低下がみられることが主張されている．これらのことから，CSFAβ42 は AD 型認知症疾患の診断，その他認知症の鑑別除外，MCI からの AD 発症予測，根本治療薬などの臨床効果評価のために使用されている．

文献

1. 東海林幹夫．血液・脳脊髄検査．In: 日本認知症学会，編．認知症テキストブック．東京: 中外医学社; 2008．p.138-43．
2. 認知症疾患治療ガイドライン作成合同委員会，編．認知症補助診断のための脳脊髄液 cerebrospinal fluid (CSF) 検査にはどのようなものがあるか．In: 認知症疾患治療ガイドライン 2010．東京: 医学書院; 2010．p.61-3．
3. 認知症疾患治療ガイドライン作成合同委員会，編．軽度認知障害 mild cognitive impairment (MCI) のコンバート予測に脳脊髄液 cerebrospinal fluid (CSF) のバイオマーカーは有用か．In: 認知症疾患治療ガイドライン 2010．東京: 医学書院; 2010．p.195-6．
4. 認知症疾患治療ガイドライン作成合同委員会，編．Alzheimer 病（AD）のバイオマーカーはどのようなものがあるか．In: 認知症疾患治療ガイドライン 2010．東京: 医学書院; 2010．p.233-5．
5. Kang JH, Korecka M, Figurski MJ, et al. The Alzheimer's Disease Neuroimaging Initiative 2 Biomarker Core: A review of progress and plans. Alzheimers Dement. 2015; 11: 772-91.

〈初田裕幸〉

前頭側頭型認知症の診断はどのように行いますか？

1. 前頭側頭型認知症の症候

前頭側頭型認知症（FTD）は，前頭葉に限局性の萎縮を示し，病初期より人格変化や社会行動障害を呈する疾患である．Alzheimer's disease（AD）：アルツハイマー病と異なり，脳の後方部の機能は比較的保たれるため，視空間認知，記憶などは症状が進行するまで保持される場合が多い．FTDでは，次にあげるような症状が出現する．

脱抑制，逸脱行動: 欲求を抑えられず，本能のおもむくままに行動したり，外的な刺激に対して過剰に反応したりする．脱抑制は，生活場面において様々な形で顕在化する．例えば，道端で放尿する，店の商品を万引きする，代金を支払う前に商品を食べてしまうなど，本能的欲求を抑制できないがための行動であることが多い．結果的に反社会的な行動とみなされてしまう場合が少なくない．異性の体に触れようとする色情行為は，FTDには少なく，進行性核上性麻痺に多いとされる．患者は，自らの行為を注意されても悪びれることなく，あっけらかんとしている．一方，他人が犯した軽微なルール違反に対して激怒したり，直接相手に対して注意するという，「過剰な道徳観」に基づく衝動的な言動がみられる場合もある．これも，脱抑制の現れの一つであると考えられている．

情動障害: 状況にそぐわない感情表出がみられる．一般的には多幸的になることが多いが，感情が平板化し，表出を欠いた情意鈍麻の状態になることもある．

無関心: 身なりがだらしなくなる，自宅が散らかっていても気にならないなど，自身を取り巻く外界への関心の低下がみられる．また，他者に対する関心も低下する場合が多い．

自発性低下: 病初期から認められるが，進行とともに強まる．当初は関心のないことに対する行動の減少あるいは発話量の減少として認められるが，次第に生活活動の全般に波及し，最終的には無為とよばれる状態に陥る．

共感性の欠如: 周囲への気配りが低下し，自らの気のおもむくままに行動する「わが道を行く行動」がみられる．親族の葬儀で冗談を飛ばす，他人が気にしていることを平気で指摘するなどの言動がみられる．アルツハイマー病で認められるような「取り繕い反応」がFTDで認められないのは，他者からどのようにみられ

ているかという視点が欠如しているためと考えらえる.

病識欠如: 病識は，病初期から欠如することが多い．自身の性格や行動の変化を周囲に指摘されても否定したり，無関心でいることが多い．病識が欠如しているため，自ら進んで受診行動をとることは少なく，結果的に医学的介入が遅れることが多い．家族に連れられて受診しても，まるで他人事のように話すこともある．

常同行動: 同じ椅子に座りたがる，同じ服ばかり着る，毎日同じ時間に同じコースを散歩する，毎日同じ物を食べるなどの行動が目立つ．しばしば，「時刻表的生活」とよばれるような，毎日同じ時間に同じ行動をとるような生活態度もみられる．また，同じルートを決まった順序で徘徊する行動は周徊とよばれる．こうした常同行動が阻害されると，患者はソワソワと落ち着かなくなったり，怒ったり，あるいは無理に行動を押し通そうとする．

被影響性亢進: 診察者が右手をあげると患者も右手をあげる模倣行為，間に入った文字を読み上げる強迫的音読，おうむ返しに応答する反響言語などがみられる．被影響性亢進は，脳の前方領域の機能が低下することにより，同領域が担っていた後方領域に対する抑制性信号が減弱し，外的刺激に対する反応性が脱抑制的に亢進した結果であると考えられている．

食行動の変化: 病初期より，味付けの濃いものを好む，甘いものばかり食べたがるなどの嗜好性の変化が認められる．

認知機能障害: 前頭葉機能の低下により，遂行機能が障害される．遂行機能とは，目標設定，計画の立案，思考の柔軟性，抽象的思考などの問題解決に必要な認知機能である．記憶については，FTDでは病初期では比較的保たれることが多いが，課題に対する意欲や集中が低下することにより，神経心理検査でみかけ上低い成績を示すことが少なくない．また，AD で障害されやすい視空間認知，構成機能は保持されることが多い．

神経学的所見: 神経学的所見には乏しい例が多いが，病期が進行するにつれて，把握反射，吸い付き反射などの原始反射が出現することがある．また，少数ながら運動ニューロン症状を伴う症例が存在するため，筋力低下や筋萎縮，錐体路症状が認められないか，注意を払う．

2. FTD の臨床診断基準

FTD の診断基準としては，1998 年に Neary らによって提唱された基準が一般的に使用されてきた[2]．しかし，その後，病理学的知見や画像所見に関する報告

が蓄積し，これを踏まえた最新の診断基準が2011年にRascovskyらによって発表された❸❹　表1．剖検で確認された症例のうち，従来の診断基準による感度が53%であったのに比べ，最新の診断基準は86%と大幅に改善されている．今後は，新基準が主流となると考えられる．

3. 検査所見

画像所見: 前頭葉に「ナイフの刃状」と表現されるような限局性で境界明瞭な強い萎縮が出現する．萎縮は，海馬前部および扁桃体を含む側頭葉前方部に広がることが多く，しばしば尾状核の萎縮も認められる．MRIのT2強調画像やFLAIR画像で，白質の信号強度の上昇が認められる場合もあり，皮質下のグリオーシスを反映していると考えられる．SPECTやFDG-PETなどの機能画像では，前方優位の血流・代謝低下が認められることが多いが，必須の所見ではない．むしろ，臨床症状と画像所見が一致しない症例も存在するため，画像所見のみで診断をつけるのは危険である．

神経心理検査: 前頭葉の機能低下による遂行機能障害を検出し，定量化するための検査を行う．日常臨床では，Frontal Assessment Battery（FAB），Wisconsin Card Sorting Test（WCST），Trail-Making Test（TMT）などの検査がよく行われる．記憶機能は保たれることが多いが，考え無精や意欲低下により成績が低下してみえることもある．

バイオマーカー: 現時点で，FTDにおいて確立された生化学的マーカーはない．脳脊髄液中のタウ蛋白については，増加，減少など一定した見解は得られていない．最近，タウ病変を非侵襲的に検出するタウイメージングPETの技術が確立しつつあり，タウオパチーの画像診断が可能となりつつある．

遺伝子検査: 家族性FTLDが疑われた場合には，遺伝子診断を行う．わが国では，孤発例が多いが，欧米では常染色体優性遺伝形式が認められることが少なくない．家族性FTLDの原因遺伝子として，MAPT（microtubule associated protein tau），プログラニュリン（PGRN），VCP（valosin containing protein）などの遺伝子が同定されている．

4. FTDの鑑別診断

FTDの病初期は，行動障害が前景に立ち，記憶障害を示さないことが多く，精

表1 前頭側頭型認知症の国際診断基準（FTDC）(Rascovsky K, et al. Brain. 2011; 134: 2456-77[3]より改変)

Ⅰ．変性疾患であること
　以下の症状を認める．
　（情報提供者によって与えられる）現症または既往歴により，行動および/または認知における進行性の悪化を示す．

Ⅱ．Possible bvFTD
　以下の行動/認知の症状（A〜F）のうち少なくとも3項目を認めなければならない．症候は単回またはまれなできごとではなく，持続的または頻回に認める必要がある．
　A．病初期からの行動の脱抑制（以下のうち1つを認める）．
　　A-1．社会的に不適切な行動
　　A-2．マナーや礼儀の欠損
　　A-3．衝動的，短絡的，または配慮を欠いた行動
　B．病初期からのアパシーまたは無気力（以下のうち少なくとも1項目を認める）．
　　B-1．アパシー
　　B-2．無気力
　C．病初期からの共感性または感情移入の欠如（以下のうち少なくとも1項目を認める）．
　　C-1．他者の要求や感情に対する反応性の減少
　　C-2．社会的な関心や他者との交流，または人間的な温かみの減少
　D．病初期からの保続的，常同的，または強迫的/儀式的な行動（以下のうち少なくとも1項目を認める）．
　　D-1．反復性の単純な動作
　　D-2．複雑で強迫的または儀式的な行動
　　D-3．常同言語
　E．口唇傾向や食事の変化（以下のうち少なくとも1項目を認める）．
　　E-1．食餌嗜好の変化
　　E-2．過食，飲酒・喫煙量の増加
　　E-3．口唇的探究（物品を口で探る）または異食症
　F．神経心理学的プロフィール：遂行機能/生産性の障害（以下のうち少なくとも1項目を認める）を認めるが，記憶や視空間認知機能は比較的保持される．
　　F-1．遂行機能の障害
　　F-2．エピソード記憶は比較的保たれている
　　F-3．視空間認知機能は比較的保たれている

Ⅲ．Probable bvFTD
　以下（A〜C）を全て認める．
　A．Possible bvFTD の診断基準を満たす．
　B．著明な生活機能の低下を示す（介護者の報告，Clinical Dementia Rating Scale または Functional Activities Questionnaire スコアによる）．
　C．bvFTD として矛盾しない画像所見（以下のうち少なくとも1項目を認める）．
　　C-1．MRI，CT での前頭葉および/または側頭葉前部の萎縮
　　C-2．PET，SPECT での前頭葉および/または側頭葉前部の血流低下，代謝低下

Ⅳ．確定的な前頭側頭葉変性症（FTLD）の病理をもつ bvFTD
　AおよびBまたはCのいずれかを認める．
　A．Possible bvFTD または Probable bvFTD の診断基準を満たす．
　B．生検または剖検により FTLD の組織病理学的な証拠がある．
　C．既知の遺伝子変異の存在．

Ⅴ．除外診断
　全ての bvFTD の診断において，以下のAおよびBが陰性である．Possible bvFTD ではCは陽性であってもよいが，Probable bvFTD では陰性でなければならない．
　　A．障害のパターンが他の非変性性の神経疾患または身体疾患で説明可能
　　B．行動障害が精神疾患で説明可能
　　C．バイオマーカーがアルツハイマー病または他の神経変性疾患を強く示唆する

神科を受診するケースが少なくない．性的逸脱行動や浪費などが顕著な場合には双極性感情障害における躁状態との鑑別が必要となる．また，若年齢から無為自閉が目立つ場合には，自閉症スペクトラムなどの発達障害との鑑別も必要である．しかしながら，病歴を丁寧に聴取し，縦断的に経過を観察することにより，こうした精神疾患との鑑別はさほど困難ではない．精神疾患以外の主な鑑別疾患として，AD，PSP，大脳皮質基底核変性症などがあげられる．PSPの2割程度は，FTDと区別することが困難な行動障害から始まるという報告もあり，縦断的に観察することが重要である．

Pearls

FTDによって芸術的才能が開花する!?

近年，注目されているFTDにみられる行動学的変化の一つに，芸術的才能の開花がある．FTDと芸術作品との関係が注目される契機となったのは，1996年のMillerらによる報告である．Millerらは行動障害が出現した後に新たに芸術的能力を発展させた3名のFTDの症例を報告した[5]．1998年には，さらに2例の症例が追加された．Millerらの症例の中には，既存の能力が発展した患者や，描画スタイルが変化した例だけではなく，発症以前にはみられなかった芸術的能力を新たに獲得した症例も存在した．いずれの症例も非言語的な認知能力が出現しており，人格変化，脱抑制，記銘力障害などの様々な認知障害が併存していたのが共通点である．また，作品は細部まで密に書き込まれたものが多く，本質的に写実的傾向が優位であった．Millerの報告した症例では，左前頭葉や左側頭葉前部の萎縮または血流低下なども確認されており，同部位の病理的変化が芸術的才能の開花に関与しているものと推測されている．これらの特徴は，深刻な精神障害をもちながら天才的な才能を示す「サヴァン症候群」とも類似していることから，「後天性サヴァン症候群」ともよばれている．能力獲得の機序は不明な部分も多いが，前頭葉における神経変性の進行により，同部位が担っていた脳の後方領域への抑制が減弱し，脱抑制的に頭頂葉や後頭葉の活動が亢進するという，解放現象が背景にあると推測されている．近年は，進行性核上性麻痺（Seeley, 2008）や，前頭葉損傷例（Takahata, 2014）など，前頭葉の機能低下を伴う様々な疾患でサヴァン様の能力が出現することが報告されている．

文献

1. 松下正明, 田邊敬貴. 神経心理学コレクション ピック病 二人のアウグスト. 東京: 医学書院; 2008.
2. Neary D, Snowden JS, Gustafson L, et al. Frontotemporal lobar degeneration: a consensus on clinical diagnostic criteria. Neurology. 1998; 51: 1546-54.
3. Rascovsky K, Hodges JR, Knopman D, et al. Sensitivity of revised diagnostic criteria for the behavioural variant of frontotemporal dementia. Brain. 2011; 134: 2456-77.
4. 尾籠晃司, 飯田仁志. 前頭側頭葉変性症の鑑別診断. 最新医学. 2013; 68: 810-9.
5. Miller BL, Ponton M, Benson DF, et al. Enhanced artistic creativity with temporal lobe degeneration. Lancet. 1996; 348: 1744-5.

〈高畑圭輔〉

前頭側頭型認知症と前頭側頭葉変性症との違いがわかりません

1. 前頭側頭型認知症と前頭側頭葉変性症の違い

　前頭側頭型認知症（FTD）と前頭側頭葉変性症（FTLD）が，同義語として使用される場合がしばしば見受けられる．しかし，ある疾患名に関して検討するときに，それが症候の分類を指しているのか，萎縮局在に基づく臨床診断名を指しているのか，神経病理学的な背景や分類までを考慮に入れる形で付けられた診断名を指しているのか，という点について，十分に注意する必要がある．

　結論からいえば，FTDは症候に基づく臨床病名であり，FTLDは萎縮局在や神経病理学的分類につながる形でまとめられた包括概念である．今日のこのようなコンセンサスに至るまでの道のりはきわめて複雑であり，FTDとFTLDの概念の歴史的変遷を踏まえると理解しやすい．

2. 前頭側頭型認知症の概念変遷

　19世紀末から20世紀初頭にかけて，Arnold Pickは前頭葉と側頭葉に限局性の萎縮があり，特徴的な言語症状や精神症状を呈する一連の症例を報告した[1]．1911年にはAlois Alzheimerが嗜銀性神経細胞内封入体（Pick球）について記載し，1926年に大成とSpatzが前頭葉と側頭葉に限局性萎縮を呈する症候群に対して「ピック病」と名付けた[2]．しかし，その際，Pick球を伴う例と，Pick球を伴わない症例が含まれていたことから，その後，Pick球がないものをどう扱うかをめぐって病理学的診断基準に関する混乱が出現する誘因となってしまった．

　こうした混乱の中で，1980年代に，マンチェスターとルンドのグループが，それぞれ独自に，前方型の認知症に関する概念を提唱し，1994年に両グループが共同で，前頭・側頭葉萎縮による行動異常や性格変化を呈する臨床病像を，前頭側頭型認知症（fronto-temporal dementia: FTD）の名称でまとめた[4] 表1 ．さらに，その大脳病理は，(1) 前頭葉変性（FLD）型，(2) Pick型，(3) 運動ニューロン病（MND）型の3つに分類された．前頭側頭型認知症（FTD）の概念が提唱されたことにより，ピック球にまつわる従来の病理学的混乱に陥ることなく，臨床症状と画像所見から脳の前方部に原発性の変性を有する非アルツハイ

表1 FTD，FTLDの概念変遷（福井俊哉．老年期認知症研究会誌．2012; 19: 33-7[6]より改変）

1994年の前頭側頭型認知症（FTD）の概念
前頭側頭葉に限局性萎縮中心を有し，人格・行動・感情障害を呈する変性疾患

臨床型	病理型
・前頭側頭型認知症（FTD） ・運動ニューロン疾患を伴った前頭側頭型認知症	・Frontal lobe degeneration（FLD）type ・Pick type 　FLDに運動ニューロン疾患（MND）を伴うFLD/MND Type

1998年の前頭側頭葉変性症（FTLD）の概念
前頭葉・側頭葉に限局性萎縮を呈する変性疾患

臨床型	病理型
・前頭側頭型認知症 FTD ・進行性非流暢性失語 PNFA ・意味性認知症 SD	・FLD type ・Pick type ・FLD/MND type

最新の前頭側頭葉変性症（FTLD）の概念
前頭葉・側頭葉に限局性萎縮を呈する変性疾患

臨床型	病理型
・前頭側頭型認知症 FTD ・進行性非流暢性失語 PNFA ・意味性認知症 SD	・FTLD-tau ・FTLD-TDP ・FTLD-UPS ・FTLD-FUS ・FTLD-ni

マー型の変性性認知症をより包括的に捉えられるようになった．

しかし，FTDの中に失語が前景に立つ側頭葉優位型ピック病とよばれていた病態が含まれていなかったこともあり，1996年にSnowdenらは，臨床病名であるFTDに代えて，前頭側頭葉変性症（frontotemporal lobar degeneration: FTLD）という概念を提唱した[5]．FTLDは，前頭-側頭葉に原発性の病変を有する変性症例に与えられた包括的概念であり，臨床症状と萎縮部位から，（1）行動障害や精神症状が優位にみられるbvFTD，（2）言語障害が優位である意味性認知症（semantic dementia），（3）進行性非流暢性失語（progressive non-fluent aphasia: PNFA）という3つの下位項目に分類されている．つまり，FTLDは，脳の萎縮部位に対応する臨床症状群の概念であるといえよう．1998年には，Nearyらにより，これら3つの下位分類に対する詳細な診断基準が提示された．

FTLDという概念が提示されたことにより，FTDは行動障害や精神症状が優位に出現する一つの臨床亜型として位置付けられた．したがって，FTLDは，FTD

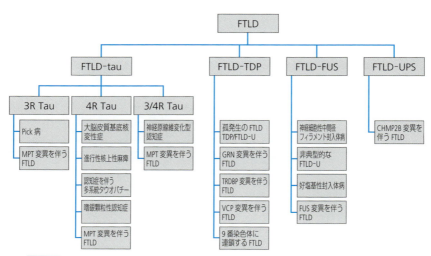

図1 封入体の分子病理に基づいたFTLDの分類 (Cairns NJ, et al. Neurology. 2010; 74: 354-6[7]より引用)

よりもより包括的な上位概念として定義されることになった．

3. 分子病理に基づく分類

　FTLDにおける臨床-病理対応は，非常に複雑化していたが，近年の分子病理学の進歩により，大多数の変性疾患が固有の蛋白から構成された封入体を有することが判明した．FTLDにおいては，ピック球の主要成分であるリン酸化タウに加えて，ユビキチン陽性タウ陰性封入体からDNA-RNA結合蛋白であるTDP-43が同定された．これにより，FTLDは，タウの蓄積によるタウオパチーに属する群（FTLD-tau）とTDP-43プロテイノパチーに属する群（FTLD-TDP）に大別されるようになった．このような神経病理学的分類に関する知見が集積するにつれて，FTLDという用語は主に病理分類の際に用いられるようになり，FTDが臨床包括概念として用いられる傾向が特に強まっている．行動障害や精神症状が優位に出現する臨床亜型であるFTDは，現在ではbehavioral variant FTD（bvFTD）として記載されることが一般的となっている．

　以上より，脳の前方を首座とする変性性認知症に関する今日的理解においては，FTDは臨床症候名として使用され，FTLDは神経病理学的分類につながる形でまとめられた疾患概念であると理解すべきであろう．

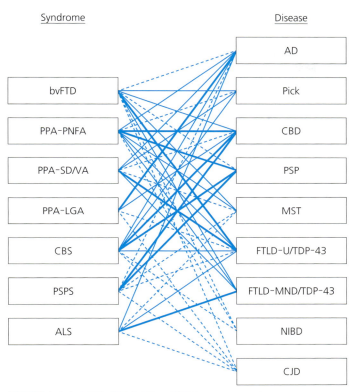

■図2 臨床表現型と背景病理との関係 (Boeve BF. Alzheimer Disease & Associated Disorders. 2007; 21: S31-8[8]より引用)

Associations between the various clinical syndromes and possible underlying neurodegenerative and prion diseases. Thick lines represent common associations; thin lines represent less common associations; and dashed lines represent rare associations. FTLD-MND/TDP-43 indicates frontotemporal lobar degeneration and motor neuron disease with TDP-43-positive inclusions. FTLD-U/TDP-43: frontotemporal lobar degeneration with ubiquitin-positive and TDP-43-positive inclusions. MST: multisystem tauopathy, NIBD: neurofilament inclusion body disease, Pick: Pick disease, PPA-LGA: primary progressive aphasia-logopenic subtype, PPA-PNFA: primary progressive aphasia-progressive nonfluent aphasia subtype. PPA-SD: primary progressive aphasia-semantic dementia subtype.

Pearls

タウイメージング tau imaging

　タウ蛋白に対する特異的プローブを利用して，脳内のタウ病変を非侵襲的に検出する画像検査法である．アミロイドイメージングと同様に，PET（陽電子断層撮像法）を用いる．主なタウPETリガンドとしては，東北大が開発したTHK5351，放医研が開発したPBB3，Siemens社が開発したAV1451（T807）などがあり，わが国の技術開発が世界の中でも先行している．それぞれアルツハイマー病やその他のタウオパチーにおけるタウ病変の検出に成功しており，一部は病理切片により画像病理相関の確認も行われている．タウイメージングPETは，タウオパチーの診断だけでなく，将来的に実用化が期待される抗タウ薬の治療効果判定としての利用も期待される．

文献

1. Pick A. Ueber die beziehungen der senilen hirnatrohie zus Aphasie. Pragur Medicinische Wochenschri. 1892; 16: 165-7.
2. Alzheimer A. Ueber eine eigenanige Krankheitsfaelle des spaeteren Alters. Z Gesamte Neurol Psychiatr. 1911; 4: 356-85.
3. Onari K, Spatz H. Anatomische Beitraege zur Leher von der Pickschen umschriebenen Grosshirnrinden-Atrophie (Picksche Krankheit). Z Gesamte Neuro. Psychiatr. 1926; 101: 470-511.
4. The Lund and Manchester groups. Clinical and neuropa-thological criteria for fronto-temporal dementia. J Neurol Neurosurg Psychiatry. 1994; 57: 416-8.
5. Snowden JS, Neary D, Mann DM. Fronto-temporal lobar degeneration: fronto-temporal dementia, progressive aphasia, semantic dementia. NY: Churchill Livingstone; 1996.
6. 福井俊哉．Frontotemporal lobar degeneration―変遷する病理学的概念と定型的臨床徴候―．老年期認知症研究会誌．2012; 19: 33-7.
7. Cairns NJ, Ghoshal N. FUS: A new actor on the frontotemporal lobar degeneration stage. Neurology. 2010; 74: 354-6.
8. Boeve BF. Links between frontotemporal lobar degeneration, corticobasal degeneration, progressive supranuclear palsy, and amyotrophic lateral sclerosis. Alzheimer Disease & Associated Disorders. 2007; 21: S31-8.

〈高畑圭輔〉

前頭側頭葉変性症に分類される疾患に関して解説をお願いします

1. はじめに

　前頭側頭葉変性症（frontotemporal lobar degeneration: FTLD）とは臨床病理学的包括概念である．FTLD の疾患名といった場合，どのレベルでの診断名かを明確に理解する必要がある．剖検脳を用いた病理学的検索，さらには分子生物学的検索により，同様の臨床徴候を呈する場合でも異なる背景病理があることが明らかになった結果，臨床診断名と病理学的診断名が区別されずに使用されていることも多い．本稿では一般的に用いられている臨床病理学的診断名について述べる．

2. 臨床的分類

　FTLD の臨床的分類としては，現在は行動障害型前頭側頭型認知症（behavior variant frontotemporal dementia: bvFTD），意味性認知症（semantic dementia: SD），進行性非流暢性失語（progressive non-fluent aphasia: PNFA）に分類されるのが一般的である．詳細は前項を参照されたい．

3. 病理学的分類

　病理学的にはタウ陽性とタウ陰性で大きく分かれ，タウ陽性は 3 リピート（R）タウ，4 リピート（R）タウ，3R＋4R タウ陽性に分類される．タウ陰性 FTLD は TDP43 陽性と TDP43 陰性に分類される．また，それぞれに遺伝子異常を伴うものが存在する 表1 ．

1 FTLD-tau

　中枢神経系に多く発現する微小管結合蛋白の一種であるタウの遺伝子はスプライシングを受け，エクソン 10 の挿入の有無により 31〜32 個のアミノ酸配列の繰り返し配列が 3 つ存在する 3R タウと 4 つ存在する 4R タウが生じる．タウが蓄積する疾患をタウオパチーと総称し，前頭側頭葉に病変の首座があるものを

表1 前頭側頭葉変性症の分類（Mackenzie IR, et al. Acta Neuropathol. 2010; 119: 1-4❶ より改変）

	蓄積蛋白	疾患名	関連遺伝子
FTLD-tau	3R タウ	ピック病	
	4R タウ	大脳皮質基底核変性症（CBD）	MAPT
		進行性核上性麻痺（PSP）	
		嗜銀顆粒病（嗜銀顆粒性認知症）（AGD）	
		Globular glial tauopathy（GGT）	
	3R/4R タウ	神経原線維変化型認知症	
		DNTC	
FTLD-TDP	TDP43	FTLD-TDP（type A-D）	TARDBP
		FTLD-MND	GRN
		家族性 FTLD-TDP	VCP
			C9orf72
FTLD-FUS	FUS	aFTLD-U	
		BIBD	
		NIFID	
FTLD-other			
FTLD-UPS	ユビキチン陽性封入体		CHAMP2B
FTLD-ni	ユビキチン陽性封入体を欠く		

UPS: ubiquitin proteasome system, ni: no inclusion, 3R: 3リピート, 4R: 4リピート, TDP43: TAR-DNA binding protein 43, FUS: fused in sarcoma, DNTC: diffuse neurofibrillary tangles with calcification, MND: motor neuron disease, aFTLD-U: atypical FTLD-U, BIBD: basophilic inclusion body disease, NIFID: neuronal intermediate filament inclusion disease, MAPT: microtubule associated protein tau, TARDBP: transactive response DNA binding protein, GRN: progranulin, VCP: valosin containing protein, C9orf72: chromosome 9 open reading frame 72, CHAMP2B: charged multivesicular body protein 2B.

FTLD-tau とよぶ．以下，病理学的特徴について述べるが，詳細は成書または近年のレビュー❶❷❸を参照いただきたい．

①ピック病（Pick disease: PiD）
現在は 3R タウ陽性のピック球を伴うもののみをピック病とよぶのが一般的である．海馬歯状回顆粒細胞を中心に 3R タウ陽性のピック球 図1-A を認めるのが特徴である．

②大脳皮質基底核変性症（corticobasal degeneration: CBD）
4R タウ陽性の astrocytic plaque 図1-B が蓄積する疾患である．

③進行性核上性麻痺（progressive supranuclear palsy: PSP）
4R タウ陽性の tuft shaped astrocyte 図1-C が蓄積する疾患である．

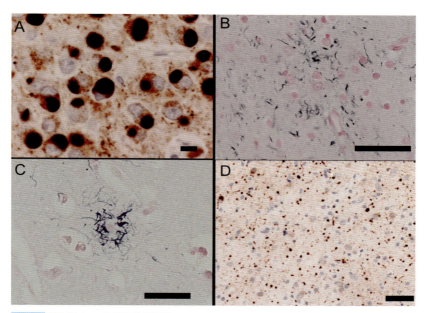

図1 FTLD-tau の代表的構造物
A．ピック球（海馬歯状回顆粒細胞，リン酸化タウ免疫染色，Bar＝10μm）
B．astrocytic plaque（前頭葉皮質，Gallyas-Braak 鍍銀染色，Bar＝50μm）
C．tuft shaped astrocyte（被殻，Gallyas-Braak 鍍銀染色，Bar＝60μm）
D．argyrophilic grain（扁桃核，4リピートタウ免疫染色，Bar＝50μm）

④嗜銀顆粒性認知症（嗜銀顆粒病）（argyrophilic grain disease: AGD）

迂回回，扁桃核を中心に 4R タウ陽性の argyrophilic grain 図 1-D が蓄積する疾患である．

⑤神経原線維変化優位型認知症（neurofibrillary tangle dementia）

海馬，辺縁系を中心に 3＋4R 陽性の神経原線維変化が蓄積する疾患である．VI-7（PART）の項を参照されたい．

⑥GGT（globular glial tauopathy）

近年新たに FTLD に分類された 4R タウオパチーである．グリア細胞内にタウが蓄積する疾患で，FTD の臨床像を示すタイプ1，運動ニューロン疾患を示すタイプ2，両者の合併がみられるタイプ3の3型に分類される[4]．

表2 FTLD-TDPの病理分類と異常構造物(Sieben A, et al. Acta Neuropathol. 2012; 124: 353-72❷より改変)

病理学的サブタイプ	関連遺伝子	臨床表現型	神経病理所見
type A	GRN, C9orf72	bvFTD（PNFA）	短いDNとNCIが混在し，主に皮質第Ⅱ層に出現する．
type B	C9orf72	FTD-MND＋bvFTD	NCIが皮質全層に出現する．舌下神経核，脊髄前角にもNCIsを認める．Pre-inclusionも認める．
type C		SD（bvFTD）	長いDNsが皮質表層に出現する．NCI，NIIはほとんどない．
type D	VCP	IBMPFD	NIIとDNが皮質全層に出現する．

GRN: progranulin, C9orf72: chromosome 9 open reading frame 72, VCP: valosin containing protein, bvFTD: 行動障害型前頭側頭型認知症, PNFA: 進行性非流暢性失語症, FTD-MND: 運動ニューロン疾患を伴うFTD, SD: 意味性認知症, IBMPFD: 骨パジェット病と前頭側頭型認知症を伴う封入体筋症, DN: 変性神経突起, NCI: 神経細胞質内封入体, NII: 神経細胞核内封入体.

2 FTLD-TDP

　TDP-43（TAR DNA binding protein 43）は，*HIV-1*遺伝子の末端反復配列内にあるTAR（trans activation responsive region）に結合する因子として最初に同定された．TDP-43蛋白は全身の臓器に発現する不均一核内リボ核酸蛋白の一種である．FTLD-TDP例に出現するTDP-43陽性構造には，神経細胞質内封入体NCIs，神経細胞核内封入体NIIs，変性神経突起DNsがあり，短いDNsとNCIsが混在し主に皮質第Ⅱ層に出現するType A，主としてNCIsが皮質全層に出現するType B，長いDNsが皮質第Ⅱ層に出現するType C，短いDNsとNIIsが全層に出現するType Dの4型に分類されている❷ 表2 ．

3 FTLD-FUS

　FUS（fused in sarcoma）は常染色体優性遺伝性家族性筋萎縮性側索硬化症ALS 6における*FUS*遺伝子の異常が発見されたのち，FTLDにおいて原因蛋白が不明であったatypical FTLD-U, neuronal intermediate filament inclusion disease（NIFID），basophilic inclusion body disease（BIBD）について解析したところ，FUS陽性封入体を認め，FTLD-FUSとしてまとめられた．FTLD-FUSの3病型のFUS陽性構造の程度と脳内分布にそれぞれ特徴がある❺．

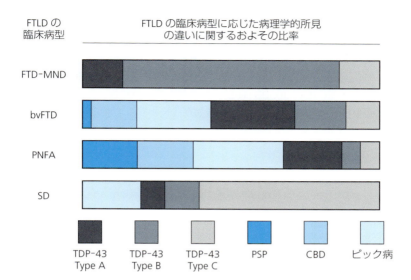

図2 臨床病型と背景病理所見(D'Alton S, et al. Front Aging Neurosci. 2014; 6: 204[3]より引用・改変)

FTD-MND: frontotemporal dementia with motor neuron disease, bvFTD: behavior variant frontotemoral dementia, PNFA: progressive non-fluent aphasia, SD: semantic dementia, PSP: progressive supranuclear palsy, CBD: corticobasal degeneration.

4. 臨床病理学的連関 図2

　SDの病理像の多くはFTLD-TDP，Type Cであるが，ピック病の報告もある．PNFAではFTLD-tauの頻度が高く，ALSを伴うFTDの病理像はFTLD-TDP, type Bである．パーキンソニズムを伴うFTLDではFTLD-tau (PSP, CBD) の頻度が高い．このように一定の傾向はあるものの，bvFTDのように臨床像のみからでは背景病理を推察することが困難な状況も存在し，今後の研究の発展が望まれる．

Pearls

FTLD の分類に関してはめざましい進歩がある．GGT を始めとする新たなタウオパチーの発見や，多系統萎縮症の一亜型として alpha synuclein の蓄積による FTLD-synuclein という概念を提唱しているグループもある（Aoki N, et al. Acta Neuropathol. 2015; 130: 93-105）．臨床徴候を正確に捉えるのみでなく，常に背景病理を推察し最終病理確認を行う姿勢が今後ますます重要になると思われる．

文献

1. Mackenzie IR, Neumann M, Bigio EH, et al. Nomenclature and nosology for neuropathologic subtypes of frontotemporal lobar degeneration: an update. Acta Neuropathol. 2010; 119: 1-4.
2. Sieben A, Van Langenhove T, Engelborghs S, et al. The genetics and neuropathology of frontotemporal lobar degeneration. Acta Neuropathol. 2012; 124: 353-72.
3. D'Alton S, Lewis J. Therapeutic and diagnostic challenges for frontotemporal dementia. Front Aging Neurosci. 2014; 6: 204.
4. Ahmed Z, Bigio EH, Budka H, et al. Globular glial tauopathies (GGT): consensus recommendations. Acta Neuropathol. 2013; 126: 537-44.
5. Mackenzie IR, Munoz DG, Kusaka H, et al. Distinct pathological subtypes of FTLD-FUS. Acta Neuropathol. 2011; 121: 207-18.

〈足立 正〉

13 筋萎縮性側索硬化症における認知障害とはどのようなものですか？どのように対応すべきですか？

1. 筋萎縮性側索硬化症と認知機能障害

　筋萎縮性側索硬化症（amyotrophic lateral sclerosis: ALS）は，古典的には運動系を選択的に障害する疾患であると考えられてきた．しかし現在，ALSにも認知機能障害は合併しうるということが明らかとなっている．認知機能障害を合併したALS症例報告の先駆けとして，本邦から1960年代に湯浅，三山が前頭側頭型認知症（frontotemporal dementia: FTD）を合併した運動ニューロン疾患症例を報告している．その後もALS-FTD合併症例の報告は続き，これらはALS with dementia: ALS-Dとして認識されるようになった．一方で神経病理学的な見地からは，ALS，ALS-Dと，frontotemporal lobar degeneration（FTLD）の一部に共通して，ユビキチン陽性，タウおよびαシヌクレイン陰性の細胞質内封入体が存在することが明らかとなり，これらの疾患の間に連続性が予想されるようになった．2006年，この封入体の構成成分としてTAR DNA-binding protein 43（TDP-43）が特定され，ALS，ALS-D，FTLD-TDPはTDP-43 proteinopathyとして同一のスペクトラム上にある疾患であるという概念が生まれてきた 図1 ．また，ALS-Dにみられるような顕性の認知症を呈さないALS症例においても，前頭側頭葉機能低下を反映した軽度の認知機能障害・行動異常が出現しうることも明らかとなってきた．

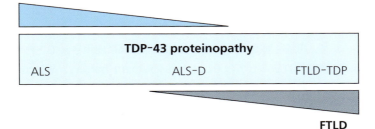

図1 TDP-43 proteinopathyの概念

2. ALSにおける認知機能障害の特徴

　TDP-43 proteinopathyとしてALS，ALS-D，FTLD-TDPが同一スペクトラム上に存在するという仮説に合致した事実として，ALSに出現する認知機能障害は前頭側頭葉機能低下と関連するものが一般的である．そして前頭側頭葉機能低下の病理学的背景は，TDP-43蓄積を伴う前頭側頭葉変性が想定されている．Ringholzらは279例の孤発性ALS患者を対象として認知機能を評価し，143例(51%)になんらかの認知機能障害が存在していたことを報告している．うち41例(15%)はFTDの診断基準を満たしていた．認知機能障害を有するALS患者群では，コントロール群と比較し遂行機能と記憶力が有意に低下していた．Brettschneiderらは ALS剖検102例を解析し，臨床的に認知症を呈した12例（うち11例はFTLDの診断基準を満たす）では，有意に前頭葉・側頭葉において神経細胞脱落増加，TDP-43蓄積増加，ミクログリア活性化が生じていたことを示した．さらに，前頭葉へのTDP-43蓄積，ミクログリア活性化の程度が，遂行機能検査のスコア低下と相関していたと報告した．これらの研究は，ALSにおける認知機能障害の多くがTDP-43蓄積を伴う前頭側頭葉変性によるものであることを示唆している．

　臨床的にALS患者に認められる前頭側頭葉機能低下の内容としては，遂行機能障害，ワーキングメモリー障害，アパシー，病識の欠如・無関心，脱抑制，自己中心的行動の増加，社会的認知機能障害，言語障害などがある．言語障害としては語の流暢性の低下，反響言語，保続，無言などがみられ，また本邦からは市川らによって書字障害（仮名における脱字，錯書，文法障害）が生じうることも報告されている．少数ではあるが，進行性非流暢性失語症や意味性認知症を発症したALS症例報告もある．前述のように，顕性の認知症としてFTDが発症する場合もある．これらの前頭側頭葉機能低下は，見当識や記憶の評価に重点をおく長谷川式簡易知能評価スケールやMini Mental State Examinationでは検出されにくいため，注意を要する．ALSの認知機能評価に使用されてきたツールとして，前頭葉機能検査法としてはfrontal assessment battery, Wisconsin Card Sorting Test, Trail Making Testなどが，行動評価尺度としてはFrontal Systems Behavior Scale, Frontal Behavioral Inventoryなどが，ワーキングメモリーの検査法としてはNバック課題などがある．言語機能評価法の一つである語の流暢性評価は，ALS患者における認知機能障害の鋭敏なマーカーであると報告

されている．評価に際しては，運動機能障害や構音障害，ALS罹患による抑うつなどがこれらのスコアを悪化させる可能性があることに注意を要する．

一方，これまで述べてきた前頭側頭葉機能低下とは異なる様式の認知機能障害も，少数ではあるがALS患者でみられる．まずあげられるのがALSとAlzheimer's disease（AD）：アルツハイマー病との合併である．Hamiltonらが検討した30例のALS剖検例では，7例が認知症もしくは失語症を発症しており，このうち2例は病理学的にADであった．また先にあげたBettschneiderらの報告でも，認知症を呈した12例のうち1例は，病理学的にADであった．認知症を伴うALSであっても，前頭葉機能低下が乏しく記憶力低下が主にみられる場合は，ADの合併を疑うべきと考えられる．その他，本邦の紀伊半島においては紀伊ALS/PDC（Parkinsonism-Dementia complex）という希少疾患も存在している．

3. 認知機能障害を有するALS患者への対応

ALSに伴う認知機能障害の薬物治療については，まだ十分なエビデンスはえられていない．FTD症状として人格変化による問題行動が目立つ場合は，FTDの治療に準じ，選択的セロトニン再取り込み阻害薬，非定型抗精神病薬，抗てんかん薬（カルバマゼピン，バルプロ酸，ラモトリギン）などの投与を試みてもよいかもしれない．またADの合併が疑われる場合は，AD治療薬の投与が考慮される．薬物療法のみならず，療養環境の整備も重要である．

Pearls

ALS患者は療養の過程で，経管栄養や気管切開下人工換気療法を導入するか否かなどについての意思決定を行うこととなる．この意思決定の時点において患者が認知機能障害を有していた場合，患者の表出した意思をそのまま受け入れるべきであるのかどうかということは，大きな問題となる．この問題について，現時点ではまだ明確な指針は打ち出されておらず，今後議論すべき課題と考えられる．このような疾患の特性からも，ALS患者への認知機能評価は，病初期から継続的に行われることが望ましいと考えられる．

文献

1. Ringholz GM, Appel SH, Bradshaw M, et al. Prevalence and patterns of cognitive impairment in sporadic ALS. Neurology. 2005; 65: 586-90.
2. Brettschneider J, Libon DJ, Toledo JB, et al. Microglial activation and TDP-43 pathology correlate with executive dysfunction in amyotrophic lateral sclerosis. Acta Neuropahol. 2012; 123: 395-407.
3. Giordana MT, Ferrero P, Grifoni S, et al. Dementia and cognitive impairment in amyotrophic lateral sclerosis: a review. Neurol Sci. 2011; 32: 9-16.
4. Goldstein LH, Abrahams S. Changes in cognition and behaviour in amyotrophic lateral sclerosis: nature of impairment and implications for assessment. Lancet Neurol. 2013; 12: 368-80.
5. 市川博雄, 河村 満. ALSにおける高次脳機能障害. In: 祖父江 元, 辻 省次, 編. すべてがわかるALS（筋萎縮性側索硬化症）・運動ニューロン疾患. 東京: 中山書店; 2013. p.57-64.
6. Hamilton RL, Bowser R. Alzheimer disease pathology in amyotrophic lateral sclerosis. Acta Neuropathol. 2004; 107: 515-22.
7. 日本神経学会. 認知症にはどう対処すればよいか. In:「筋萎縮性側索硬化症診療ガイドライン」作成委員会, 編. 筋萎縮性側索硬化症診療ガイドライン2013. 東京: 医学書院; 2013. p.98-9.

〈中山宜昭　伊東秀文〉

14 海馬硬化による認知症とは どのようなものですか？

1. 疾患概念

海馬硬化症とは，海馬で虚血に最も脆弱な Sommer's Sector（CA1） 図1 の変性を病理学的背景とする群である．小児科領域のてんかんの原因としての海馬硬化と病変部位が重なることより同じ名称が使われる．欧米では認知症の原因疾患の10傑にあがり，米国NIHが主導するアルツハイマー病レジストリー（National Alzheimer disease Coordinating Center Database）では入力必須

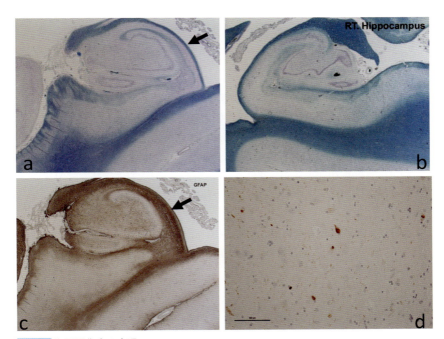

図1 海馬硬化症の病理

a: 左海馬，b: 右海馬（K. B. 染色）．左側海馬 CA1（矢印）に限局した萎縮を認める．c: 抗 glial fibrillary acidic protein（GFAP）抗体免疫染色．萎縮部位に一致したアストログリオーシスを認める．d: 抗リン酸化 TDP43 口蓋免疫染色．萎縮部位に主に細胞突起内に陽性所見を認める．（高齢者ブレインバンクホームページ，www.mci.gr.jp/BrainBank より，2016年10月12日引用）

項目とされている．しかし本邦では臨床的にも病理学的にも注目されていない．

2. 頻度

　欧米では認知症の原因病理として，海馬硬化症が2.8〜13％占めると報告されているが，本邦では報告がほとんどない．海馬硬化症は臨床診断が困難で，確定診断は神経病理診断である．本邦においては剖検率の激減に加え，非神経疾患の開頭剖検率がきわめて低いため，本例のように臨床診断できない認知症が開頭剖検にかかる頻度はきわめて低い．また病理学的にも末期の虚血病変として見逃されている可能性がある．在宅高齢者支援総合救急病院である我々の施設は，開頭剖検をできる限り得る努力を行い，高齢者コホートリソースとして高齢者ブレインバンクを構築している．高齢者ブレインバンク内の海馬硬化症の頻度は欧米と同等である．

3. 診断

　病理診断として，CA1の限局性の萎縮と細胞脱落を認め，左右差を伴うことが一般的である．また高率に筋萎縮性側索硬化症の原因蛋白として同定されたTDP-43陽性構造物が認められることが特徴である．小児てんかんの原因の一つである海馬硬化症とは，TDP-43蓄積を伴わず，歯状回顆粒細胞層の増殖様変化（granular cell dispersion）を伴う点で異なる．純粋型はまれで，Alzheimer's disease (AD)：アルツハイマー病などの他の変性型認知症との合併例が大部分を占める．

　病理確定診断例の生前に撮像したMRIの後方視的検討より，左右差を伴う海馬の限局性萎縮とFLAIR画像による信号上昇をもとに，我々は臨床診断に用いている 図2 ．

4. 病因

　当初重症肺炎などの篤な疾患からの回復，全身麻酔などの医療介入の反復が，海馬の最も脆弱な部位を障害することが原因ではないかとの説が出されたが，エビデンスがないと棄却された．最近小血管病変を高頻度に伴い，脳血管病に伴う虚血との関連説が出されたが，今後の課題である．

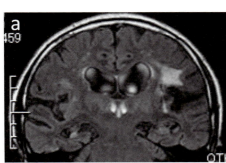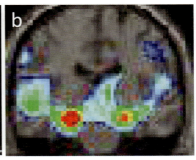

図2 海馬硬化症の画像
a: FLAIR 画像．右海馬に限局した萎縮と高信号を認める．b: VSRAD 統計処理画像．右海馬に強調された萎縮を認める（東京都健康長寿医療センター放射線科部長，德丸阿耶博士提供）．

5．症状

　純粋海馬硬化症剖検診断確定例の生前呈していた症状は，記憶障害型軽度認知障害であった．合併型の場合，変性型認知症の記憶障害を増悪させることが推測されている．

6．治療

　AD とは異なる病態を説明し，記憶障害への対応を指導している．特異的治療の報告はない．

Pearls

　海馬硬化は欧米では認知症の原因の十傑にあげられているが，確定診断は剖検である．本邦では開頭剖検率が低い影響を受け，あまり注目されていない．MRI FLAIR 画像で左右差を伴う海馬萎縮と高輝度を伴う場合診断可能であり，この点に注目すれば頻度は増えることが期待される．単独出現はまれで，他の変性型認知症に合併し，記憶障害を増強する点が重要である．TDP-43 沈着を伴う点で，変性，循環障害の両方の成因仮説が提出されている．

〈村山繁雄　齊藤祐子〉

15 てんかんと認知症との関連に関して教えてください

1. 高齢発症てんかんが増えて認知症との鑑別が問題になっている

　　てんかんは3歳以下の発症が最も多く成人になると減少するが，60歳以上の高齢者で再び増加に転じる．高齢発症てんかんは記憶障害が目立つために認知症と誤診される可能性があり日常診療において注意を要する．

2. 一過性てんかん性健忘（transient epileptic amnesia）

　　認知症と誤診されやすい発作症状は，一時的な記憶障害だけが目立つ一過性てんかん性健忘である．臨床的には，高齢者で明らかなけいれん発作や意識消失を伴わず，健忘のエピソードが繰り返し目撃され，発作中の行動は正常であるが，症状と脳波検査などによりてんかんが強く疑われるという特徴がある．発作間欠期には認知機能障害を認めず，ある時点または期間の記憶が抜け落ちていることが多いが，一部の症例では記憶障害と日常生活能力の低下が持続していることもある．高齢者てんかんの発作症状の特徴は，非けいれん性が多く，軽微でかつ多彩，意識障害，失語，麻痺などを呈することがあげられており，若年者と異なる．認知症と鑑別が問題になった経験症例としては，時々ぼーっとしてすぐに元に戻り家事をこなせるが，その間のことを覚えていない例，できごとの記憶があいまいなことがあり口をもぐもぐさせたりもみ手のような動作に気づかれていた例，日中の物忘れとともに夜間に体を震わせる発作があったがうなされていると思い込まれていた例を経験している．このように，高齢者のてんかんでは一過性てんかん性健忘だけが目立つために認知症を疑われてしまうが，発作の目撃者からその症候を聴取することにより自動症や運動症状を把握できる場合がある．一過性てんかん性健忘を呈する最も注目すべき発作型は意識減損を伴う複雑部分発作であり，診断には病歴聴取が最も重要である．

3. 脳波検査は必須

　　一過性てんかん性健忘が疑われたら，Mini Mental State Examination

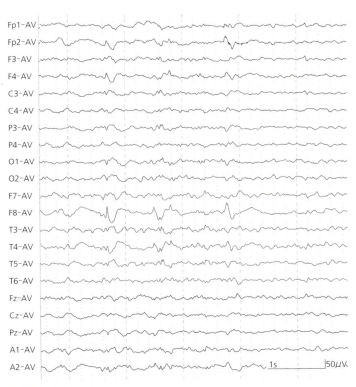

図1 てんかんと認知症
一過性てんかん性健忘を呈した高齢者てんかん発作波の例．睡眠脳波でF8，T4に棘波を認め，左右を比較すると徐波も右で優位である．側頭部の異常を検出しやすくするため，平均電位基準電極（AV）を用いている．

(MMSE)などによる認知機能の評価とともに脳波検査が必須である．脳波によりてんかん性放電（棘波，鋭波）を確認できればてんかんが存在することはほぼ確実になる．しかし，高齢者での脳波のてんかん波捕捉の感度は約70％以下と考えられ，1回の脳波検査でてんかん波が捉えられない場合には，脳波検査を繰り返す，睡眠脳波を記録する，長時間ビデオ脳波モニターを行うなどの工夫が必要なことも多い．また，高齢者の場合にてんかん原性を生じる原因として最も多い脳血管障害が前頭部から側頭部外側に出現しやすいため，同部位由来の脳波異常に注目するとよい．発作間欠期でも，側頭部などに左右差のある徐波を認める場合にはその部分に脳機能異常があることが推察され，てんかん性放電が出現し

やすくなっている　図1 ．脳磁図はてんかんの診断に有用だが，非常に限られた施設のみで施行可能である．

4. 脳画像検査によるてんかん原性の検索

　てんかんが疑われれば脳画像診断も行う必要がある．緊急時や MRI が禁忌の場合にはまず CT 検査を行うが，MRI の方が診断能が高い．特に，プロトン強調画像や FLAIR 画像がてんかん原性病変としての脳血管障害だけでなく，海馬硬化や皮質形成異常の検出にも優れている．FDG-PET や脳血流 SPECT はてんかん焦点の検索に有用である．一方で，画像診断と認知機能検査により Alzheimer's disease（AD）：アルツハイマー病や脳血管性認知症が明らかになる場合がある．てんかんの発現率は認知症がない群に比べてアルツハイマー病で7倍，脳血管性認知症では9倍とする報告がある．アルツハイマー病例を治療中にてんかん発作を合併することはまれでなく，しかも非けいれん性のことが多く診断に苦慮することがある．

5. 治療

　一過性てんかん性健忘と診断された場合，高齢者てんかんでは若年者より初回発作後の再発率が高い（35～73％）ため，けいれんがなくても治療を開始することが多い．まず選択される抗てんかん薬は部分発作に有効なものになり，2005年の米国のエキスパートオピニオンの集計では，健康な高齢者においてはラモトリギン，レベチラセタム，ガバペンチン，カルバマゼピンの順に推奨され，内科的合併症を有する高齢者ではレベチラセタム，ラモトリギン，ガバペンチンの順に推奨されている．部分発作以外であれば，バルプロ酸，フェニトイン，トピラマート，フェノバルビタールなども試みられる．高齢者では少量の抗てんかん薬で発作が消失または軽減されることが多いので，薬剤は少量より開始し徐々に増量して至適投与量を決定する．また，抗てんかん薬による眠気，認知機能低下や転倒などの副作用に十分注意する．

Pearls

認知症の鑑別診断としててんかんが重要で，一過性てんかん性健忘という病態があることを念頭におくべきである．てんかん発作が良好にコントロールされれば一過性の健忘症状は消失し，低下していた MMSE も改善することが多い．診断には病歴が重要で，てんかんが疑われる場合には脳波検査と脳画像検査を積極的に施行すべきである．

文献

1. Burn J, Dennis M, Bamford J, et al. Epileptic seizures after a first stroke: the Oxfordshire community stroke project. BMJ. 1997; 315: 1582-7.
2. Butler CR, Graham KS, Hodges JR, et al. The syndrome of transient epileptic amnesia. Ann Neurol. 2007; 61: 587-98.
3. McBride AE, Shih TT, Hirsch LJ. Video-EEG monitoring in the elderly: A review of 94 patients. Epilepsia. 2002; 43: 165-9.
4. Imfeld P, Bodmer M, Schuerch M, et al. Seizures in patients with Alzheimer's disease or vascular dementia: a population-based nested case-control analysis. Epilepsia. 2013; 54: 700-7.
5. Karceski S, Morrell MJ, Carpenter D. Treatment of epilepsy in adults: expert opinion, 2005. Epilepsy & Behavior. 2005; 7: S1-64.

〈小尾智一〉

16 血管性認知症はどのように診断すればいいですか？

血管性認知症の診断基準には International Statistical Classification of Diseases and Related Health Problems, 10th Revision (ICD-10), Alzheimer's Disease Diagnostic and Treatment Center (ADDTC), National Institute of Neurological Disorders and Stroke and Association Internationalepour la Recherche etl'Enseignement en Neurosciences (NINDS-AIREN), American Heart Association/American Stroke Association (AHA/ASA) があり基本的には認知症があること，脳血管障害があること，両者に因果関係があることの3項目を満たすことが一般的であるが，ここでは今日広く使用されているDSM-5 の診断基準を **表1** に示す．DSM-5 は DSM-IVが発表された 1994年以来，19年ぶりの改訂となっているが「B.1 認知障害の発症が1回以上の脳血管イベントと時間的に関係している．」とあるように新たに画像の発達・普及に

表1 血管性認知症または軽度血管性認知症の診断基準 (American Psychiatric Association. Diagnostic and Statistical Manual of Mental Disorders, Fifth Edition (DSM-5). Washingtong D.C., London; American Psychiatric Publishing: 2013. p.621-4[1] から改変)

A. 認知症または軽度認知障害の基準を満たす．
B. 臨床的特徴が以下の血管的素因に合致している．
　1. 認知障害の発症が1回以上の脳血管イベントと時間的に関係している．
　2. 認知機能低下が複雑性注意（処理速度を含む）および前頭葉性実行機能で顕著である．
C. 病歴，身体学的所見，神経画像所見から脳血管障害を示す証拠がある．
D. その症状は他の脳疾患や全身性疾患でうまく説明することができない．
　血管性認知症は以下の1つがあれば probable と診断される．そうでなければ possible と診断される．
　1. 臨床的基準が脳血管障害による神経画像によって支持される（神経画像によって証明される）．
　2. 症状が1回以上の脳血管障害と時間的に関係する．
　3. 臨床的にも遺伝学的にも（例: 常染色体優性遺伝脳動脈症と皮質下梗塞および白質脳症）
　　Possible である血管性認知症は臨床的には合致するが神経画像によって証明されず，血管性認知症と時間的関連が証明できない場合に診断される．
　　Coding note: probable と診断される行動障害を伴う血管性認知症には 290.40 (F01.51) とコードを付ける．行動障害を伴わない血管性認知症には 290.40 (F01.50) とコードを付ける．Possible と付けられる血管性認知症は行動障害に関わらず 331.9 (G31.9) と付ける．軽度血管性認知症は 331.83 (G31.84)
　　（注意: 血管性疾患に対する付加的なコードは使用しないこと．行動障害はコードがつけられないが，記述するべきである．）

伴い頭部CTやMRIなどの神経画像の支持の項目が追加されたことと，認知症と脳血管発作との時間的関係が追加された．またその症状は他の脳疾患や全身性疾患でうまく説明することができないと記載があるように除外診断が必要となる．鑑別としてはAlzheimer's disease（アルツハイマー病），パーキンソニズムと認知症を伴う神経変性疾患，前頭葉型認知症，正常圧水頭症，うつ病がある．アルツハイマー病では早期から記銘力低下を認めることが特徴である．βアミロイド濃度やリン酸化タウなどの脳脊髄液検査，アミロイドイメージングも鑑別の手がかりとなる．パーキンソニズムと認知症を伴う神経変性疾患ではdementia with Lewy bodies（レヴィ小体型認知症），進行性核上性麻痺，大脳皮質基底核変性症，多系統萎縮症があるがパーキンソニズムなどの臨床徴候，神経画像検査を行う．前頭葉型認知症は潜行性に発症し行動徴候や言語障害を伴う．正常圧水頭症では認知症の他，神経画像検査，歩行障害，尿失禁の有無で判断する．認知障害の重症度とうつ病の発症が不釣り合いであれば両方診断する．血管性認知症はアルツハイマー病，うつ病としばしば共存する．

Pearls

近年，高血圧や糖尿病，脂質異常症などの血管性危険因子が神経変性疾患とされていたアルツハイマー病の発症に関与しているという疫学データが集積している．また実臨床においてアルツハイマー病と血管性認知症の鑑別は困難であることが多い．そのため両者が合併した混合型認知症という概念も提唱されている．

文献

1. American Psychiatric Association. Diagnostic and Statistical Manual of Mental Disorders, Fifth Edition（DSM-5）. Washingtong D.C., London; American Psychiatric Publishing: 2013. p.621-4.
2. 中村敏範, 天野直二. 血管性認知症または血管性軽度認知障害. 老年精神医学雑誌. 2014; 25: 877-80.
3. 冨本秀和. 血管性認知障害の現況と将来展望. 脳卒中. 2015; 37: 358-61.
4. 羽生春夫. 混合性認知症の診断と治療. Brain and Nerve. 2012; 64: 1047-55.

〈佐野博康〉

17 慢性の髄膜炎で認知症をきたすことがあるそうですが，どういった疾患ですか？

1. 認知症と慢性髄膜炎

　認知症とは，ICD-10 では「通常，慢性あるいは進行性の脳疾患によって生じ，記憶，思考，見当識，理解，計算，学習，言語，判断等多数の高次脳機能の障害からなる症候群」と定義されているが，予後に関する記載はない．認知症の中には早期診断と適切な治療・処置で改善するものがあり，次項にあげる慢性髄膜炎の原因疾患や正常圧水頭症などの治療可能な認知症 treatable dementia を見逃さないことが重要である．

　慢性髄膜炎とは，脳脊髄液に慢性炎症所見を認める所見を有し，中枢神経感染に矛盾しない症状が少なくとも 4 週間以上続くものと定義されている．臨床症状は，亜急性経過の発熱や頭痛，嘔気，認知機能障害を含む高次脳機能障害などが背景にあり，それらの症状が数週間から数カ月かけて緩徐に増悪する．つまり，慢性髄膜炎をきたす疾患であれば認知症をきたす可能性がある．また，病気の進行に伴い脳神経麻痺や歩行障害，意識障害を生じることがある．早期に適切な治療を行えば改善する疾患が多いが，進行しなければはっきりとした臨床症状が現れない場合もあり，診断するまでに時間を要してしまうケースも少なくない．

2. 慢性髄膜炎の原因疾患

　慢性髄膜炎の原因は，大きく感染性と非感染性に分けられる．感染性の慢性髄膜炎の原因には，ウイルス，細菌，真菌，寄生虫などがあり，非感染性の原因には，腫瘍や自己免疫疾患，薬剤性などがある 表1 ．

　慢性髄膜炎の原因として多いのは結核性髄膜炎である．小児のみならず高齢者の二次結核として実臨床でしばしば経験する．また，免疫不全患者における慢性髄膜炎の原因は多岐にわたるが，特に真菌感染症，なかでもクリプトコッカス髄膜炎が多くみられる．非感染性の慢性髄膜炎の原因の多くは脳以外の臓器に異常をきたすことがあるため，神経学的診察のみならず全身診察を行うことも重要である．次項から代表的な慢性髄膜炎の原因疾患についてまとめるので参考にしていただきたい．

表1 慢性髄膜炎の主な原因疾患

感染性				非感染性
ウイルス性	細菌性	真菌性	寄生虫	腫瘍性（悪性リンパ腫など）
サイトメガロウイルス	結核菌	クリプトコッカス	アカントアメーバ	サルコイドーシス
HIV（Human immunodeficiency virus）	梅毒	コクシジオイデス	嚢虫症	SLE（Systemic lupus erythematosis）
HTLV-1（Human T cell lymphotrophic virus Ⅰ）	ライム病	ヒストプラズマ	住血線虫	血管炎
単純ヘルペス	アクチノミセス	ブラストミセス		Behçet病
帯状疱疹ウイルス	ノカルジア	スケドスポリウム		Sweet病
エコーウイルス	ブルセラ	アスペルギルス		薬剤性

1 結核性髄膜炎

慢性髄膜炎の原因として比較的頻度の高い疾患である．脳底部の炎症が強いため脳神経麻痺が出現しやすく，水頭症や脳底部の血管炎による脳梗塞を伴うことがある．亜急性に進展するため，頭痛が次第に増強し，脳神経麻痺や痙攣，意識障害などを呈し，病状が進行して診断に至ることが少なくない．脳脊髄液検査では単核球優位あるいは混合型の細胞増加が多く，髄液アデノシンデアミナーゼ活性高値は補助診断になる．脳脊髄液から*Mycobacterium tuberculosis*が検出されれば診断確定になる．抗利尿ホルモン不適合分泌症候群による低ナトリウム血症の合併が多い．肺結核や粟粒結核などの胸部異常陰影の確認，頭部CTとMRIによる結核腫の検索，喀痰や胃液を用いたPCRも有用である．治療は抗結核薬で，副腎皮質ステロイドの併用は死亡率と後遺障害を減少しうる．

2 クリプトコッカス髄膜炎

HIV感染を代表とする細胞性免疫不全患者に発症しやすいが，健常者にもみられる．脳脊髄液中の抗原を検査し診断する．症状は，発熱や頭痛，人格変化や意識変容などが2〜4週間以上かけて緩徐に進行することが典型的であるが，軽微な頭痛のみが数カ月以上続くといったこともある．また，第Ⅵ神経麻痺をはじめとする脳神経麻痺や乳頭浮腫もしばしば認められる．治療は抗真菌薬（第一選択薬はアムホテリシンB）．

3 ライム病（神経ボレリア症）

マダニを媒介とするスピロヘーターの一種 *Borrelia burgdorferi* 感染に起因する細菌感染症である．欧米では年間数万人の患者が発生しているが，日本での報告は多くはない．野山を散策した際に感染することが多い．症状は第1期；遊走性紅斑・リンパ節腫脹，第2期：神経症状（髄膜炎，多発性神経炎など）・循環器症状（不整脈）・関節炎，第3期（1～数年後）；慢性萎縮性肢端皮膚炎・慢性関節炎・慢性髄膜・脳炎を呈する．欧米の発症例は *B. burgdorferi* 感染であるが，日本は *B. garinii* と *B. afzelii* が主体である．*B. garinii* は関節・神経症状を呈し，*B. afzelii* は皮膚症状を呈しやすく，遊走性紅斑がないからといって，*B. garinii* 感染の場合はライム病を否定できない．両側顔面神経麻痺の際には鑑別疾患として考えやすいが，病歴や経過，全身診察から本症をまず疑うことが重要である．治療は塩酸ドキシサイクリンとセフトリアキソンナトリウムによる抗菌療法を行う．

4 腫瘍性疾患（血管内悪性リンパ腫）

脳腫瘍であっても，局所性の巣症状ではなく，進行性の認知機能障害が前景に立つことがある．緩徐に増大する髄膜腫やびまん性に分布する神経膠腫，血管内悪性リンパ腫で認めることが多い．

血管内悪性リンパ腫は小血管内におけるリンパ球細胞の腫瘍性増殖が塞栓症状を起こす．臨床的には，進行性の認知機能障害や意識障害の他に，頭痛や痙攣を認めることもある．頭部画像所見は，多彩であるが動脈支配域に一致しない多発性かつ変動性の梗塞様所見を認める．自然軽快する例もあり診断が難しいが，病初期に確実に組織診断し化学療法を開始しなければ不幸な転帰に至る例も少なくない．本邦では脳生検で診断した報告が多いが，皮膚に病変を生じることもあり，ランダム皮膚生検が有用な場合もある．

5 神経サルコイドーシス

サルコイドーシスは非乾酪性類上皮細胞肉芽腫が肺，リンパ節，心臓，眼，皮膚などのあらゆる全身臓器に生じ発症する原因不明の疾患で，骨格筋や神経も侵される．神経サルコイドーシスはサルコイドーシスの5～15％である．中枢神経では，主に髄膜病変（髄膜炎，肥厚性肉芽腫性硬膜炎），実質性肉芽腫性病変（脳，脊髄），水頭症，血管病変（血管炎，脳室周囲白質病変，静脈洞血栓症），脳症を，末梢神経では脳神経障害や末梢神経障害を生じる．神経サルコイドーシスの約半

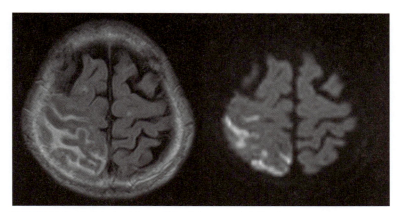

図1 当院で加療したリウマチ性髄膜炎の84歳女性の初診時頭部MRI
左: FLAIR, 右: DWI

数は神経障害で初発する．髄液検査は，リンパ球増多，蛋白増加，ACE高値，sIL-2Rの上昇などを認めるが，非特異的である．あらゆる全身臓器に病変を認める疾患であるため，中枢神経や末梢神経のみならず全身臓器の検索が必要である．そのうえで病変のある組織の生検を施行し診断する．病理所見は非乾酪性上皮細胞肉芽腫，微小血管症や肉芽腫血管炎を認める．治療は副腎皮質ステロイドで開始するが，治療効果により免疫抑制剤や分子標的療法を行う場合もある．

3. おわりに

　慢性髄膜炎は認知症をきたしうるが，その原因は多岐にわたる．急性〜亜急性経過の認知症患者であれば，treatable dementia を考え診察することは難しくないが，慢性経過の認知症患者であっても，安易に変性疾患に伴う認知症と決めつけずに，特に経過中に他の神経症状や全身症状が出現した際には慢性髄膜炎をはじめとした treatable dementia の可能性を疑うことが重要である．

Pearls

リウマチ性髄膜炎

MRI の普及に伴い近年報告が増えてきている慢性髄膜炎. 臨床症状は脳神経障害・神経学的巣症状（50%），意識障害・高次脳機能障害（38%），痙攣発作（33%），頭痛（23%）．リウマチ因子や抗 CCP 抗体といった関節リウマチのマーカーが上昇することが多い．頭部 MRI 所見は，片側テント上の髄膜のガドリニウム増強効果を有す FLAIR，DWI での高信号がきわめて特徴的である 図1 ．無治療での予後は不良であるが，ステロイドへの反応が良好であるため， 図1 に示すような頭部 MRI 画像を認めた際には積極的にリウマチ性髄膜炎を疑い精査し早期に治療介入することが重要である．

文献

1. Baldwin K, Whiting C. Chronic meningitis: Simplifying a diagnostic challenge. Curr Neurol Neurosci Rep. 2016; 30: doi: 10.
2. 日本結核病学会，編．結核診療ガイドライン　改訂第3版．東京: 南江堂; 2015.
3. 深在性真菌症のガイドライン作成委員会，編．深在性真菌症の診断・治療ガイドライン 2014．東京: 協和企画; 2014.
4. Helbok R, Broessner G, Pfausler B, et al. Chronic meningitis. J Neurol. 2009; 256: 168-75.

〈安部鉄也〉

プリオン病の case approach

● アルツハイマー病などと間違われることのあるプリオン病があると聞きました．どのような鑑別を行えばいいのでしょうか？

　プリオン病の70％は古典的なプリオン病〔クロイツフェルト-ヤコブ病（CJD）〕を示しており，古典的なプリオン病の症状は急速な認知機能障害とミオクローヌスを代表とした不随意運動を示し，発症から3〜4カ月以内で無動無言に至ります．古典的なプリオン病とは異なり，アルツハイマー病に類似した緩徐進行性なプリオン病もあります．アルツハイマー病に類似したプリオン病として，MM2-皮質型，コドン180番変異（V180I）とコドン232変異（M232R）（緩徐進行型），獲得性プリオン病（硬膜移植後CJD）があげられる．

● 1．問診，診察，検査

　一般的な病歴，内科学的な診察，神経学的な診察所見を施行する．

> **症例** 72歳，男性
> **主訴** 漢文が読めない
> **既往歴** もともと学生の頃より漢文に興味があり，漢文を読んでいた．仕事を退職し，漢文を読むことが日課であった．ある日いつも読むことができていた漢文の漢字が1ページで2個程度読めなくなり，1週間後には1ページ中4個程度読めなくなった．
> 　1カ月後1ページ辺り半分程度読めなくなり，好きだった漢文を読まなくなった．
> 　夫があれほど好きだった漢文を読まなくなったために，妻が心配になって，夫と共に発症から2カ月後に物忘れ外来を受診した．
> 　物忘れ外来時Mini Mental State Examination（MMSE）29点/30，HDS-R 30点/30，礼節が保たれており，振り返り徴候が認められた．新聞を読ませると全ての漢字が読むことができる．さらに難しいと考えられる漢字さえ読むことができた．そのため主治医は画像検査と脳血流シンチを放射線科に依頼した．脳血流シンチが先に予約され施行された．脳血流シンチでは後部帯状回と楔前部，頭頂側頭連合野に加え，大脳皮質に全般的に血流の低下が認められた．そのために主治医

はアルツハイマー型認知症か大脳皮質基底核症候群などを鑑別に考えた．MRI施行後 MRI の説明をしようとすると妻が，"認知機能障害が進んでいる"という．MMSE 29 点/30，HDS-R 30 点/30 であったが，社説の漢字や最初の診察時に読めていた難解の漢字が読めなくなっていた．MRI 拡散強調画像をみると大脳皮質に沿って高信号領域が認められた．そのため検査も考慮に入れ，入院とした．入院させると落ち着きがなく，家に帰るといって，病棟をうろうろしていた．入院時もはっきりとした脳波異常やミオクローヌスなどの不随意運動が認められなかった．

発症から 3 カ月程度で新聞半分程度の漢字や内容の理解ができなくなった．MMSE 24 点，HDS-R 23 点であったが，1 年後には MMSE 12 点，HDS-R 10 点であった．その後 2 年間歩行して外来に通院してきたが，はっきりとした脳波異常やミオクローヌスなどの不随意運動が認められなかった．外来の際に家族が患者の介護をできないといって，施設に入所となった．発症から 4 年後脳波検査にて明らかな徐波が認められ，ミオクローヌスが認められた．

問診の pitfalls and pearls

緩徐進行性プリオン病は失行や失認などの高次脳機能障害を呈することが多い．この高次脳機能障害が月単位で急激に悪化する．医師側が聞かないとわからないことが多い．またアルツハイマー病の一般的な経過を教えてもよく理解できない症例もある．主治医は患者・患者家族・介護施設にいる場合はそのスタッフに，1～2 カ月程度患者の症状をノートなどに記録していただいている．そのことで診断に結び付けることができる．

2. 初診時診断プラン

診断を上手くするためには，この緩徐進行性プリオン病が一般的なアルツハイマー型認知症の経過とは異なることをよく理解することが重要である．

①一般的なアルツハイマー病の経過を教え，患者の症状の経過をノートなどにメモしてもらう．
②画像検査（MRI 特に拡散強調画像，脳血流シンチ）を行う．
③髄液検査（14-3-3 蛋白，総タウ蛋白，異常プリオン蛋白）と遺伝子検査を施行する．
④脳波検査を施行する．

一般的なアルツハイマー病の経過を教え，経過が早いようであれば診察日を早め，患者の症状の経過をノートなどに書いてもらい，診察する．その間に画像検査（MRI 特に拡散強調画像，脳血流シンチ）を一般的な手順で行う．

　経過が早いようであれば，次の診察までに患者および患者の家族が気づいたことをノートに列挙してもらう．緩徐進行性プリオン病の臨床症状として初期では高次脳機能障害を呈することが多く，鑑別疾患を行ううえで高次機能検査を行うことも必要である．

　画像検査にて MRI 拡散強調画像にて大脳皮質に沿って高信号領域があった場合は髄液検査と脳波検査を施行する．脳炎や脳症などを示唆する所見がない場合は 14-3-3 蛋白や総タウ蛋白や異常プリオン蛋白の検査と遺伝子検査を施行する．同時に脳波検査も施行する．

> **初診時診断プランの pitfalls and pearls**
>
> *緩徐進行性なプリオン病のバイオマーカーは陰性のことが多い．
> 　アルツハイマー病に類似した緩徐進行性なプリオン病は髄液中の 14-3-3 蛋白や総タウ蛋白の陽性率が 30〜50％程度であることを頭にとめておいてほしい．
> *緩徐進行性なプリオン病の初期・中期・後期では症状・症候が異なる．
> 　診察当初プリオン病の特徴である脳波や不随意運動などは認められない症例が多いが，発症から 3 年程度経つとプリオン病の特徴である脳波や不随意運動などが認められることがある．

3．鑑別診断について

　診断は WHO プリオン病診断基準に従って行うが，WHO プリオン病診断基準では緩徐進行性プリオン病では診断基準を満たさないことが多い．MRI 拡散強調画像だけに注目すると他の疾患を見落とすことがあるので，注意すべきである．

　MRI 拡散強調画像で鑑別すべき疾患は症候性てんかん，代謝性脳症，橋本脳症，自己免疫性脳症などがあげられる．経過として考えるべき鑑別疾患は，経過の早いアルツハイマー型認知症とレヴィ小体型認知症と前頭側頭型皮質変性症と大脳皮質基底核症候群があげられる．

鑑別診断の pitfalls and pearls

- MRI 拡散強調画像における異常信号は診断のきっかけにはなるが，絶対的な診断根拠にはならない．

 プリオン病で特徴的な MRI 拡散強調画像で大脳皮質に沿って高信号を示すのは症例の 80〜90％であると考えられている．コドン 180 番変異（V180I）では MRI 拡散強調画像のみでなく，FLAIR 画像や T2 強調画像で異常所見が認められることが多い．
- 臨床経過を見極めることが重要である．

〈佐藤克也〉

治療 III

CQ1 アルツハイマー病治療薬の効果はどのようなものですか？また種類とその違いについても教えてください．

1. アルツハイマー病治療薬の概要・種類

　現在 Alzheimer's disease（アルツハイマー病）の治療薬として使用されているものは，いずれも病態修飾薬であるが，わが国では4種類の薬剤が保険適応となっている 表1 ．効能・効果は「アルツハイマー型認知症における認知症症状の進行抑制」とされている．世界的にも使用可能な薬物はこの4種類である．開発が進められているものとして，アミロイド仮説に基づいたアミロイドβ（Aβ）を標的とする根本治療をめざした薬剤が多数存在するが，いずれも臨床治験で明らかな効果は認められていない．〔臨床治験を検索するサイトの1つとしてClinical Trial（https://clinicaltrials.gov/ct2/home）が存在するので参照されたい．〕そのような状況のなかで，Aβ を標的とした抗体医薬である solanezumab は Aβ と複合体を形成し脳内 Aβ を減少させるが，軽症患者に一部有効との結果が発表されており，今後の報告が注目される．

　またタウを標的とした根本治療薬の開発も進められ期待されているが，臨床的な有効性についてまだ結論は出ていない．さらに現時点では実験レベルではあるが，遺伝子異常に伴う認知症の治療法として核酸医薬の研究が進められている．このように研究・治験レベルでは様々な治療法が検討されているものの，実臨床では病態修飾薬の特徴に応じて薬物治療を行っているのが現状であり，その意義

表1 アルツハイマー病治療薬

作用機序	コリンエステラーゼ阻害薬			NMDA受容体拮抗薬
一般名	ドネペジル塩酸塩	ガランタミン臭化水素酸塩	リバスチグミン	メマンチン塩酸塩
保険適応の病期	全ての時期	軽度・中等度	軽度・中等度	中等度・高度
投与方法	1日1回経口	1日2回経口	1日1回貼付	1日1回経口
主な代謝・排泄経路	肝代謝	肝代謝・腎排泄	肝代謝	腎排泄
薬価（先発品: 円）	3 mg: 225.8 5 mg: 334.7 10 mg: 598.7	8 mg: 214.6 16 mg: 383 24 mg: 485	4.5 mg: 346.8 9 mg: 390.5 18 mg: 439.7	5 mg: 137.7 10 mg: 246 20 mg: 439.7

としては患者の生活レベルを向上させ，患者・家族の生活の質を維持・改善することにある．投与開始時に留意すべきことは，①確実に服薬継続が可能であること，②効果・副作用の観察が可能な状況にある，ということである．そのため独居患者の場合，服薬コンプライアンスや効果の確認に関して近隣家族や介護スタッフによるなんらかの介入を考慮すべきである．

治療薬の種類としては大きく2つ存在し，コリンエステラーゼ阻害薬とNMDA（N-methyl-D-aspartate）受容体拮抗薬（非競合的）がある．前者にはドネペジル・ガランタミン・リバスチグミンの3種類が，後者にはメマンチンが該当する．コリンエステラーゼ阻害薬は徐脈・房室ブロックをきたしうるので，伝導障害に留意が必要である．

認知症疾患治療ガイドライン2010コンパクト版2012では病期別の選択アルゴリズムが提示されている．軽度の患者ではコリンエステラーゼ阻害薬のうち1つを選択し，効果不十分であれば他剤に変更する．中等度の患者ではメマンチンが選択肢に加わる．重度ではドネペジル（10 mgへの増量を検討）およびメマンチンのみが使用可能である．

なお，高血圧・脂質異常症・糖尿病などのいわゆる生活習慣病がアルツハイマー病のリスクになる，あるいはこれらの治療により発症抑制や進行抑制が可能であるとの論文もみられるようになった．われわれはアルツハイマー病のみを診療すればよいのではなく，これらの危険因子の適切な管理についても忘れてはならない．

2. アルツハイマー病治療薬の効果

コリンエステラーゼ阻害薬ではアルツハイマー病発症初期から開始し，治療開始から約半年間は症状の改善〜維持が見込まれるが，それ以後はやはり症状は進行していく．中等度以降になるとメマンチンの併用が選択肢に加わる．これらの服薬により感情・表情，最近の記憶，意思表示，会話の疎通性，自発性・関心，意欲・注意力といった項目の改善が期待される．具体的には，笑顔がみられる，日付がいえる，置き忘れや尋ねる回数が減る，会話が増える，簡単な食事の準備ができる，散歩や草むしりを自分からする，といった事項があげられる．このような点の改善の有無について，家族や介護者に観察するようにあらかじめ説明し，効果が実感できるようにしておくべきである．なお日本でドネペジル投与中の高度の患者において休薬期間が4週以内であれば治療効果が維持されるが，4週を

超えるとそれまでの治療効果が消失すると報告されている点にも留意が必要である．

わが国でドネペジル（アリセプト®）による新規治療開始3176人を対象にしたJ-GOLD（Japan-Great Outcome of Long-Term Trial with Donepezil）試験の中間結果では，Mini Mental State Examination（MMSE）での認知機能評価では半年後まで改善し，1〜1年半までベースラインが維持されていた．無治療のアルツハイマー病ではMMSEは年に3点悪化すると報告されているが，本研究では0.4点の悪化に留まった．Functional Assessment Staging Test（FAST）での日常生活動作の評価では6カ月で91.1％，12カ月で83.0％，18カ月で79.5％，24カ月で74.8％の患者で維持または改善されていた．

わが国で行われた中等度〜高度のアルツハイマー病患者を対象とした臨床試験の統合解析では，メマンチンの長期投与によるMMSEの変化は，2年目までが−2点/年，以後1年で1点の悪化であった．中等度〜高度アルツハイマー病患者での観察研究ではMMSEの変化量は1年あたり2〜6点と報告されており，メマンチンの進行抑制効果が指摘されている．

中等度以上の患者にコリンエステラーゼ阻害薬とメマンチンの併用が保険適応上，認められている．併用療法に関する総計2182名のメタ解析では，日常生活動作能力およびNeuropsychiatric Inventory（NPI）評価によるBPSD（behavioral and psychological symptoms of dementia）の軽減効果が示されている．

3. アルツハイマー病治療薬の違い

同じコリンエステラーゼ阻害薬といっても構造式に違いがあり，薬理学的作用に差があると指摘されている．ガランタミンはアセチルコリンエステラーゼ阻害作用に加えて，ニコチン性アセチルコリン受容体のアロステリック部位に結合し受容体の感受性を高めることが指摘されている．リバスチグミンはブチルコリンエステラーゼ阻害作用も存在する．

NMDA受容体拮抗薬のメマンチンはアマンタジン（シンメトレル®）と構造式が類似し，アマンタジンにメチル基が2つ付加されたものである．シナプス内よりもシナプス外のNMDA受容体を主に阻害し効果を発現するといわれている．

血中濃度半減期をみるとドネペジル・メマンチンは数日以上と長く，レミニール・リバスチグミンは数時間と短い．いずれの薬剤も副作用軽減の目的で少量か

ら投与を開始し，段階的に増量する．各薬剤での効果の差については，バイアスを除いた直接比較の研究はなされていないのが現状であり，結論はでていない．

・ドネペジル

3 mg の 1 日 1 回投与から開始し，1〜2 週後に 5 mg に増量する．高度症例については 5 mg を 4 週間以上投与後に 10 mg に増量可能である．剤形としては錠・D 錠・細粒・ドライシロップ・ゼリーと豊富である．

米国や韓国などでは中等度・高度の患者に対してアリセプト® 10 mg で効果が減弱した場合，23 mg の使用が承認されている．わが国においては 23 mg の有効性について第Ⅲ相臨床治験が解析中である．

・ガランタミン

4 mg を 1 日 2 回投与から開始し，4 週後に 8 mg を 1 日 2 回，さらに増量が必要な場合は 12 mg を 1 日 2 回投与が可能となっている．添付文書では中等度の肝障害患者には 4 mg の 1 日 1 回投与から開始し，16 mg/日まで増量可能と記載されている．剤形としては錠・OD 錠・内用液がある．

・リバスチグミン

従来 4.5 mg から使用を開始し，4 週おきに 4.5 mg 増量するため維持量の 18 mg に到達するまでに 3 カ月かかっていたが，2015 年 8 月より海外と同様に 9 mg で開始し 1 ステップで 18 mg に増量できるようになった．これにより従来方法より効果発現が早くなることが期待されている．剤形はわが国では貼付剤のみであり，その都度貼付部位を変更し，皮膚症状の副作用を回避する．

・メマンチン

5 mg の 1 日 1 回投与から開始し，1 週間おきに 5 mg づつ増量し 20 mg の維持量で投与を継続する．クレアチニンクリアランス値 30 mL/min 未満の高度の腎機能障害患者には維持量は 10 mg に制限されている点に留意が必要である．剤形としては錠・OD 錠がある．

Pearls

アルツハイマー病治療薬の使い分けの単純な目安として，個人的には以下のように考えている．活気がない症例にはドネペジル，不眠が強い症例にはガランタミン，内服をいやがる症例にはリバスチグミン，BPSD が強い症例にはメマンチンを考慮する（エビデンスに基づいたものではない）．リバスチグミンは貼付剤であり日付を記載できるため，ケアスタッフが訪問時に貼付することで確実な投薬が可能であり，かつ除去後半日程度で血中濃度がほぼ消失するという利点がある．

1 アルツハイマー病治療薬の効果はどのようなものですか？また種類とその違いについても教えてください．

文献

1. 日本神経学会, 監. 認知症疾患治療ガイドライン作成合同委員会, 編. 認知症疾患治療ガイドライン 2010 コンパクト版 2012. 東京: 医学書院; 2012.
2. Homma A, Imai Y, Tago H, et al. Long-term safety and efficacy of donepezil in patients with severe Alzheimer's disease: results from a 52-week, open-label, multicenter, extension study in Japan. Dement Geriatr Cogn Disord. 2009; 27: 232-9.
3. Arai H, Sumitomo K, Sakata Y, et al. Disease state changes and safety of long-term donepezil hydrochloride administration in patients with Alzheimer's disease: interim results from the long-term, large-scale J-GOLD study in Japan. Psychogeriatrics. 2016; 16: 107-15.
4. 北村 伸, 中村 祐, 本間 昭, 他. メマンチン塩酸塩（メマリー®）の中等度および高度アルツハイマー型認知症に対する長期投与時の忍容性ならびに有効性の検討. 日本老年医学会雑誌. 2014; 51: 74-84.
5. Matsunaga S, Kishi T, Iwata N. Combination therapy with cholinesterase inhibitors and memantine for Alzheimer's disease: A systematic review and meta-analysis. Internat J Neuropsychopharmacol. 2015; 18: pyu115 DOI: http://dx.doi.org/10.1093/ijnp/pyu115.

〈丸山博文〉

2 コリンエステラーゼ阻害薬の副作用とその具体的な対応，予防を教えてください

1. コリンエステラーゼ阻害薬の副作用とその対応

　コリンエステラーゼ阻害薬はアセチルコリンエステラーゼ活性を阻害し，アセチルコリンの分解を抑制することによって，その濃度を上昇させる．2種類のアセチルコリン受容体のうち末梢の副交感神経の神経終末に存在するムスカリン受容体へのコリン作用が増強するために消化器・心血管・気管支・排尿筋などにも影響を与える．

　最も多い副作用は悪心，嘔吐，食欲減退，下痢などの消化器症状である[1][2][3]．消化器症状発現は開始初期と増量時に多く，急激なアセチルコリン濃度の上昇に起因していると考えられている．消化器症状が軽度である場合はそのまま様子をみることで，ほとんど1週間以内に消失することが多く，継続可能となることもある．強い嘔気にはdomperidone（ナウゼリン®）の頓服をするが，metoclopramide（プリンペラン®）は錐体外路症状を引き起こす可能性があり投与しない．胸やけなどの逆流性食道炎様症状にはプロトンポンプ阻害薬を適応症に注意し使用する．下痢があるときは腸疾患治療薬を併用することで症状が軽減し，継続可能となることがある．症状がひどい時は，副作用発現前の用量に減量するか休薬して様子をみる．1週間から1カ月様子をみて症状が改善してから，減量の場合は減量前の用量に戻し，休薬の場合は最小用量から開始する．症状の改善が思わしくないときは他のコリンエステラーゼ阻害薬に切り替えることも考える．donepezil（アリセプト®）は半減期が長く，非競合的にコリンエステラーゼを阻害するのでコリンエステラーゼの増加を引き起こし[4]，休薬時の症状の悪化や薬剤耐性がみられることがある．休薬期間が2～4週間では認知機能がプラセボと同じレベルまで低下することはないが，4～8週間となるとプラセボと同じレベルまで下がるため，休薬の期間については慎重に検討する．

　不眠，落ち着きのなさ・興奮・焦燥感などの精神症状が認められることもあるが，症状の重症度により減量・休薬し，症状が落ち着いてから再開する．

　頻度は多くないが，その他のコリン作用による副作用は重篤な症状を呈することがあるため，注意が必要である．使用開始時や増量時の他，コリンエステラーゼ阻害薬同士の切り替え時にもアセチルコリン濃度が急激に上昇する可能性が

あり慎重な観察が必要である．心血管に対しては，伝導障害により，徐脈や房室ブロック，失神を引き起こし，気管支に対しては気管支平滑筋の収縮および気管支粘液分泌の亢進により気管支喘息または閉塞性肺疾患を誘発し，排尿筋にも影響し下部尿路閉塞の症状を引き起こす恐れがある他，痙攣閾値の低下によりてんかん発作を，線条体のコリン系とドパミン系のアンバランスによりパーキンソニズムを引き起こす可能性もある．このような症状が認められた時は速やかに休薬し，適切な処置を行う．

　悪性症候群が認められた場合は速やかに使用を中止し，体冷却，水・電解質管理などの全身管理とともに適切な処置を行う．発熱は中枢性であるため，経口・経腸の解熱薬は効果が低いため体表からの冷却を行う．

　コリンエステラーゼ阻害薬の過量投与により高度な嘔吐，悪心，発汗，徐脈，呼吸抑制，痙攣などのコリン系の副作用が認められる．治療としてはアトロピン硫酸塩水和物の 1.0〜2.0 mg を初期投与量として静注し，臨床反応に応じて投与を追加する．スコポラミンの使用は避ける．

　rivastigmine（リバスタッチ®パッチ，イクセロン®パッチ）は貼付薬であるため最も多い副作用は貼付部位の皮膚症状である[5][6]．多い皮膚症状として適用部位の紅斑・瘙痒感，接触性皮膚炎がある．皮膚症状に対しては，副腎皮質ステロイドまたは抗ヒスタミンの外用薬を使用する．症状がひどい時は，副作用発現前の用量に減量するか休薬して様子をみる．1週間から1カ月様子をみて症状が改善してから，減量の場合は減量前の用量に戻し，休薬の場合は最小用量から開始する．

2. コリンエステラーゼ阻害薬の副作用の予防

　消化器症状はじめ多くの副作用はアセチルコリン濃度の急激な上昇に伴って起こる．開始用量を最小用量とすること，増量はゆっくり行うことにより副作用は最小限に抑えることができる．しかし，薬の血中濃度を有効域にもっていくまでの時間をいたずらに延長することは進行性の疾患にあっては薬の効果よりみられる時間を無駄に短くすることになるため避けなければならない．それぞれのコリンエステラーゼ阻害薬の開始用量と漸増法は，表1 に記した．

　コリン系の副作用に対しては，洞不全症候群，心房ないし房室接合部伝導障害，消化性潰瘍の既往，気管支喘息，閉塞性肺疾患の既往例に対しては慎重に使用し，経過を観察する必要がある．

表1 コリンエステラーゼ阻害薬の開始用量と漸増法

製品名	アリセプト®	レミニール®	リバスタッチ® パッチ, イクセロン® パッチ
一般名	donepezil	galantamine	rivastigmine
主な副作用	悪心,嘔吐,下痢	食欲不振,悪心,嘔吐	適応部位皮膚症状
適応重症度	軽度〜高度	軽度〜中等度	軽度〜中等度
初期用量と漸増法	軽度〜中等度 1日1回3 mgより開始 1〜2週間後に5 mg 高度 1日1回5 mgで4週間以上経過後10 mgに増量	1日2回8 mg/日から開始 4週間ごとに8 mg/日ずつ漸増 維持量は16または24 mg/日	1step法 1日1回9 mgから開始 4週間後に18 mgに増量 3step法 1日1回4.5 mgから開始 4週間ごとに4.5 mgずつ漸増 いずれも維持量は18 mg 維持量に達するまでは適宜増減が可能
半減期	90時間	8〜10時間	3時間
代謝経路	肝代謝(CYP3A4, 2D6)	肝代謝(CYP3A4, 2D6)	肝代謝(エステラーゼにより分解)

　併用薬にも注意が必要である．薬剤過敏症の既往や内服中の薬剤について詳細に聴取し，コリンエステラーゼ阻害薬との併用の安全性について検討する(Pearls 参照)．

　貼付薬である rivastigmine(リバスタッチ® パッチ，イクセロン® パッチ)で皮膚症状が認められた症例では皮膚の乾燥がある症例が多く，貼付前にヘパリン類似物質含有クリームや軟こう，スプレーを積極的に塗布しておくことが副作用の予防につながる．また，その基剤に対する副作用もあるため．rivastigmine(リバスタッチ® パッチ，イクセロン® パッチ)以外の湿布などの貼付薬に対する皮膚症状の副作用がある場合は慎重に使用するか内服薬を選択する．

Pearls

　副作用予防のために併用に注意が必要な薬剤を確認する必要がある．
　使用薬剤そのものに過敏症の既往がある場合はもちろん禁忌となっているが，その他 donepezil(アリセプト®)使用時はピペリジン系薬剤(例えば risperidone(リスパダール®)，argatroban(ノバスタンHI®)，domperidone(ナウゼリン®)

など30種余りある.) に過敏症がある場合は使用禁忌であり,rivastigmine (リバスタッチ®パッチ,イクセロン®パッチ) もカルバメート系誘導体に対して過敏症の既往のある場合,禁忌となっている.

　慎重に使用すべき薬剤としてNSAIDs,コリン作動薬,抗コリン薬,サクシニルコリン系筋弛緩薬,ジゴキシンなどがある.donepezil (アリセプト®) やgalantmine (レミニール®) はCYP3A4やCYP2D6により代謝されるためこれらに影響を与える薬剤にも注意が必要だが,donepeail (アリセプト®) は血液中のタンパク質との結合率が高く,分解速度が遅いため,また,galantamine (レミニール®) は腎からも排泄されるため両者ともあまり影響は大きくない.

文献

1. Homma A, Takeda M, Imai Y, et al. Clinical efficacy and safety of donepezil on cognitive and global function in patients with Alzheimer's disease. Dement Geriatr Cogn Disord. 2000; 11: 299-313.
2. Homma A, Imai Y, Tago H, et al. Donepezil treatment of patients with severe Alzheimer's disease in a Japanese population: Results from a 24-week, double-blind, placebo-controlled, randomized trial. Dement Geriatr Cogn Disord. 2007; 25: 399-407.
3. 本間　昭, 中村　祐, 斎藤隆行, 他. ガランタミン臭化水素酸塩のアルツハイマー型認知症に対するプラセボ対象二重盲検比較試験. 老年精神医学雑誌. 2011; 22: 333-45.
4. Nordberg A, Darreh-Shori T, Peskind E, et al. Different cholinesterase inhibitor effects on CSF cholinesterases in Alzheimer patients. Current Alzheimer Research. 2009; 6: 4-14.
5. Nakamura Y, Imai Y, Shigeta M, et al. A 24-week, randomized, double-blind, placebo-controlled study to evaluate the efficacy, safety and tolerability of the Rivastigmine patch in Japanese patients with Alzheimer's disease. Dement Geriatr Cogn Disord Extra. 2011; 1: 163-79.
6. Nakamura Y, Strohmaier C, Tamura K, et al. A 24-week, randomized, controlled study to evaluate the tolerability, safety and efficacy of 2 different titration schemes of the rivastigmine patch in Japanese patients with mild to moderate Alzheimer's disease. Dement Geriatr Cogn Disord Extra. 2015; 5: 361-74.

〈高橋純子〉

コリンエステラーゼ阻害薬を開始しましたが，効果がないと家族からいわれました．変更するタイミングやその意義について教えてください

1. 効果判定の時期と方法

まず，効果判定の時期と方法が適切であるか検討が必要である．

効果判定の時期として，本邦の第Ⅲ相試験で認知機能改善の傾向や有意性が認められている内服開始後2～3カ月後の時期でもすでに判定が可能と考えられる．この時期に効果が認められなくとも半年後に症状の進行がなければ進行抑制効果ありと判断できるが，進行抑制よりは症状改善が本人と家族にとっては判断が容易である．より適切な薬剤をより適切な時期に内服するためには内服開始2,3カ月後に効果判定することも考えなければならない．効果判定の指標として認知機能やADL，IADL，BPSD，介護負担などのスケールを使い判定することもできるが，実際の診察室では，家族からの聞き取りを参考とする場合が多い．その際は認知機能の変化のみならず，日常生活動作，精神行動異常，介護負担の変化についても聴取することが必要である．　表1　にその際，参考とすべき項目をあげた．

2. コリンエステラーゼ阻害薬変更の意義と方法

それぞれのコリンエステラーゼ阻害薬は薬理学的に異なる特徴をもつこと，また，アセチルコリン受容体の遺伝子多型の違いにより個人によってコリンエステ

表1　コリンエステラーゼ阻害薬の効果判定の参考項目

認知機能障害
　　記憶，見当識，判断力・問題解決能力，地域社会の活動
日常生活動作能力（ADL）・道具的日常活動能力（IADL）
　　ADL：トイレの始末，食事，着衣，整容，外出，入浴
　　IADL：電話の使い方，買い物，家事，外出，服薬，財産管理
認知症の行動・心理症状（BPSD）
　　陽性症状：妄想，幻覚，興奮，脱抑制，易刺激性，異常行動
　　陰性症状：うつ症状，無感情・無関心
介護負担

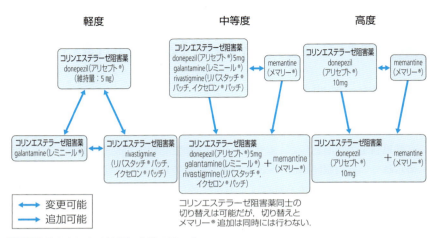

図1 重症度による抗認知症薬の使い方

ラーゼ阻害薬の効果も違うことから，最初に使用したコリンエステラーゼ阻害薬で効果がなかったとしても他のコリンエステラーゼ阻害薬では効果がある可能性は十分にある❶．効果が得られないときの切り替えでは休薬期間は設けずに他のコリンエステラーゼ阻害薬に変更し❷❸，切り替え後，新規に始める薬は最小用量から開始する．コリンエステラーゼ阻害薬同士の変更の場合，切り替え期間中にアセチルコリン濃度が上昇あるいは減少する可能性があり，コリン系の副作用や，症状の悪化に注意が必要である．

Alzheimer's disease（AD）：アルツハイマー病の重症度 表2 により，適応のある薬剤が異なる 図1 ．軽度アルツハイマー病の場合は，適応がコリンエステラーゼ阻害薬に限られており，3種類のコリンエステラーゼ阻害薬の中での切り替えに限られるが，中等度から高度では，コリンエステラーゼ阻害薬同士の切り替えの他にmemantine（メマリー®）への切り替えや併用も選択肢となる．中等度では認知症の行動・心理症状（BPSD）である興奮・攻撃性などの陽性症状 表1 がみられる場合はすでに使用しているコリンエステラーゼ阻害薬にmemantine（メマリー®）追加する．併用により症状改善の可能性がある．意欲低下や無気力などの陰性症状 表1 が目立つ場合は他のコリンエステラーゼ阻害薬への切り替えを優先する．memantine（メマリー®）の追加とコリンエステラーゼ阻害薬の切り替えは同時には行わない．重症度が高度になると使用可能なコリンエステラーゼ阻害薬はdonepezil（アリセプト®）10 mgのみである．

表2 Alzheimer's disease（AD）：アルツハイマー病の重症度

軽度（FAST4）	中等度（FAST5）	高度（FAST6）
・記憶力低下が主たる症状 ・買い物で必要なものを必要なだけ買うことができない ・買い物の勘定ができない	・日常生活で介護が必要になる ・季節に合った服を選べない ・毎日の入浴を忘れる ・車を安全に運転できない	・服を適切に着ることができない ・トイレの水を流せない ・入浴に介助が必要 ・尿失禁や便失禁がある

donepezil（アリセプト®）5 mg 継続中で陽性症状がみられる場合は memantine（メマリー®）を併用し，精神症状が落ち着いてから必要であれば donepezil（アリセプト®）10 mg への増量を検討する．その時は増量時，消化器症状が認められることが多い．適応はないが，7.5 mg（5 mg 錠を 1.5 錠）あるいは 8 mg（3 mg 錠 1 錠と 5 mg 錠 1 錠）を 1 カ月使用してから 10 mg に増量すると副作用を少なくすることが可能である．自発性の低下などの陰性症状が目立つ場合はドネペジルの 10 mg 使用を優先的に考える．その際，さらに memantine（メマリー®）を追加するときは，10 mg を 1～2 カ月間使用してから追加する．他のコリンエステラーゼ阻害薬を継続使用している場合，高度に進行した時点で，donepezil（アリセプト®）へ切り替えるよりも，適応ではないが，使用中のコリンエステラーゼ阻害薬を継続することが現実的ではないかと考える．

Pearls

コリンエステラーゼ阻害薬の切り替えでは，効果判定に家庭での様子が大変参考になるが，同居の家族でもなかなか気づかないことが実は大切なことであることも多い．服薬を始めるときに家族に改善の指標となるような項目をいくつか伝えておくことが大切である．例えば，新聞を読むようになった，会話の量が増えた，自分から進んで家事に参加するようになった，楽しそうにしていることが多くなった，介護に時間がかからなくなったなど．介護負担が効果の指標になると思っていない家族も多いのでこの機会に伝えておくことはその後の診察での効果判定に役立つ．家族が客観的な視点から家庭内でのできごとや介護負担を観察することは服薬による効果を家族自ら実感することができよりよい服薬環境を作ることに結びつく．

3 コリンエステラーゼ阻害薬を開始しましたが，効果がないと家族からいわれました．変更するタイミングやその意義について教えてください

文献

1. Fiegel GS, Sadowsky CH, Strigas J, et al. Safety and efficacy of rivastigmine in patients with Alzheimer's disease not responding adequately to donepezil: an open-label study. Prim Care Companion J Clin Psychiatry. 2008; 10: 291-8.
2. Wilkinson DG, Howe I. Switching from donepezil to galantamine; A double-blind study of two wash-out periods. Int J Geriatr Psychiatry. 2005; 20: 489-91.
3. Edwards K, Therriaut O'connor J, Gorma C. Switching from donepezil or rivastigmine to galantamine in clinical practice. J Am Geriatr Soc. 2004; 52: 1965.

〈高橋純子〉

CQ4 メマンチンはどういった場合に使用するのですか？また、どういった副作用がありますか？

Alzheimer's disease（AD）患者においては、細胞外のグルタミン酸濃度が上昇していることが証明されている．グルタミン酸受容体サブタイプの一つである、N-methyl-D-aspartate（NMDA）受容体は、その機能異常が様々な精神疾患の症状形成に関与が指摘されている．当受容体はまた、記憶、学習における、長期増強（long term potentiation: LTP）において中心的な働きをしている．

グルタミン酸刺激下において、当受容体はCa^{2+}を細胞内に取り込み、LTPが形成される．正常時にはMg^{2+}がCa^{2+}の取り込み経路を塞ぎ、過剰な流入が抑えられているが、AD患者においては、細胞膜電位の異常により、弱いグルタミン酸刺激によっても容易にMg^{2+}が外れやすく、過剰なCa^{2+}の流入により細胞障害が起きる．メマンチンは当初ドパミン遊離作用があることから抗パーキンソン病薬として開発されたが運動機能改善の効果は弱いことと、NMDA受容体拮抗作用をもつことから認知症に対しても開発された．メマンチンは同受容体においてMg^{2+}の代替として働き、選択的なNMDA受容体拮抗作用を示す．その受容体親和性は適度であり、弱いグルタミン酸刺激下では遊離しないが、強い同刺激では遊離が起こり、幻覚妄想などの有害刺激が起きないとされる．メマンチンは細胞障害の他にも、AD患者における、シナプテックノイズの上昇（シグナル／ノイズ比の低下）の改善にも効果があり、学習機能の改善を促すとされている．

メマンチンの適応、効能効果は、「中等度および高度のアルツハイマー型認知症における認知症症状の進行抑制」である．国内後期第Ⅱ相試験（多施設二重盲検試験、MMSE 5〜14　FAST 6a〜7aの中等度〜高度ADに対してメマンチン10 mgもしくは20 mg/日を24週投与し、有効性をSIB-J（The severe impairment battery重度障害の認知機能を評価する評価スケール）、CIBIC-plus-J（Clinician's interview-based impression of change plus非主治医および介護者からの情報による、認知症全般的臨床症状評価尺度）で評価．N=314）および、第Ⅲ相試験（同重症度のADに対して、メマンチン20 mg/日　24週投与　N=426）において、メマリー群がプラセボ群に対して優位に認知機能障害進行抑制効果が証明されている（第Ⅲ相試験　最終時　SIB-Jスコアでメマリー群 −0.42 プラセボ群−4.87）．また第Ⅲ相試験、最終時のSIB-Jスコア変化の領域別評価では、注意、実行、視空間能力、言語の領域で、プラセボとの間に有

意差がみられた．同試験 Behave-AD（Behavioral pathology in Alzheimer's disease，CIBIC-plus の下位尺度で行動心理症状尺度）スコアにおいても行動，攻撃性の各領域（行動障害，攻撃性，妄想観念）で有意差が認められた．開始時に攻撃性のみられない症例についてはその出現抑制効果がみられた．国内後期第Ⅱ相試験後の 28 週間の長期投与試験（メマリー 20 mg/日　N＝78　MMSE mean±SE＝9.9±2.7）では，第Ⅱ相試験期間中の 24 週までは SIB-J，MMSE の開始時スコアを維持していたが，その後徐々に症状の進行が認められた．日常生活動作スコアは FAST スコアで 52 週終了時まで開始時スコアが維持された．行動心理スコアである NPI（The neuropsychiatric inventory）スコアでも同様であった．アメリカで行われた，主要海外 3 試験の結果でも，（いずれも，第Ⅲ相試験．MMSE 3〜14 または 5〜14 の中等度から高度の AD，で N＝252,395,336　24 週あるいは 28 週間）国内における試験と同様の結果が出ている．以上のことから，メマンチンの特に BPSD に対する有効性が指摘されている．市販後調査では BPSD に対する同様の有効性の報告がある一方で，証明できなかったとする報告もある．メマンチンのドネペジルとの併用による，認知機能改善効果についてもその相乗効果を証明する試験結果がある一方で，証明できなかった調査もある．アメリカにおける，ドネペジル定量（10 mg/日）投与中の，中等度〜高度 AD 患者に，メマンチン 20 mg またはプラセボを 24 週間投与した多施設二重盲検試験（N＝403）では非併用群に対し 12 週までに有意に SIB の改善がみられた．ドネペジルとの併用による，BPSD 改善の増強効果についても調査がされている．ドネペジル単独投与群に比較して，メマンチン併用群で，NPI 上 12 週目より興奮攻撃性，易刺激性，食行動異常において，優位に改善効果がみられた．投与開始時点では興奮，攻撃性，不安の症状のみられなかった例に対しては，併用群では有意に症状発現抑制効果が認められた．認知症の BPSD に対しては，抗精神病薬，抗てんかん薬，抗うつ薬，ベンゾジアゼピン系抗不安薬などの効果が証明されている．高齢に伴う耐容性の低下により，少量投与（常用量の 1/2〜1/3 から開始）が推奨されてきた．2005 年アメリカ食品医薬品局（FDA）は BPSD に対して使用された新規抗精神病薬が，プラセボ投与群に対して死亡率を 1.6〜1.7 倍に上昇させるとの報告と注意喚起を行い，本邦においても，同薬剤の BPSD に対しての使用に警告が追加記載された．従来型を含めた抗精神病薬が認知症患者において重篤な副作用を起こした症例は臨床上も散見される．メマンチンは抑肝散などとともに，認知症の行動・心理症状の重篤な症例に対しては抗精神病薬より優先的に選択される可能性がある．本邦におけるメマ

ンチンの有効投与量は 20 mg/日であり長期の認知機能障害進行抑制効果は，それ以下の低用量では減弱するとする調査結果がある．またドネペジルなどのコリンエステラーゼ阻害薬との併用に関しては，メマンチンの投与が中等度以上の AD であることからどのタイミングにおいて行うかは議論がある．

脳血管性認知症（VD）に対しては，メマンチン単独投与試験〔無作為二重盲検試験，28 週 ADAS-cog（Alzheimer's Disease Assessment Scale-Cognitive Subscale），CGIC（Global impression of change）で評価，N=579〕で ADAS-cog で有意な効果（-1.75）を認めている．

前頭側頭葉変性症（FTLD）に対しては有効なエビデンスのある治療法がないが，メマンチンの効果を調べた小規模の試験（FTD に対して無作為二重盲検試験 26 週 NPI，CGIC で評価，N=76）でも，その有効性を認められていない．

レヴィ小体型認知症（DLB）あるいは，認知症を伴うパーキンソン病（PDD）に対しての効果も試験（軽度〜中等度症例の無作為二重盲検 24 週 ADCS-CGIC，NPI で評価．N=199（DLB 75 例 PDD 120 例）で，DLB 群で ADCS-CGIC（平均変化値 メマンチン群 vs プラセボ群=3.3 vs 3.9），NPI（メマンチン群 vs プラセボ群=-4.3 vs 1.7）ともに有意な効果が認められている，一方 PDD 群では認められなかった．

国内の承認前臨床試験において，メマンチン投与症例の 36.6%（1115 例中 408 例）に副作用が認められた．その内訳は，めまい 4.7%（52 例），便秘 3.1%（35 例），体重減少 2.2%（24 例），頭痛 2.1%（23 例）である．めまいは浮動性めまい（46 例）が多く，回転性めまいは 4 例であった．投与開始初期（1 月以内）に比較的多い．めまいにより投与中止となった症例は 10 例であった．痙攣（3 例）の報告があり，海外市販後の副作用自発報告でも，痙攣の報告があるため，てんかんまたは痙攣の既往のある症例では慎重に投与を要する．腎排泄型の薬剤であるため，腎機能障害のある症例にも慎重投与が求められる．尿 pH の上昇により，同薬剤の大幅なクリアランス低下が認められたため，尿細管性アシドーシス，重症尿路感染症の症例では，慎重投与を要する．また臨床試験上で高度肝障害症例を除外しているため，高度肝障害患者にも慎重投与となっている．国内市販直後の副作用報告（2011 年 6〜12 月）では，全 1585 件の副作用報告のうち，傾眠 293 例，浮動性めまい 266 例，食欲減退 95 例，悪心 48 例，頭痛 36 例，嘔吐 35 例，攻撃性 33 例であった．傾眠およびめまいの報告が多いため，転倒および自動車運転に注意喚起がなされている．前記のアメリカでのドネペジル併用試験（N=403）においては，メマンチン＋ドネペジル併用群の 33.7%（68 例）に

副作用が認められた．その内訳は，浮動性めまい 5.9％，頭痛 4.5％，激越 4.0％，錯乱 4.0％と，精神障害の報告が多くなっている．

> **Pearls**
>
> NMDA 受容体は，グルタミン酸との非競合的な遮断薬である PCP やケタミンが，統合失調症類似の症状を引き起こすことから，その機能低下が統合失調症の病態成立に関与していると推定される．この「統合失調症 NMDA 受容体機能低下仮説」に基づいて，新薬の研究，臨床試験が行われている．またケタミンは治療抵抗性うつ病の自殺念慮を初めとした症状を改善させることが RCT で確認されており，NMDA 受容体は気分障害を初めとする他の精神疾患でも研究，創薬の期待を集めている．

文献

1. Cummings JL, Schneider E, Tariot PN, et al. Behavioral effects of memantine in Alzheimer disease patients receiving donepezil treatment. Neurology. 2006; 67: 57-63.
2. Howard R, McShane R, Lindesay J, et al. Donepezil and memantine for moderate-to-severe Alzheimer's disease. N Engl J Med. 2012; 366: 893-903.
3. 北村　伸, 中村　祐, 本間　昭, 他. メマンチン塩酸塩の中等度および高度アルツハイマー型認知症に対する長期投与時の忍容性ならびに有効性の検討. 日本老年医学雑誌. 2014; 51: 74-84.
4. Emre M, Tsolaki M, Bonuccelli U, et al. Memantine for patients with Parkinson's disease dementia or dementia with Lewy bodies: a randomized, double-blind, placebo-controlled trial. Lancet Neurol. 2010; 9: 969-77.

〈久松徹也〉

5 レヴィ小体型認知症の治療はどのように行いますか？

　dementia with Lewy bodies（レヴィ小体型認知症）：レヴィ小体型認知症は，小阪憲司博士らにより1976年に初めて報告され，その後1984年に提唱したびまん性レヴィ小体病（DLBD）が基礎となった比較的新しい疾患概念である．レヴィ小体型認知症は初老期・老年期に発症し，剖検で確定診断された老年期認知症の15〜20％を占め，近年ではAlzheimer's disease（AD）：アルツハイマー病に次いで多いとされる．レヴィ小体型認知症の神経病理学的特徴は大脳皮質，扁桃核，マイネルト基底核，脳幹などにレヴィ小体やLewy neuritesを認めることであり，しばしばアルツハイマー病病理の合併をみる．

　2005年に第3回国際ワークショップで議論された内容がレヴィ小体型認知症ガイドライン改訂版①として発表された．レヴィ小体型認知症の臨床症状は以下の点を特徴とする．それは，1）進行性の認知症，2）繰り返される鮮明な幻視や実体的意識性などの幻覚，3）認知機能の変動，4）特発性のパーキンソン症状，5）抗精神病薬への過敏性，6）妄想や抑うつ，7）自律神経症状などである．

　治療については，現時点では根本的治療法はなく，それぞれの症状に対する対症療法が主体となる．

1. 認知機能障害に対する薬物治療

　レヴィ小体型認知症ではアルツハイマー病以上にコリン作動性神経細胞の脱落が強く，大脳皮質におけるコリンアセチルトランスフェラーゼ活性がAD以上に低下していることと幻覚などの臨床症状との関連が指摘されている．そのため，コリンエステラーゼ活性を阻害して神経末端のアセチルコリン濃度を上昇させるコリンエステラーゼ阻害薬の使用が欧米のみならず本邦でも検討されている．

　これまでにdonepezil, rivastigmineがレヴィ小体型認知症の認知機能改善に有効を示した報告がある．donepezilはMoriらによりプラセボ対照としたRCTを基に日本人レヴィ小体型認知症患者における有用性が報告されている．それによるとプラセボ群に比してdonepezil 5 mg/日および10 mg/日群ではMMSEの平均変化量がそれぞれ3.8, 2.4と有意に改善することが示されている[4]．

　また，rivastigmineについてはMcKeithらがプラセボ投与群に比してriv-

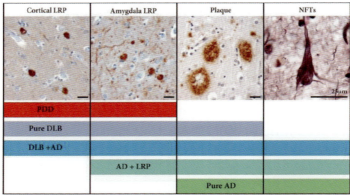

The different pathological types of cases meeting clinical criteria for Parkinson's disease with dementia (PDD), dementia with Lewy bodies (DLB) and Alzheimer's disease (AD). Lewy-related α-synuclein pathologies (LRP) are identified in sections from the temporal cortex and amygdala stained for α-synuclein immunohistochemistry and counterstained with cresyl violet. Plaques are identified in sections from the temporal cortex stained for amyloid β immunohistochemistry and counterstained with cresyl violet. Neurofibrillary tangles (NFTs) are identified in sections from the temporal cortex stained with a modified Bielschowsky silver stain.

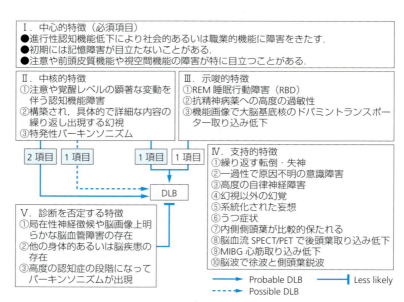

図1　DLBの診断基準（上図: McCann H, et al. Parkinsonism Relat Disord. 2014; 20: S62-7[2]より改変, 下表: McKeith IG, et al. Neurology. 2005; 65: 1863-72[1]より改変）

表1 抗コリンエステラーゼ阻害薬比較表 (McKeith IG, et al. Neurology. 2005; 65: 1863-72[1]より改変)

コリンエステラーゼ阻害薬 一般名（商品名）	donepezil （アリセプト®）	rivastigmine （イクセロンパッチ®， リバスタッチ®）	galantamine （レミニール®）
錠形	錠剤 口腔内崩壊錠 細粒錠 ゼリー剤	貼付剤	錠剤 口腔内崩壊錠 経口液剤
用法・用量	1回/日	1回/日	2回/日
作用機序	アセチルコリンエステラーゼ阻害	アセチルコリンエステラーゼ阻害およびブチルコリンエステラーゼ阻害	アセチルコリンエステラーゼ阻害およびニコチン受容体増強作用

astigmine 投与群の方が全般的な認知機能が改善傾向を示し，特に注意評価で良好な改善を示したと報告している．その後の open label 試験でも24週投与で認知機能が改善し，96週までの継続投与では悪化しなかった．

一方，NMDA 受容体拮抗薬である memantine のレヴィ小体型認知症に対する有効性は確立されていない．

2. 認知症の行動・心理症状に対する薬物治療

レヴィ小体型認知症は，レヴィ小体型認知症診断基準の中核的特徴にも含まれているように，具体的で詳細な内容の繰り返し出現する幻視などの精神症状を呈するため，認知症疾患の中でも高い頻度で認知症の行動・心理症状（behavioral and psychological symptoms of dementia: BPSD）を認め，介護上しばしば深刻な問題となる．

コリンエステラーゼ阻害薬はレヴィ小体型認知症の認知機能障害だけでなくBPSDにも効果があることが示されている．レヴィ小体型認知症患者に対する rivastigmine のランダム化二重盲検プラセボ対照試験では幻覚，不安，妄想，アパシーが rivastigmine 群で有意に減少し，donepezil の国内臨床第II相試験でも donepezil 群がプラセボ群と比して幻視を含む BPSD に有意な改善が認められている．レヴィ小体型認知症で生じる BPSD の中でも幻覚，妄想，アパシーなどの症状に対する薬物治療にはコリンエステラーゼ阻害薬が第一選択薬として位置付けられる．

しかしながら，実臨床においてはコリンエステラーゼ阻害薬が無効の場合，副

表2 レヴィ小体型認知症と認知症を伴うパーキンソン病の症状による治療エビデンス
(Walker Z, et al. Lancet. 2015; 386: 1683-97[7]より改変)

	Evidence in dementia with Lewy bodies	Evidence in Parkinson's disease dementia	Comments
Cognition			
Acetylcholinesterase inhibitors	Efficacious	Efficacious	Rivastigmine and donepezil class 1 efficacy in dementia with Lewy bodies; Cochrane review of dementia with Lewy bodies, Parkinson's disease dementia, and MCI-PD showed overall positive effect
Memantine	Insufficient evidence	Insufficient evidence	Small significant improvement in overall clinical impression
Parkinsonism			
Levodopa	Insufficient evidence	Insufficient evidence	Levodopa replacement less effective in dementia with Lewy bodies than in Parkinson's disease; probable increased risk of psychosis in patients with dementia with Lewy bodies
Hallucinations			
Acetylcholinesterase inhibitors	Insufficient evidence	Insufficient evidence	No randomised controlled trials have assessed hallucinations; other evidence is positive
Antipsychotic drugs	Unlikely to be efficacious	Mixed	In treatment of psychosis associated with Parkinson's disease and Parkinson's disease dementia, clozapine is effective and olanzapine ineffective; the evidence for quetiapine is mixed
Depression or anxiety			
Antidepressant drugs	Insufficient evidence	Insufficient evidence	Evidence mixed; some beneficial effect with venlafaxine, paroxetine, and nortriptyline in Parkinson's disease

作用などにより使用できない状況などが起こりうる．その際には，従来はchlorpromazineやhaloperidolといった定型抗精神病薬が使用されていたが，レヴィ小体型認知症患者はこれらの薬剤に過敏に反応しむしろ症状が増悪する．さらにこれらの薬剤はD2受容体遮断作用が強くパーキンソン症状を悪化させうる．

代わって非定型抗精神病薬の使用が近年みられていたが，2005年にアメリカ食品医薬品局（FDA）は，非定型抗精神病薬が，高齢の認知症患者の死亡率を1.6～1.7倍に高めることを警告している．非定型抗精神病薬投与直後の死亡が多いことも指摘されている．非定型抗精神病薬を選択する際には，第3回レヴィ

小体型認知症国際ワークショップで推奨された quetiapine を使用することが望ましい．使用に際しては，1）主たる介護者からの同意を得ること，2）少量からの使用，3）効果がなければ速やかに中止，4）漫然と長期に投与しない，ことを常に念頭におく必要がある．

3. パーキンソン症状に対する薬物治療

レヴィ小体型認知症診断基準の中核的特徴の一つにパーキンソン症状が含まれているが，パーキンソン症状をほとんど認めない場合もある．パーキンソン症状を認めた際には抗パーキンソン病薬を使用することが推奨されている．一言で抗パーキンソン病薬といっても現在，多種類の薬が存在する．パーキンソン症状に関して有効かつ安全に対処するには，levodopa 製剤の低用量からの使用が望ましい．

その他，抗パーキンソン病薬については次項を参照いただきたい．

4. 自律神経症状に対する薬物治療

レヴィ小体型認知症診断基準では，自律神経障害は支持的項目に記載されているが，認知機能障害，パーキンソン症状に並ぶぐらい高頻度に認める中心的な症状の一つである．

1 起立性低血圧

起立性低血圧の存在は患者自身の ADL を著しく損ねる重要な因子の一つである．起立性低血圧は，急な体位変換時，運動時，食事摂取後，排尿後などに増悪する．意識消失を生じる場合には，転倒から頭部外傷をきたし死に至ることもある．

高度の脱水や脱水の原因となりうる発熱，血圧を降下させる薬剤（降圧薬か利尿薬）の有無などがないかどうかをまず確認し，明らかに起立性低血圧が顕著な場合には，患者自身，主たる介護者へ 1）急な体位変換を避ける，2）長時間にわたる座位保持後は両手で何かにつかまりながらゆっくりと立位に移行する，3）後方に倒れないように前かがみで動く，4）再度安全に座れるように背もたれ付きの椅子に座ることなどを丁寧に説明することが肝要である．

そのうえで，まずは水分摂取量を増やすことで循環血漿量の増加に伴う血圧維

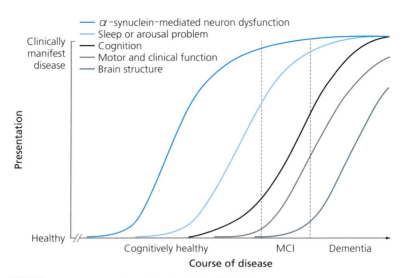

図2 prodromal レヴィ小体型認知症の進行仮説 （Walker Z, et al. Lancet. 2015; 386: 1683-97❼ より改変）

持を期待する．1日あたりの飲水量は約2Lと考えられているが，高齢者においては達成されないことが多い．約500 mLの水分をできるだけ速く摂取することで一時的な血圧上昇（立位時の収縮期血圧で20 mmHg以上を2時間持続）が期待できる．また塩分摂取量を増加することも時に有用であるが，心不全の存在などを考慮してから行う必要がある．弾性ストッキングを装着することも有用であるが，毎日装着するのは高齢患者では現実的ではない．

　薬剤としては，ドロキシドパがアドレナリンのプロドラッグであり比較的安全に使用できる．合成コルチコステロイド製剤であるフルドロコルチゾンが使用されることがあるが，結果的に臥位高血圧を合併することがあるため使用には十分留意する必要がある．塩分摂取の低下は，24時間尿におけるNa値でわかる．170 mmoL以下であれば治療介入してもよい．食事については炭水化物のなるべく少ない食物を摂取することが肝要である．また，直立を維持するための運動（つま先立ち，立位で足をクロスさせる，前屈位，階段昇降，片膝曲げ，蹲踞の姿勢）を続けることが長期的な血圧維持につながる．

2 便秘

便秘の原因となりうる薬剤を内服していないかどうかをまず確認し，抗コリン薬，三環系抗うつ薬，カルシウム拮抗薬が使用されている場合は，代替薬などを考慮する．

次に食生活の改善が推奨される．前項で述べたように，えてして高齢者は水分摂取量が少ないことが多く，水分摂取量の増加で効果を示すことがある．また食物繊維摂取量の増加も大事な因子である．今まで常習性弛緩性便秘には浸透圧下剤である酸化マグネシウムをベースに投与し，頓用で大腸刺激性下剤であるセンナやセンノシドが経験的に用いられてきた．近年小腸への水分分泌を促進するルビプロストンが開発され，使用頻度が増加しており，酸化マグネシウムとルビプロストンを基本軸に刺激剤を使用するのがよいと思われる．

また，排便位をしっかり取ることも大事なポイントである．近年，和式トイレは姿を消す傾向にあるが，前かがみ35度で座位をとる（蹲踞の姿勢）ことが肝要であり，洋式トイレであれば，足置きをおいて蹲踞に近い姿勢をかくほするだけで排便が誘発されるかもしれない．

3 排尿障害

レヴィ小体型認知症の排尿障害は過活動性膀胱に伴う夜間頻尿，尿意切迫感が主体である．ことに夜間頻尿は，患者さん自身だけでなく同居している介護者も不眠にし，結果的に概日リズム障害を起こしうる．

排尿障害の対応としては，まずは環境整備を行うことが大切である．寝室からトイレまでの動線を簡略化または安全に確保することで改善する場合もある．また，リハビリパンツの使用が有用な場合もある．

薬剤としては，抗コリン薬による高次脳機能障害への影響が報告されており，レヴィ小体型認知症の過活動性膀胱には使用を控えるべきである．抗コリン作用がない薬剤としてはアドレナリンβ3受容体刺激薬であるmirabegronがあり比較的安全に使用できる．

Pearls

　レヴィ小体型認知症が疾患概念として確立してからすでに数十年が経過するが，いまだに解決していないParkinson disease dementia（PDD）とレヴィ小体型認知症の異同についてひとくくりにLewy body dementiasとして2004年以降の文献を主としてWalker, Possin, Boeve, Aarslandがレビューしている❼．

文献

❶ McKeith IG, Dickson DW, Lowe J, et al; Consortium on DLB. Diagnosis and management of dementia with Lewy bodies: third report of the DLB Consortium. Neurology. 2005; 65: 1863-72.

❷ McCann H, Stevens CH, Cartwright H, et al. α-Synucleinopathy phenotypes. Parkinsonism Relat Disord. 2014; 20: S62-7.

❸ Ikeda M, Mori E, Kosaka K. Donepezil-DLB study investings: long-term safety and efficacy of donepezil in patients with dementia with Lewy bodies: results from a 52-week, open-label, multi-center extension study, Dement Geriatr Cogn Disord. 2013; 36: 229-41.

❹ Mori E, Ikeda M, Kosaka K, et al. Donepezil for dementia with Lewy bodies—A randomized, placebo-controlled Trial. Ann Neurol. 2012; 72: 41-52.

❺ McKeith IG, Del Ser, T, Spano P, et al. Efficacy of rivastigmine in dementia with Lewy bodies: a randomized, double-blind, placebo-controlled international study. Lancet. 2000; 356: 2031-6.

❻ Kales HC, Kim HM, Zivin K, et al. Risk of mortality among individual antipsychotics in patients with dementia. Am J Psychiatry. 2012; 169: 71-9.

❼ Walker Z, Possin KL, Boeve BF, et al. Lewy body dementias. Lancet. 2015; 386: 1683-97.

〈仙石錬平〉

レヴィ小体型認知症に抗パーキンソン病薬を使用すべきですか？

　dementia with Lewy bodies（レヴィ小体型認知症）の初発症状にパーキンソン症状（パーキンソニズム）を認めることは少なくなく，レヴィ小体型認知症診断時に25〜50％にパーキンソン症状を認めているという報告もある．ただし，Parkinson disease（パーキンソン病）にみられる典型的なパーキンソン症状とは異なり，レヴィ小体型認知症でのパーキンソン症状は振戦よりも動作緩慢や姿勢反射障害などの体幹症状が目立ち左右差がないことが特徴である．

　パーキンソン症状のような運動症状が出現している際には，levodopa をはじめとする抗パーキンソン病薬の使用が推奨されており，本邦のパーキンソン病ガイドライン（2011年）でも levodopa が推奨されている．レヴィ小体型認知症における levodopa の反応は，パーキンソン病に比べると一般的に効果が劣り，幻覚，妄想を誘発しやすいという報告がある．

　現在，本邦で使用可能な抗パーキンソン病薬には，levodopa, dopamine agonist, selegiline, amantadine, droxidopa, zonisamide, istradefyline, COMT inhibitor, trihexyphenidyl がある．この中で trihexyphenidyl をはじめとする抗コリン薬は高次脳機能障害のさらなる悪化，精神症状の増悪をきたす可能性があるので使用は避けるべきである．amantadine は有効かもしれないが起立性低血圧，不眠，幻覚を誘発する可能性がある．

　臨床現場で特に問題になるのがレヴィ小体型認知症の幻覚増悪である．元来，幻覚を生じていたレヴィ小体型認知症症例にパーキンソン症状が出現したときに，抗パーキンソン病薬を加えるとかえって，幻覚が増悪することがある．そのため，抗パーキンソン病薬の選択には注意を要する．抗パーキンソン病薬の中で，最も幻覚を生じにくいのは levodopa であり，低用量からの levodopa 投与がレヴィ小体型認知症のパーキンソン症状にはよいと思われる．ドパミンアゴニストの中では，経口薬は幻覚をはじめとする精神症状を生じる可能性があり，唯一の貼付剤である rotigotine についてはレヴィ小体型認知症でのエビデンスはまだない．zonisamide は現在レヴィ小体型認知症を対象とした臨床試験が実施されている（2016年6月）．ドパミン受容体ではなくアデノシン A_{2A} 受容体拮抗薬である istradefyline は今後レヴィ小体型認知症治療への使用が期待される．

　先の項でも述べたように幻覚・妄想の治療薬はパーキンソン症状を悪化させる

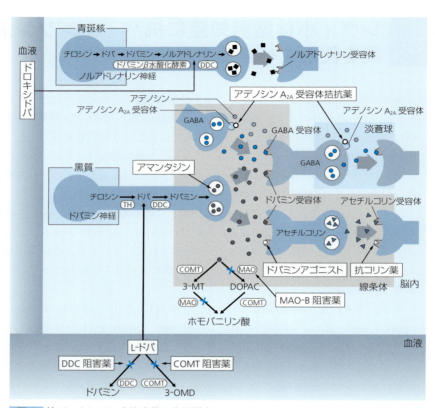

図1 抗パーキンソン病治療薬の作用機序

ため,内服状況について把握したうえで,原因となりうる薬剤の漸減,場合によっては中止を考慮しながら患者の症状をしっかりと見極めることが肝要と思われる.

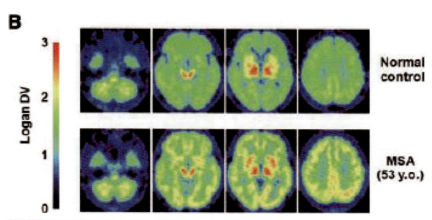

図2 多系統萎縮症における [¹¹C]BF-227所見 (Kikuchi A, et al. Brain. 2010; 133: 1772-8 より改変)

Pearls

レヴィ小体の主成分であるαシヌクレイン蛋白を画像化することは可能なのだろうか．既存のアミロイド蛋白やタウ蛋白のPETイメージングと同じ原理を利用して開発されたのが，[¹¹C] BF-227である．このプローブがレヴィ小体型認知症やパーキンソン病と同じαシヌクレイノパチーである多系統萎縮症で有用であることはすでに報告されているが，アミロイドの沈着も陽性になることがわかっており，そのままレヴィ小体病変の画像化にはつながらない．そのため，今後，レヴィ小体病変をいかに画像化できるかに期待が寄せられている[8][9].

文献

[1] 認知症疾患治療ガイドライン作成合同委員会，編．認知症疾患治療ガイドライン2010．東京：医学書院; 2010.
[2] パーキンソン病治療ガイドライン作成委員会，編．パーキンソン病治療ガイドライン2011．東京：医学書院; 2011.
[3] McKeith I, et al; International Psychogeriatric Association Expert Meeting on DLB. Dementia with Lewy bodies. Lancet Neurol. 2004; 3: 19-28.
[4] Molloy SA, Rowan EN, Obrien JT, et al. Effect of levodopa on cognitive function in Parkinson's disease with and without dementia and dementia with Lewy bodies. Journal of Neurology Neurosurgery Psychiatry. 2006; 77: 1323-8.
[5] Lucetti C, Logi C, Del Dotto P, et al. Levodopa response in dementia with Lewy bodies: A 1-year follow-up study. Parkinsonism Relat Disord. 2010; 16: 522-6.

6) Boot BP, McDade EM, McGnnis BF. Treatment of dementia with Lewy bodies. Current Treatment Options in Neurology. 2013; 15: 738-64.
7) Stinton C, McKeith I, Taylor JP, et al. Pharmacological management of Lewy body dementia: a systematic review and meta-analysis. Am J Psychiatry. 2015; 172: 731-42.
8) Kikuchi A, Takeda A, Okamura N, et al. In vivo visualization of alpha-synuclein deposition by carbon-11-labelled 2-[2-(2-dimethylaminothiazol-5-yl) ethenyl]-6-[2-(fluoro) ethoxy] benzoxazole positron emission tomography in multiple system atrophy. Brain. 2010; 133: 1772-8.
9) Brooks DJ, Tambasco N. Imaging synucleinopathies. Movement Disorders. 2016. Epub ahead of view.

〈仙石錬平〉

レヴィ小体型認知症にコリンエステラーゼ阻害薬を処方するときの注意点はなんですか？

　従来，抗コリン系薬剤がParkinson disease（パーキンソン病）の治療に使用されてきた経緯から，dementia with Lewy bodies（レヴィ小体型認知症）にコリン系を賦活するコリンエステラーゼ阻害薬を投与するとパーキンソン症状（パーキンソニズム）を誘発または増悪させるのではないかという懸念が存在していた．

　donepezil, rivastigmineについての二重盲検無作為化プラセボ対照比較試験においていずれもパーキンソン症状自体の有意な改善が認められなかったが，臨床上問題となるような増悪も認めなかった．donepezilに関しては，国内二重盲検無作為化プラセボ対照比較試験でも同様の結果であった．また，donepezil, rivastigmine, プラセボ群での比較でUnited PD Rating Scale（UPDRS）を用いた運動系の副作用をみた結果有意差は認めなかった．さらに，galantamineにおいてもレヴィ小体型認知症患者に対してUPDRSを用いた評価では有意差を認めなかった．

　したがって，コリンエステラーゼ阻害薬がパーキンソン症状には一概に悪いわけではないといえる．すなわち，レヴィ小体型認知症にコリンエステラーゼ阻害薬を使用する際には，パーキンソン症状を増悪させるということは考えなくてもよいと思われる．

　コリンエステラーゼ阻害薬は，副作用として悪心，嘔吐，食欲不振などの消化器症状が程度の差はあるものの共通して認められる．最近のメタ解析を用いた研究ではrivastigmineが嘔気，嘔吐，食欲不振などの消化器症状や傾眠の副作用が有意に高かったという結果があるものの服薬中断率はプラセボ群とは有意差を認めなかった．

　以上のことからレヴィ小体型認知症においてはコリンエステラーゼ阻害薬に対する薬剤過敏は，特筆すべきものはない．レヴィ小体型認知症に対するdonepezilの国内第Ⅲ相試験で有害事象の発生率はAlzheimer's disease（アルツハイマー病）に対する臨床試験よりも低く，レヴィ小体型認知症はコリンエステラーゼ阻害薬，少なくともdonepezilに対しては過敏ではないということが示されている．

　コリンエステラーゼ阻害薬の投与は通常用量よりも少量から開始し，症状の増

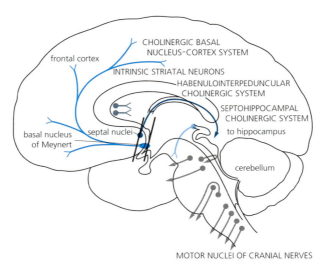

図1 コリン作動系の線維連絡（後藤文男, 他. 臨床のための神経機能解剖学, 東京: 中外医学社; 1992 より改変）

悪を認めなければ慎重に漸次増量していくという姿勢が大切である．

　本邦においては，レヴィ小体型認知症に適用が認められているコリンエステラーゼ阻害薬は現時点では donepezil のみであり，使用にあたっては患者および介護者に対して，消化器症状を主体とする副作用について，場合によっては BPSD を増悪させる可能性について丁寧に説明したうえで同意のもとに使用するのが望ましい．

Pearls

　レヴィ小体型認知症の中核症状の一つに「現実的で詳細な内容で，繰り返し現れる幻視」がある．この症状は大脳皮質のレヴィ小体と高い相関があることが報告されている．なかでも人物幻視が最も多くついで実体的意識性が認められる．レヴィ小体型認知症では壁のしみ，木目，などの意味のない視覚対象が人の顔や動物の姿などの意味のある物体にみえるような錯視「パレイドリア」をアルツハイマー病患者より多く認める[5]．

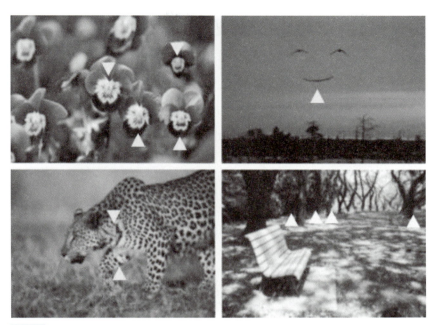

図2 パレイドリアの例 (Uchiyama M, et al. Brain. 2012; 135: 2458-69 より)

文献

1. Mori E, Ikeda M, Nakagawa M, et al. Effects of donepezil on extrapyramidal symptoms in patients with dementia with Lewy bodies—A secondary pooled analysis of two randomized-controlled and two open-label long-term extension studies. Dement Geriatr Cogn Disord. 2015; 40: 186-98.
2. Mori E, Ikeda M, Nagai R, et al. Long-term donepezil use for dementia with Lewy bodies—results from an open-label extension of phase III trial. Alzheimers Res Ther. 2015; 7: 1-13.
3. Wang HF, Yu JT, Tang SW, et al. Efficacy and safety of cholinesterase inhibitors and memantine in cognitive impairment in Parkinson's disease, Parkinson's disease dementia, and dementia with Lewy bodies: systematic review with meta-analysis and trial sequentiall analysis. J Neurol Neurosurg Psychiatry. 2015; 86: 135-43.
4. Edwards K, Royall D, Hershey L, et al. Efficacy and safety of galantamine in patients with dementia with Lewy bodies. Dement Geriatr Cogn Disord. 2007; 23: 401-5.
5. Uchiyama M, Nishio Y, Yokoi K, et al. Pareidolias: complex visual illusions in dementia with Lewy bodies. Brain. 2012; 135: 2458-69.

〈仙石錬平〉

FTDの治療・対処方法に関して教えてください

1. はじめに

　前頭側頭型認知症（frontotemporal dementia: FTD）は，臨床症候群であり，臨床型と病理学的背景は，1対1対応でない．病理学的には，タウ陽性神経細胞内封入体（Pick嗜銀球）を有するいわゆるピック病や，TAR-DNA binding protein of 43 kDa（TDP-43）陽性の神経細胞内封入体や変性神経突起を有するものなどがあるが，いずれも根本的な治療薬はないのが現状である．将来的な根治療法としては，蓄積する蛋白の種類によってそれぞれの治療法が違うことが想定されるが，本稿では現時点でのFTDの認知機能に対する薬物療法，行動異常に対しての薬物療法と非薬物療法についてそれぞれ概説する．薬物療法は全て十分なエビデンスはなく，保険適応外使用であるので十分な説明と同意が必要だが，筆者らの経験や過去の報告を勘案して使用することのある薬剤を 表1 にまとめた．

2. FTDの認知機能障害に対する薬物療法

　FTDの認知機能障害は，前頭葉機能の障害として，実行機能障害，判断，問題

表1 前頭側頭型認知症の各症状に対して使用されることのある薬剤（いずれも保険適応外使用）

症状	一般名（商品名）	用量	用法
認知機能障害	コリンエステラーゼ阻害薬	用いない（無効）	
常同行為・過食	フルボキサミン*（ルボックス） トラゾドン（レスリン，デジレル）	50〜150 mg 25〜150 mg	分1〜3 就寝前または分2〜3
衝動性・興奮 （過鎮静が少ない順に）	メマンチン（メマリー） 抑肝散 バルプロ酸（デパケンR，セレニカR） クエチアピン**（セロクエル） ペロスピロン（ルーラン） リスペリドン（リスパダール）	10〜20 mg 5.0〜7.5 g 100〜600 mg 10〜100 mg 4〜8 mg 0.5〜3 mg	朝または夕 分2または分3 分1または分2 就寝前または分2〜3 就寝前または分2〜3 就寝前または分2〜3

注意：*チザニジン（テルネリン）と併用禁忌．**糖尿病は使用禁忌．

解決能力，注意，抽象的思考，思考の柔軟性などがある．また言語症状として，発話量の減少，内容の簡素化がみられる．時に物忘れを主訴に外来を受診する場合もあるが，アルツハイマー型認知症のようなエピソード記憶は障害されない．これまで FTD の認知機能に対する薬物療法として，コリンエステラーゼ阻害薬とメマンチンでの試験が報告されている．Alzheimer's disease（AD）に対して適応のある 3 剤のコリンエステラーゼ阻害薬について，FTD に対する検討が行われ，いずれの検討でも Mini Mental State Examination（MMSE）で変化なく，報告によっては，精神症状を悪化させたとの報告もある．メマンチンは，NMDA 受容体に対する拮抗作用を有し，アルツハイマー型認知症において Neuropsychiatric Inventory（NPI）の種々の項目を改善することが示されており，FTD においても効果があるのではないかと考えられてきた．しかし，米国で行われた FTD 64 例，意味性認知症 semantic dementia（SD）17 例を対照とした，メマンチン 20 mg，26 週間の多施設二重盲検ランダム化プラセボ比較試験において，NPI，全般症状改善度に有意差はなかった．認知機能に関しては，MMSE で差はなく，むしろ呼称課題の成績と符号問題で処理速度はメマンチン群で有意に低下していた．また，副作用の頻度でも錯乱，記憶障害，言語障害などの認知機能面での有意な副作用があった．これらより，FTD の認知機能に対してメマンチンの使用は推奨されないといえよう．

3. FTD の行動異常に対する薬物療法

FTD の行動異常に対する薬物療法として，これまでメマンチンや抗うつ薬，非定型抗精神病薬，抗てんかん薬などの報告がされている．先述の通り，メマンチンは比較的大規模な試験において FTD の NPI いずれの項目においても有効でないことが報告されている．しかし，最近のメタ解析において Kishi らは，メマンチンは NPI と Zarit 介護負担尺度において，有意差はないが，有効である傾向は示しており，サンプルサイズが大きくなれば有意な結果が出るだろうと報告している．これは，実臨床での印象と一致する報告であり，副作用に留意しながら行動異常に対して使用することは一考の余地がある．

これまで，FTD の薬物療法において有効であると報告があるものとして選択的セロトニン再取り込み阻害薬 selective serotonin reuptake inhibitor（SSRI）がある．これは，FTD ではセロトニン作動系の機能低下が認められることに基づいている．Ikeda らは，FTD 11 例，SD 5 例を対象にしたフルボキサミン 12 週

オープンラベル試験において，NPI と Stereotypy Rating Inventory（SRI）を用いた結果，NPI の異常行動と SRI の全ての項目（食行動，周遊，言語，動作，行動，生活リズム）で有意な改善があったと報告している．また，パロキセチンにおいては，効果があるとする報告と効果がないとする報告，セルトラリンにおいては，FTD の常同行為に有効であったという報告がある．また，セロトニン 2 アンタゴニスト／再取り込み阻害薬であるトラゾドンでも行動異常に対して有効であるとする報告もある．このように SSRI が行動異常に有効であるという報告に基づき，日本神経学会のガイドラインでも，SSRI は推奨グレード C1（科学的根拠はないが，行うよう勧められる）とされている．

　研究レベルの報告としては，FTD ではドパミン作動系の機能低下も認められることに基づき，ドパミン作動系薬剤の検討がなされている．英国で行われた FTD 8 例に対するメチルフェニデート（リタリン）40 mg の単回投与のクロスオーバー二重盲検プラセボ比較試験では，ケンブリッジ・ギャンブル課題においてリスクを負う賭け方が抑制され，意思決定行動を正常化させる効果があったとしている．しかし，この薬剤は依存性の観点から使用が厳格に定められており，適応外使用は困難である．現在注目されている研究段階の薬剤としてオキシトシンがある．オキシトシンは健常者や自閉症患者において，感情表現，共感性，協調行動などを改善させるという報告があり，共感性の喪失，無関心などを呈する FTD に対しても有効ではないかと検討され，NPI の合計スコアが改善したとの報告がある．その後もオキシトシンの検討は進み，特にアパシーや共感性に対しての有効性があるとする一方で，攻撃性や妄想などを増加させる危険性もなく，安全性，忍容性ともに高いとしており，さらなる治験が待たれる．

　一般に認知症の脱抑制や攻撃性などの激しい行動異常に対して，非定型抗精神病薬が有効であるとの報告がある．FTD でも後述する非薬物療法と組み合わせてクエチアピン，ペロスピロン，リスペリドンなどの非定型抗精神病薬などを用いることにより FTD の介護負担をかなり軽減させることができる．しかし，2005 年に米国食品医薬品局 Food and Drug Administration（FDA）が認知症高齢者に対して非定型抗精神病薬を使用すると，プラセボ群と比較して，1.6〜1.7 倍死亡率が上がることを警告している．FTD の場合はいわゆる若年発症の例も多いので，そのまま当てはまるかはわからないが，使用する場合には副作用も含めて十分な注意や説明が必要である．その他，より過鎮静が少なく使いやすい薬剤としては，抑肝散やバルプロ酸がある．

4. FTDに対する非薬物療法

　現時点でFTDの認知機能障害に有効な薬剤はない．行動異常に対しても安全性の面から薬物療法には慎重な対応が求められ，本人や他者に重大は危害が及ぶ場合を除き非薬物療法を優先させることが推奨されている．問題となる行動の予防や軽減を目的とする非薬物療法（介入法）としては，①本人への介入と②介護者支援がある．

1 本人への介入

　詳細は成書に譲るが，FTDにみられる被影響性の亢進や常同行動を利用し，万引きや危険行為などの問題行動を描画やゲーム，カラオケなどの適応行動に変容させていくルーチン化療法が有名である．その際，本人の生活歴，職業歴，趣味などを把握し，本人が取り組みやすい課題を提供することが大切である．また，デイサービスやショートステイなど集団で活動する場では，物音や人の動きで注意が逸れやすいため，できるだけ静かな，人の出入りがみえにくい場所を提供する工夫も必要となる．アパシーや焦燥感に対しては音楽療法や運動療法の効果も報告されている．

　次に本人の生命や財産を守るうえで必要な手続きなどについて述べる．近年，認知症患者の運転による事故が大きく報道されるようになり，運転行動の評価も重要である．FTDでは症状の特徴から信号無視やスピード違反などの交通ルールの無視，注意の障害からわき見運転，車間距離が短いなどの運転上の問題行動が多くみられアルツハイマー型認知症に比べて人身事故が多いことが報告されている．安全のため，本人の交通手段を確保したうえで，早期の運転免許証返納などの対応が求められる．また，脱抑制症状に伴う浪費がみられ対応が困難な場合は，成年後見人制度の利用を検討する．

2 介護者支援

　介護者支援には疾病教育，介護指導，心理的サポートなどがあり，非薬物療法の中で最もエビデンスレベルの高い有効な方法である．疾病教育や介護指導は，介護者がFTDの症状を理解し適切な対応をすることで本人の問題行動の予防や軽減が可能となる．また，介護者が困った時に相談できる専門職の存在やデイサービスやショートステイなどの介護保険サービスの利用は介護者の負担感の

軽減に繋がる．

　FTDの非薬物療法については，その特徴から大規模な無作為対照研究などエビデンスレベルの高い研究はない．しかし，ルーチン化療法に代表されるように，その人それぞれの生活歴や趣味などを考慮し，個別に対応する工夫の積み重ねが，類似した症例の適切な対応に寄与するところが大きいと考えられる．

Pearls

　FTDは働き盛りである若年発症が多いことから経済的負担が多い．また，行動異常などによる介護負担はアルツハイマー型認知症などの他の神経変性疾患よりも大きいとされる．2015年7月1日より，FTDを含むFTLDは，国の難病対策指定難病に加えられた．こうした医療費助成制度の活用を速やかに勧めることも必要である．また，いまだにFTLDを統合失調症やアルツハイマー型認知症などと誤診されているケースも少なくなく，診断率の向上も必要不可欠である．

文献

❶ 池田　学，編．前頭側頭型認知症の臨床．東京: 中山書店; 2010.
❷ 川勝　忍，小林良太．前頭側頭型認知症（FTD）の認知機能に対する薬物療法―その可能性と限界について―．精神科治療学．2013; 28: 1609-13.
❸ Kishi T, Matsunaga S, Iwata N. Memantine for the treatment of frontotemporal dementia: a meta-analysis. Neuropsychiatric Dis Treatment. 2015; 11: 2883-85.
❹ Finger EC, Blair M, Oliver LD, et al. Oxytocin for frontotemporal dementia. A randomaized dose-finding study of safety and tolerability. Neurology. 2015; 84: 174-81.
❺ Shinagawa S, Nakajima S, Plitman E, et al. Non-pharmacological management for patients with frontotemporal dementia: a systematic review. J Alzheimers Dis. 2015; 45: 283-93.
❻ Barton C, Ketelle R, Merrilees J, et al. Non-pharmacological management of behavioral symptoms in frontotemporal and other dementias. Curr Neurol Neurosci Rep. 2016; 16: 14.

〈川勝　忍　小林良太　林　博史〉

9 BPSDに対する治療法のストラテージを教えてください

1. はじめに

　認知症の定義は，様々な認知機能障害によって日常生活に支障をきたした状態と定義されており，本来治療目標とされるのは生活障害の回復と，その上流に位置する認知機能の改善であろう．しかし，高齢発症の認知症の2/3を占めるAlzheimer's disease（AD）：アルツハイマー病をはじめ，多くの認知症では妄想や幻覚，不安，抑うつ，徘徊といった認知症の行動・心理症状（behavioral and psychological symptoms of dementia: BPSD）がみられる．BPSDは，認知症の介護を行っていくうえで家族や介護者の負担を増大させる要因になっているだけではなく，認知症の当事者にとっても不快なものであり，生活の質を損ねる大きな要因になっている．本稿では，BPSDに対する治療についての基本的な姿勢について考えてみたい．

2. 認知症の診断基準と経過からみたBPSDの考え

　認知症をきたす疾患は様々あり，65歳以上で発症した認知症の背景疾患 図1 と血管性認知症（vascular dementia: VaD）を除く，代表的な変性性認知症であるDAT, dementia with Lewy bodies（DLB）：レヴィ小体型認知症，前頭側頭型認知症（front-temporal dementia: FTD）でみられるBPSDの出現頻度 図2 を示す．

　本来，診断基準とは，その疾患の最も特徴とすべき典型的な症状が列挙され，それを除外すべき疾患や症状が示されている．しかし，NIA/AAやDSM-5の診断基準を例にあげると，ADにおいてしばしばみられる物盗られ妄想や徘徊，睡眠障害といったBPSDについての記載はなく，『せん妄やほかの精神疾患を除く』という記載にとどまっている 表1 ．しかし，ADにおいて，その経過中に多くのBPSDが出現することは知られてはいるが，認知機能や生活能力の低下の程度が進行していくのに対して，激しかったBPSDの中期を過ぎるとやがて終息していく 図3 ．

　一方，DLBの診断基準においては，幻視やレム睡眠行動障害が，FTDの脱抑

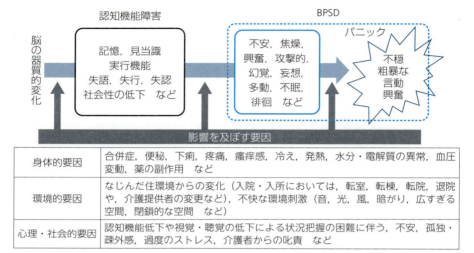

図1 BPSDとそれに影響を及ぼす背景（歯科医師認知症対応力向上研修テキストより一部変更）

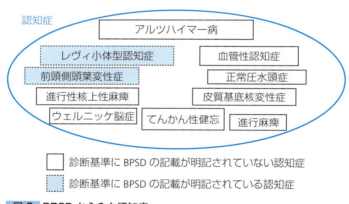

図2 BPSDからみた認知症

制，常同/強迫/儀式的行動といったBPSDの具体的な記載がされている 表2 表3．

このように考えると，ADの初期から中期でみられるBPSDは認知機能低下に伴い生じる変化を現実として受け入れきれない戸惑いや葛藤・不安，あるいは周囲の対応への反発が原因で発生する反応性の要因が大きい症状と考えられる．逆

表1 認知症疾患治療ガイドライン2010

認知症の治療において,
医学的アプローチ:
　認知機能向上やBPSD低減を目標にした薬物療法
ケアアプローチ:
　生活障害を改善するために,認知症者がその人らしく暮らせるように支援
リハビリテーション:
　認知機能や生活能力,生活の質（QOL）の向上
認知症の治療では,薬物療法を開始する前に,適切なケアやリハビリテーションの介入を考慮しなければならない.薬物療法開始後は有害事象のチェックを含めた定期的な再評価が重要.

日本神経学会,監,「認知症疾患治療ガイドライン」作成合同委員会,編.認知症疾患治療ガイドライン2010. 2010.

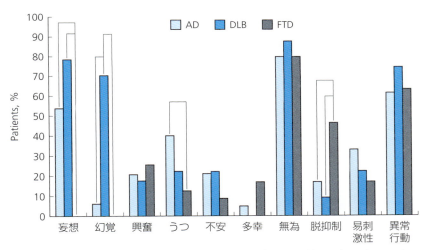

$P<0.05$, Fisher test with Bonferroni correction.

図3 変性性認知症で出現するBPSDの特徴 (Hirono N, Mori E, Ishii K, et al. Alteration of regional cerebral glucose utilization with delusions in Alzheimer's disease. J Neuropsychiatry Clin Neurosci. 1998; 10: 433-9)

に,DLBでみられるレム睡眠行動異常やFTDの脱抑制,常同行動,食行動異常などは器質的な要因の占める割合が多いと考える必要がある.

3. BPSDへの治療的アプローチ

　日本神経学会が監修した認知症疾患治療ガイドライン2010では,認知症の治

表2 認知症疾患治療2010ガイドライン（抜粋）

アルツハイマー病
①認知機能障害に対する有効な薬物
　ドネペジル（A）リバスチグミン（A）ガランタミン（A）メマンチン（A）
②非薬物療法
　Reality Orientation（C1）回想法（C1）認知刺激療法（C1）運動療法（C1）音楽療法（C1）
　光療法（C1）脳脊髄液シャント術（D）
③ケアのポイント
　介護者教育（B）
　介護者のストレスマネージメント（B）
　Person-centered care（C1）
　バリデーションセラピー（C1）

推奨グレード
A：強い科学的根拠があり，行うよう強く勧められる
B：科学的根拠があり，行うように勧められる
C1：科学的根拠はないが，行うよう勧められる
C2：科学的根拠がなく，行うよう勧められない
D：無効性あるいは害を示す科学的根拠があり，行わないよう勧められる

BPSDに対する薬物療法（保険適応外，有害事象の説明必要）

不安	リスペリドン（B）オランザピン（B）クエチアピン（B）
焦燥，興奮	リスペリドン（B）オランザピン（B）クエチアピン（B）アリピプラゾール（B）バルプロ酸（C1）カルバマゼピン（C1）
幻覚，妄想	リスペリドン（B）オランザピン（B）アリピプラゾール（B）クエチアピン（C1）ハロペリドール（C1）
うつ症状	SNRI（C1）SSRI（C1）ドネペジル（C1）
暴力，不穏	リスペリドン（C1）
徘徊	リスペリドン（グレードなし）
性的脱抑制	SSRI　非定型抗精神病薬　トラゾドン（グレードなし）
睡眠障害	ベンゾジアゼピン系（C1）リスペリドン（C1）ドネペジル（C1）抑肝散（C1）

日本神経学会，監，「認知症疾患治療ガイドライン」作成合同委員会，編．認知症疾患治療ガイドライン2010．2010年．

療において，医学的アプローチ，ケア・アプローチ，リハビリテーションが示されている．この3つについてガイドラインでは，『認知症の治療では，薬物療法を開始する前に，適切なケアやリハビリテーションの介入を考慮しなければならない．薬物療法開始後は有害事象のチェックを含めた定期的な再評価が重要．』と記載されている．これに従い，BPSDの治療についてケア・アプローチ，医学的アプローチの順で述べる．

1 ケア・アプローチ

　ケア・アプローチは認知症の特徴をよく踏まえて行うことが大切である．

ⅰ）アルツハイマー病（AD）

　ADは，近時記憶障害が強調されるが，実際に生活に困難をきたす背景には，実行機能障害があることが多い．認知症のケアでは，本人が自分でできることは自分で行ってもらうことが，廃用症候群の予防にもつながり，自然経過以上に認

表3 薬物動態からみた抗精神病薬の特徴

成分名		T_{max} (h)	$t_{1/2}$ (h)	備考
リスペリドン	錠	1.13±0.36 （代謝物）3.27±2.54	3.91±3.25 （代謝物）21.69±4.21	代謝物も未変化体と同程度の活性示す
	内服液	0.81±0.22 （代謝物）2.67±2.45	3.57±2.16 （代謝物）20.91±3.72	
ペロスピロン	錠	1.4〜2.3	1〜3（α相） 5〜8（β相）	食事の影響を受けやすく食後投与
オランザピン	錠	3.4±1.0	31.2±5.4	非喫煙者，女性，高齢者では血中濃度増加，糖尿病
	OD	3.8±1.1	30.5±5.5	
クエチアピン	錠	1.25±0.524	2.80±0.53	糖尿病
アリピプラゾール	錠	3.5±1.7	62.1±14.2	定常状態になるまで2週間を要する
	内服液	2.6±1.0	59.2±13.4	
ハロペリドール	錠	5.1±1.0	24.1±8.9	
	注	―	0.19±0.1（α相） 14.1±3.2（β相）	
クロルプロマジン	錠	30.5	2〜3	

（井上智嘉先生のスライドより）

知症を進行させないためには重要ということが知られている．しかし，本人に行ってもらうことを重視しすぎ本人の力を最大限引き出そうとするあまり，また家族らはこうあってほしいという過剰な期待するあまり明らかに機能が低下していることをさせようと試みられていることが少なくない．

　ADの主婦で多くみられる症状の一つに料理ができなくなることがある．軽度の時には品数が減る，同じメニューが続くといった症状として現れる．本人にしてみれば家族のために一所懸命料理を作っているにもかかわらず，「また同じものを作って…」と家族に非難されると，申し訳ないと落ち込んでしまったり，逆に『せっかく作ったのに文句ばかりいって』と立腹する．家族は，「昨日何を作ったか思い出してみろ」というが，本人にしてみれば昨日のメニューを思い出せない，あるいはそれしか思いつかないのである．このような積み重ねが背景にあり，介護抵抗や興奮につながってくる．非を指摘されると気持ちが沈んだり，認めたくない気持ちが起きるのは，認知症の有無に関係なく起こってくる自然な感情であると考える必要がある．まずは，介護者が「こんなものを食べたい」とメニューを提案することによって，いきいきと炊事をするようになり，夫に対する物盗られ妄想が減少することもある．本人の認知機能をきちんと評価し，本人の力を最大限引き出すことも確かに重要である．しかし，その評価を参考に日常生活で苦

手になっている部分を予測し，先手を打って補い，これまでの介護者のかかわり方に問題はなかったのかを一旦よく検証し，本人に失敗させないケアを実践していくことが，BPSD の予防・軽減につながる．

ii）レヴィ小体型認知症（DLB）

　DLB では，AD とは異なり視覚認知機能障害と多くの自律神経症状が初期からみられることが特徴といえる．DLB でみられる幻視と称されるものの中には，錯視（物体誤認）が混在していることが少なくない．部屋に人がいるという訴えに，ハンガーにつった服を洋服ダンスにしまう，家族写真を別の部屋に移動することで，本人の訴えが消失することはしばしば経験する．まず幻視の内容や状況をよく聴取し，誘因になりそうな対象物を視覚から取り除くことを試みるとよい．誤認は，物体に対してだけではなく，人物についてもみられる．配偶者に対して，『夫に似ているが違う人』というような，目の前にいる同居人に対して人物誤認がみられる場合には，その場で「何をバカなこといってる．わしじゃ」といって訂正を試みても，修正することが困難で介護者のストレスも増してしまう．このような訴えがみられる場合には，いったんその場を離れ着替えをして戻ってくる，あるいはそれでは失礼と玄関を出て，数分後に「ただいま」と戻ることによって人物誤認が解消されることがしばしばみられる．

　また，DLB では自律神経症状を伴っていることが少なくない．AD に共通することではあるが，認知症の軽度の人に，「どのような時にイライラするか？」と尋ねると，介護者の言動に腹を立てるケースもあるが，意外と便秘をあげる当事者は少なくない．認知症が進行するにつれて，自分の体調について適切に訴えられる患者は減少してくるため，排便状況をふくめ，身体状況について介護者からしっかりと聴取することが大切である．

iii）前頭側頭型認知症

　近年，FTD は行動障害型（behavoiral variant FTD: bvFTD）と言語障害型（semantic variant: 本稿では semantic dementia SD と略す）に分類されるようになった．bv FTD においては，診断基準に脱抑制，アパシー，常同行為，食行動異常といった様々な BPSD が記載されている．これらの症状は，器質な病理を背景に起こっていると考えるべきで，本人の行動を変化されることは容易ではない．また，SD の診断基準には語義失語，相貌失認など意味記憶の障害を背景として出現する認知機能障害の特徴の記載はみられない．しかし，SD の臨床経過をみると bvFTD でみられる BPSD が発症 3 年目以降に高頻度で出現する 図4 図5 ．

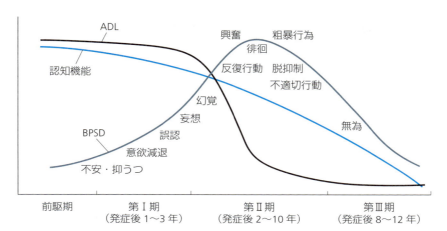

図4 アルツハイマー病の臨床経過 (西川 隆. 神経内科. 2010; 72: 277-83)

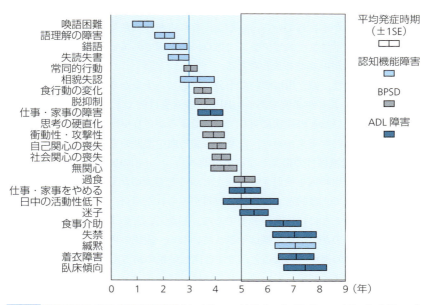

図5 意味性認知症の症状出現時期 (Kashibayashi T, Ikeda M, Komori K, et al. Transition of distinctive symptoms of semantic dementia during longitudinal clinical observation. Dement Geriatr Cogn Disord. 2010; 29: 224-32)

FTD の治療戦略としてあげられるものの一つにルーチン化療法がある．bvFTD の場合，診断時すでに脱抑制や，かなり強固な常同行動がみられ修正か困難な場合も少なくない．しかし，常同行動が目立たない FTD，特に初期の SD においては，やがて出現する常同行動を見越して，進行して going my way や常同行動が出現したとしても，社会的に容認可能になる生活習慣を当初から意識的に形成することが大切である．また，進行期になってエピソード記憶，手続き記憶が残存し，被影響性亢進していることを利用して，脱抑制などの BPSD が出現した時に，普段から行ってきたパズルや数独などを提示することで，行動を切り替えることが容易になることが少なくない．

❷ 医療的アプローチ（薬物療法）

　BPSD で行われる医学的アプローチは，薬物療法である．認知症疾患治療ガイドライン 2010 やかかりつけ医のための BPSD に対応する向精神薬使用ガイドライン（第 2 版）によって，それぞれの症状に合わせて選択する推奨レベルや治療アルゴリズムが示されている．しかし，これらが作成されるもととなる文献の多くは，海外で示されたエビデンスであり，わが国でのエビデンスをきちんと確立していくことが重要であると考える．

　また，安全性，副作用について十分に配慮し，少量から開始し，必要に応じて増量していくことが必要である．BPSD の治療目的で薬物療法を開始する場合，特に興奮や不穏などの症状に対しては，できるかぎり早期の症状改善が期待される．薬物動態的な考えからは，投薬から薬物血中濃度の立ち上がりの指標となる T_{max} 値や，組織移行の指標となる半減期（$T_{1/2}$）α 相の値を参考にしながら，薬剤の選択や服用時刻を検討する視点をもつことも大切かもしれない．

　一度投与して，標的とする症状の改善がみられた場合，漫然と向精神薬の投与を継続しないことには注意が必要である．しかし，どのように薬物を減量・中止を行えばいいのかという指標は示されていない．症状の再燃を心配するのであれば，薬物動態の視点で考えると，まずは同じ効果のある薬物の中から $T_{1/2}$ の短い薬物に切り替え，減量していく，あるいは投与量を半分に減量する方法がよいのではないかと考える．

4. おわりに

　認知症の BPSD について，どのような治療を行えばよいか相談されることは少

なくない．ケアアプローチ，医学的アプローチのいずれを行うにしろ，治療者が忘れてはならないことは，介護者のためでなく BPSD で苦しんでいる認知症の当事者の症状改善と，かかわる人たちへとの関係性の改善を目標に行われることが大切であると考える．

Pearls

BPSD は介護者の負担を増大させる要因として取り上げられることが多い．しかし，BPSD で最もつらい思いをしているのは認知症の当事者である．BPSD への治療は，身体的，環境的，心理的・社会要因を考慮するとともに，どのような認知症であるのか，その背景疾患の臨床的特徴と経過を踏まえて行うことが大切である．薬物療法を行う際には，安全性，副作用に配慮し，薬物動態も考えながら薬剤の選択や服用時刻を検討することも重要である．

〈谷向 知　柴 珠実〉

血管性認知症の治療はどのようにすべきですか？

1. 血管性認知症治療の概要

　血管性認知症（vascular dementia: VaD）の治療は，脳卒中予防としての危険因子（高血圧，糖尿病，脂質異常症，心房細動，喫煙，肥満，飲酒など）の管理や抗血栓薬による2次予防，中核症状や周辺症状に対する薬物療法，非薬物療法に大別される．これらを包括的に管理・治療していくことが重要となる．本稿では，脳卒中危険因子として特に認知機能との関連が指摘されている血圧管理について述べ，続いて中核症状や周辺症状に対する薬物療法，非薬物療法について述べる．

2. 脳卒中危険因子（血圧）の管理

　認知機能の評価が含まれた降圧薬を用いた6件の大規模臨床研究について 表1 に示す．
　このうち，SHEP（Systolic Hypertension in the Elderly Program），SCOPE（Study on Cognition and Prognosis in the Elderly），HYVET（Hypertension in the Very Elderly Trial），PRoFESS（Prevention Regimen for Effectively Avoiding Second Strokes）については，明確な認知機能への影響は認められなかった．一方，Ca拮抗薬であるニトレジピンの脳心血管合併症予防効果を検討した臨床試験であるSyst-Eur（Systolic Hypertension in Europe）では，実薬群においてプラセボ群と比較し認知症の発症率を50％低下させた．また一過性脳虚血発作の既往をもつ高血圧患者を対象に降圧療法による脳血管障害の2次予防効果を検討したPROGRESS試験では，ACE阻害薬（ペリンドプリル）および利尿薬（インダパミド）と投与した実薬群で，プラセボ群と比較し認知機能低下症例が少なかった．さらに脳卒中再発の有無で比較すると，脳卒中再発実薬群で認知症が34％減少した．以上の結果に基づきAHA/ASAのガイドラインでは，降圧は脳卒中後認知症のリスクの低減や中年および早期老年期の認知症の予防に有効であると提唱している．このように血圧の厳格な管理は脳卒中の再発抑制だけでなく，認知機能の低下や認知症の発症予防に対しても重要である．

表1 認知障害または認知症を評価項目に含めた降圧薬の主要な無作為化試験：認知症に関する結果

試験	症例数/平均年齢	認知症の診断	降圧薬の種類	実薬 認知症例数/患者数	実薬 発症率（1,000患者・年当り）	プラセボ 認知症例数/患者数	プラセボ 発症率（1,000患者・年当り）	認知症に関する主な結果（95%CI）
SHEP	4376/71.6	専門家、DSM-Ⅲ-R	利尿薬（クロルタリドン）and/or β遮断薬（アテノロール）or レセルピン	37/2365	記載なし	44/2371	記載なし	認知症が16%減少、有意差なし
Syst-Eur	2418/69.9	専門家、DSM-Ⅲ-R	Ca拮抗薬（ニトレンジピン）with or without β遮断薬（エナラプリル）and/or 利尿薬（ヒドロクロロチアジド）	11/1238	3.8	21/1180	7.7	認知症が50%（0～76%）減少、P=0.05
PROGRESS	6105/64	専門家、DSM-Ⅳ	アンジオテンシン変換酵素阻害薬（ペリンドプリル）with or without 利尿薬（インダパミド）	193/3051	16	217/3054	19	認知症が12%（-8～28%）減少、P=0.2
SCOPE	4937/76.4	ICD-10、独立の臨床的事象審査委員会	ATⅡ受容体拮抗薬（カンデサルタン）and/or 利尿薬（ヒドロクロロチアジド）	62/2477	6.8	57/2460	6.3	実薬群のリスクが7%上昇、P>0.20
HYVET	3336/83.5	専門家、DSM-Ⅳ	利尿薬（インダパミド）with or without アンジオテンシン変換酵素阻害薬（ペリンドプリル）	116/1687	33	137/1649	38	認知症が14%（-9～23%）減少、P=0.2
PRoFESS	20322/66.1	認知症の臨床的印象	ATⅡ受容体拮抗薬（テルミサルタン）	408/8624	記載なし	409/8646	記載なし	認知症のリスク低下なし、P=0.48

Abbreviations, SHEP: Systolic Hypertension in the Elderly Program, DSM-Ⅲ-R: Diagnostic and Statistical Manual of Mental Disorders, 3rd edition (revised), Syst-Eur: Systolic Hypertension in Europe, PROGRESS: Perindopril Protection Against Recurrent Stroke Study, DSM-Ⅳ: Diagnostic and Statistical Manual of Mental Disorders, 4th edition, SCOPE: Study on Cognition and Prognosis in the Elderly, ICD-10: International Classification of Disease, 10th edition, HYVET: Hypertension in the Very Elderly Trial, and PRoFESS: Prevention Regimen for Effectively Avoiding Second Strokes.

(Gorelick PB, et al. Stroke. 2011; 42: 2672-713[1] より改変)

3. 薬物治療

1 中核症状に対する治療

　　　　Alzheimer's disease（AD）：アルツハイマー病に承認されている抗認知症薬であるコリンエステラーゼ阻害薬や NMDA（N-methyl-D-aspartate）受容体拮抗薬が VaD の中核症状に対して一定の効果を示しており 表2 ，臨床上用いられることが多い．これらの薬剤が VaD の中核症状に用いられる理由として，VaD では虚血性大脳白質病変によってアセチルコリン神経投射路が障害されることや，背景に AD が併存している可能性が考えられている．現在本邦ではコリンエステラーゼ阻害薬としてドネペジル，ガランタミン，リバスチグミン，NMDA 受容体拮抗薬としてメマンチンが AD における認知症症状の進行抑制に承認・使用されている．ドネペジルは，National Institute of Neurological Disorders and Stroke-Association Internationale pour la Recherche en l'Enseignement en Neurosciences（NINDS-AIREN）の診断基準に基づく脳血管性認知症（pure VaD）を対象とした無作為化二重盲検試験において，ドネペジル内服の結果，プラセボ群と比較して認知症の有意な改善が認められている．ガランタミンも血管性認知症または脳血管性認知症を有するアルツハイマー病を対象とした無作為化二重盲検において，プラセボと比較し認知症の有意な改善が得られている．リバスチグミンはランダム化比較試験にて認知機能を改善，探索的データ解析では特に高齢患者で改善が顕著であったとされている．この結果に関しては，高齢者では AD の病理変化が伴っている可能性が指摘されている．NMDA 受容体阻害薬であるメマンチンも無作為化二重盲検にてプラセボと比較し認知機能や行動傷害の改善が認められている．AHA/ASA のガイドラインでは，ドネペジルは VaD の認知機能の改善に，ガランタミンは AD を合併した VaD の認知症の改善に有効であると提唱している．本邦における神経学会の認知症治療ガイドライン 2010 や脳卒中学会の脳卒中治療ガイドライン 2015 でも血管性認知症の中核症状にこれら抗認知症薬が推奨[※]されている．しかしながら本邦では純粋な血管性認知症ではこれら抗認知症薬は保険適用を有しておらず，脳血管障害を伴う AD である場合のみ処方可能となっている．

[※] 認知症治療ガイドライン: 推奨度グレード B（リバスチグミン C1）
　脳卒中治療ガイドライン: 推奨度グレード A（リバスチグミン C1）

表2 血管性認知症に対する抗認知症薬の臨床試験結果

治療薬	研究数	対象者数	期間	用量	利点
ドネペジル	3 studies VaD	2931	12週と24週	5〜10 mg	改善: Cognition（ADAS-cog, v-ADAS-cog, MMSE）, Grobal（CIBIC+, CDR-SB）, ADLs（ADLs, ADFACS） 変化なし: Behavior（NPI）, Executive function（EXIT25）
	1 study CADASIL	161	18週	10 mg	改善: Executive function（TMT A, TMT B and EXIT25） 変化なし: Cognition（v-ADAS-cog, ADAS-cog, MMSE）, Global（CDR-SB）, Functional ability（DAD）
ガランタミン	1 study VaD+AD with cerebrovascular disease	449〜543	24週	24 mg	改善: Cognition（ADAS-cog）, Grobal（CIBIC+）, Behavior（NPI）, ADLs（ADCS-ADL）
	1 study VaD	788	26週	16〜24 mg	改善: Cognition（ADAS-cog）, Functional ability（DAD）, Executive function（EXIT25） 変化なし: Grobal（CIBIC+）, Behavior（NPI）, ADLs（ADCS-ADL）
リバスチグミン	1 study VaD	710	24週	12 mg	改善: Cognition（v-ADAS-cog, ADAS-cog, MMSE） 変化なし: Grobal（CGIC）, Behavior（NPI）, ADLs（ADCS-ADL）
メマンチン	2 studies Mild to Moderate VaD	815	24週	28 mg	改善: Cognition（ADAS-cog）, Befavior（NOSGER disturbed befavior） 変化なし: Grobal（CGI, CIBIC+, CGIC）, ADLs（NOSGER seif-care）

Abbreviations, ADAS-cog: Alzheimer's disease（AD）assessment scale-cognitive subscale, ADCS-ADL: AD cooperative study-activities of daily living inventory, ADFACS: AD Functional assessment and Change Scale, CDR-SB: Clinical dementia rating-sum of the boxes, CIBIC+: Clinician's interview-based impression of change plus, CGI: Clinical global impression, DAD: Disability assessment for dementia, EXIT25: Executive Interview 25, MMSE: Mini Mental State Examination, NOSGER: Nurses'Observation Scale for Geriatric Patients, NPI: Neuropsychiatric Inventory, TMT: Trail Making Test, V-ADAS-cog: vascular-ADAS-cog

（Baskys A, et al. Exp Gerontol. 2012; 47: 887-91[2]より改変）

2 周辺症状に対する治療

VaD の behavioral and psychological symptoms of dementia（BPSD）として，意欲低下，抑うつ気分，不眠，不穏，攻撃的行為，徘徊，せん妄，感情失禁などがみられる．特に不安，うつ症状，自発性の低下などは AD と比べ VaD でより顕著である．個々の患者に応じて周辺症状を適切にコントロールすることが，VaD 患者を看護・介護していくうえで非常に重要となる．

VaD の意欲低下には，脳循環代謝改善薬であるニセルゴリンや塩酸アマンタジンが有効とされる．これらの薬剤は VaD の認知機能改善にも有効とする報告もある．易怒性，興奮などに対してはチアプリドに「脳梗塞後遺症に伴う攻撃的行為，徘徊，せん妄の改善」に対する保険適応がある．またリスペリドンは低用量で AD や VaD に伴う攻撃性，焦燥性興奮を緩和し，その治療反応性は AD に比べ VaD で良好であるとされる．ただしリスペリドンなどの非定型抗精神病薬の長期使用は死亡率を増加させるため，使用は慎重に行い，症状を確認しながら漫然と投与しないことが大切である．カルバマゼピンなどの抗てんかん薬も攻撃性や焦燥性興奮の抑制に有用とされる．抑うつに対しては抗うつ薬が適応となるが，副作用が少ないことから SSRI（selective serotonin reuptake inhibitor）や SNRI（serotonin-noradrenaline reuptake inhibitor）が第一選択として使用される．漢方薬では，抑肝散は AD やレヴィ小体型認知症の BPSD に対して有効性が示されているが，VaD の BPSD に対しても少数例の臨床試験ではあるが有効性が報告されている．また釣藤散は全般的精神症状の改善に有用であり，特に自発性，感情障害，行動異常の改善効果が報告されている．

4. 非薬物療法

VaD では人格，病識は比較的保たれているため，残された機能を積極的に活用し生活の質を維持するようリハビリテーションによる運動機能の回復や誤嚥性肺炎の予防（嚥下リハビリ，口腔ケア，摂食時の姿勢や食形態など）に努めることが重要である．また脳卒中後の抑うつ症状やアパシー（無関心・無気力）により活動性の低下をきたし，そこから廃用，認知機能低下という悪循環に陥る．したがって VaD の原因となる廃用症候群を防ぐためにも早期からデイサービスや通所リハビリテーションなど地域における福祉・支援制度を活用することが必要である．

Pearls

　VaD患者をはじめとする認知症患者の薬物治療を行う際，認知症患者に対して「薬を忘れずに飲むように」といってもそれを守ることは困難である．治療にあたっては，同居者の有無，患者の生活リズム（服用確実な時間帯，家族・介護者がいれば付き添える時間帯の確認）など患者背景を確認することが重要である．また薬物治療は多種類の薬を長期・漠然と使うのではなく，症状や状態を常に評価しながら必要最小限にとどめることが大切である．VaD患者では併存する全身合併症も多いため，個々の病態に応じた治療をきめ細やかに行うことが要求される．

文献

1. Gorelick PB, Scuteri A, Black SE, et al. Vascular contributions to cognitive impairment and dementia: a statement for healthcare professionals from the American Heart Association/American Stroke Association. Stroke. 2011; 42: 2672-713.
2. Baskys A, Cheng JX. Pharmacological prevention and treatment of vascular dementia: approaches and perspectives. Exp Gerontol. 2012; 47: 887-91.
3. 「認知症疾患治療ガイドライン」作成合同委員会, 編. 認知症疾患治療ガイドライン 2010. 東京: 医学書院; 2010. p.282-90.
4. 日本脳卒中学会 脳卒中ガイドライン委員会, 編. 脳卒中治療ガイドライン 2015. 東京: 協和企画; 2015. p.265-7.

〈出口一郎〉

抑肝散をはじめとした認知症治療における漢方薬の意義と適応, 投与のタイミング, 中止のタイミングを教えてください

1. はじめに

　認知症に抑肝散が有効という論文や学会発表が散見されるようになって久しい．しかし，「漢方嫌い」な先生方を納得させるほどの説得力はいまだ存在しない．それは漢方全般にいえることである．他人を十分に説得できるデータとは，一流英文誌に1編以上の臨床論文が掲載され，それに触発されて同じような論調の論文がいくつか出て，またそれに反するような論文も少々出て，たくさんの議論が重ねられて，やはり有効であろうと誰もが納得するストーリーということである．

　まず漢方薬は生薬の足し算であることが大切なメッセージである．この足し算という根本概念がある意味「漢方の胡散臭さ」に繋がっている．しかし，これはある意味致し方ないことで，何かに薬効がある生薬がみつかったときに，その生薬のどの成分が有効であろうという疑問に答えられるようになったのはつい最近のことなのである．それは1804年で，阿片の「人を気持ちよくさせる成分」が分離できるようになったときと思っている．阿片から分離された成分はモルヒネと命名された．これが世界で最初に分離された植物アルカロイドで，その後いろいろな有毒な成分や薬効をもつ成分が精製分離されるようになる．つまり引き算が現代西洋薬学の叡智である．では遙か昔から存在する漢方の知恵はなんなのであろう．引き算ができないときの知恵，それは足し算である．だからこそ漢方は生薬の足し算なのだ．遙か昔から，もしかしたら人がサルに近い時代から，ある植物や鉱物，動物の成分がなんらかの病状に有効であるという知恵はもっていたのかも知れない．その薬効がある生薬を足し合わせることによって，作用を増強させ，副作用を減らし，そしてある場合には新しい作用を導き出した知恵が漢方である．

　抑肝散は保嬰撮要（ほえいさつよう）という古典が出典といわれている．保嬰撮要は1556年，明の時代に中国で登場する．抑肝散は柴胡，甘草，川芎，当帰，白朮，茯苓，釣藤鈎の7つの生薬からなる漢方薬である．しかし医療用抑肝散として最も使用されているツムラの抑肝散は白朮ではなく蒼朮を使用している．生薬の違いに異議を唱える漢方医も存在するが，むしろ約500年前の生薬が今使っている生薬と同じという証拠はなく，昔の生薬と今の生薬は実は別物かもしれな

いと思った方が理にかなっている．有効であればそれでいいのである．また，抑肝散といっても製薬会社によって，また使用する生薬の品質によって効果に差があると思っておいた方がよい．原典の保嬰撮要では抑肝散は子供の癇癪を抑えるために使用されたもので，「母子同服」といって，その子供の親にも同じ薬を飲ませるという漢方らしいフレーズが登場するとこでも有名である．

ちなみに漢方薬が保険適用されたのは 1967 年で，4 種類が認められ，その後 1976 年に多数の漢方薬が保険適用に加えられた．そして抑肝散は 1986 年に保険適用に加えられ，その保険病名は虚弱な体質で神経が高ぶるものの次の諸症「神経症」「不眠症」「小児夜泣き」「小児疳症」である．

2. 抑肝散の効果

抑肝散が認知症に有効といわれはじめたのは 1980 年代と思われる．1984 年に日本東洋医学会雑誌に原敬二郎によって発表された報告では，情緒障害を認めた高齢者（認知症を含む）48 例に対して抑肝散を使用し，90％に効果があったと報告している[1]．

抑肝散の認知症患者の周辺症状や日常生活に及ぼす影響を検討した無作為化臨床試験の報告は 2005 年の Iwasaki のものが最初と思われる．そこで抑肝散が BPSD (behavioral and psychological symptoms of dementia) を改善すると報告された．彼らの論文のタイトルにもあるように observer-blind であって，二重盲検ではない．著者自身がディスカッションにて，抑肝散には匂いと味があり，適切なプラセボが作成できなかったと述べている[2]．抑肝散症例が 27 例，コントロールが 25 例の研究で neuropsychiatric inventory（NPI）で差が出たという報告である．また，その後の 4 つの研究（コントロールを含めて 236 症例）をまとめた Matsuda らのメタアナリシスの報告でも抑肝散は周辺症状や日常動作の改善に有益であったと結論されている[3]．

3. 抑肝散の作用機序

まず，ある種の認知症に関与が示唆されているグルタミン酸に関する研究を紹介する．チアミン欠乏ラットを用いた実験で Ikarashi らは，抑肝散はチアミン欠乏ラットの記憶障害や不安様行動，攻撃的行動，社会的行動の減少，そして種々の神経所見を改善すると報告した[4]．また，Kawakami らは，抑肝散はチアミン

欠乏ラットにおいてグルタミン酸のアストログリア細胞への取り込み減少を改善したと報告した．そして，抑肝散の7つの生薬のうち甘草が有効であった．つまり甘草の主たる成分であるグリチルリチンがグルタミン酸取り込み障害を改善することが示唆された[5]．またセロトニンに関する研究も進められている．Nishi らの隔離したマウスでの実験では，抑肝散と釣藤鈎はマウスの攻撃性を減少した．その作用はセロトニン受容体拮抗薬や抑肝散から釣藤鈎を除去することにより拮抗された．この結果から抑肝散の作用は主として釣藤鈎に由来するものであることが示唆された[6]．

上記の結果からは，グルタミン酸に関しては甘草が有益で，セロトニンに関しては釣藤鈎が有効ということになる．それだけであれば釣藤鈎と甘草の2種類の生薬からなる漢方薬を内服する方が科学的には正しくなる．抑肝散が有効と主張するには，他の生薬の有効性を示す必要があり，または他の生薬の必要性を説明する必要がある．

4. 漢方の使い方

まずわれわれ西洋医にとって，西洋医学が完璧であれば漢方の出番はまったくない．しかし，謙虚に自分がやっている臨床を顧みると，現代西洋医学だけでは解決できないことが山積みである．そんな時に漢方薬を使用することは理にかなっている．理由は簡単で漢方薬は保険適用だからだ．西洋医学的に治らない症状や訴えに保険適用である漢方エキス剤を使用することを私は「モダン・カンポウ」と称して啓蒙普及に努めてきた．漢方の専門医からすると，漢方診療もせず，古典も読まず，病名や症状から有効と思われる漢方薬を順次処方していけばいいであろうという姿勢は，反逆児にも映るかも知れない．しかし，どんな名医になっても最初から当たることがいつもとは限らない．むしろ，漢方薬に診断させながら，より適切な漢方薬に辿り着くことはどんな名医でも行っていることである．そうであるなら，私たち西洋医は，気軽に保険適用漢方薬を困っている症状に試してみればいい．それが「モダン・カンポウ」の基本的立ち位置だ．

患者さんに認知症の漢方薬を聞かれれば，即座に「ファーストチョイスは抑肝散」と答えている．私の同僚の老人保健施設の院長が抑肝散は認知症に効いていると思うという実体験をたくさん話してくれているからだ．しかし，認知症の患者のいろいろな訴えに，抑肝散以外も効く漢方薬は存在する．抑肝散加陳皮半夏，釣藤散，柴胡加竜骨牡蛎湯，甘麦大棗湯，当帰芍薬散，黄連解毒湯などが有効な

こともある．漢方は試してみないとわからない．漢方ではそんな「人はいろいろ」感を証と称している．証という字が嫌な人はレスポンダーと訳せばいい．証を判断するために漢方的診察を行い，古典を参考に昔の知恵を応用している．それはそれで正しいのかも知れない．しかし，そこに「漢方嫌い」を説得できる要素はない．証をサイエンス的に説明するにはまだまだ時間がかかりそうだ．

臨床医として大切なことは，目の前の患者を治すことだ．治らなくてもよくすることだ．本人はわからなくても家族がよくなったと思えることだ．そんな治療のオプションに漢方を加えることは理にかなっていると思う．最近は，「いっそプラセボと思って使ってください」と漢方嫌いの先生には紹介している．プラセボと思えば，サイエンスもエビデンスも要求しないであろう．ともかく気楽に，どんどん使ってもらいたいのだ．300例も使うとミラクルが起こる．そんなミラクルに遭遇すると，漢方は素晴らしいと思える．4週間から8週間使用して，改善しなければ他の漢方薬に変更というスタンスでいいと思っている．西洋薬剤との併用でまったく問題ない．漢方薬は一剤の投与が基本である．複数処方すると効果が落ちることがあり，またどちらが効いたかわからないので勉強にもならない．いつはじめていつ終わるかも実ははっきりとした基準はない．なんとなく効いている雰囲気があれば続行で，無効ならばもちろん中止としている．また内服の時期も食前にこだわることもない．減量した方が，つまり1日1回や2回の内服の方が効くということも多々ある．

最後に漢方薬でもまれに副作用は生じる．間質性肺炎は最も注意すべき副作用で，油断すると命に関わる．私の長い漢方経験から一度だけ入院を要する間質性肺炎を経験した．それは，90歳の元気な方で僕は牛車腎気丸を処方していたが，他院で抑肝散が処方され，ひどい間質性肺炎になり入院加療を要した．

また抑肝散エキス剤には甘草が1日量で1.5 g含まれている．甘草の多量投与は偽アルドステロン症（低カリウム血症）を引き起こすことがある．これを理由に抑肝散の投与量を1日1から2回とする論調もあるが，抑肝散の3回投与が認知症により有効であるなら，甘草を含まない，または甘草を減量した煎じ薬の抑肝散を投与すればいい．昔ながらの煎じの漢方薬も実は保険適用なのである．

プラセボであれば何も起こらないはずである．でも漢方は何かを起こしている．だからこそ，副作用もまれに起こるのだ．是非，専門医の方々から，こんな漢方がこんな認知症に，認知症のこんな症状に有効であったとの報告を願っている．また漢方は生薬の足し算の叡智にて，生薬と西洋薬との足し算で新しい時代の漢方が登場することを夢見ている．

Pearls

『西洋医学の補完医療と思って漢方薬をいろいろと気楽に使ってみよう』

患者の反応が答えである．何かがよくなれば有効ということだ．西洋医学的なサイエンスがあれば，客観的に薬の効果を評価することができるかもしれない．しかし，漢方には現状では西洋医学的サイエンスは少ない．そうであれば，いろいろと漢方を処方して効く薬を探してみよう．それが漢方好きな臨床医には楽しいのだ．

文献

1. 原敬二郎．老人患者の情緒障害に対する抑肝散およびその加味方の効果について．日本東洋医学会雑誌．1984; 35: 49.
2. Iwasaki K, Satoh-Nakagawa T, Maruyama M, et al. A randomized, observer-blind, controlled trial of the traditional Chinese medicine Yi-Gan San for improvement of behavioral and psychological symptoms and activities of daily living in dementia patients. J Clini Psychiatry. 2005; 66: 248-52.
3. Matsuda Y, Kishi T, Shibayama H, et al. Yokukansan in the treatment of behavioral and psychological symptoms of dementia: a systematic review and meta-analysis of randomized controlled trials. Human Psychopharmacol. 2013; 28: 80-6.
4. Ikarashi Y, Iizuka S, Imamura S, et al. Effects of yokukansan, a traditional Japanese medicine, on memory disturbance and behavioral and psychological symptoms of dementia in thiamine-deficient rats. Biological & Pharmaceutical Bulletin. 2009; 32: 1701-9.
5. Kawakami Z, Ikarashi Y, Kase Y. Glycyrrhizin and its metabolite 18 beta-glycyrrhetinic acid in glycyrrhiza, a constituent herb of yokukansan, ameliorate thiamine deficiency-induced dysfunction of glutamate transport in cultured rat cortical astrocytes. Eur J Pharmacol. 2010; 626: 154-8.
6. Nishi A, Yamaguchi T, Sekiguchi K, et al. Geissoschizine methyl ether, an alkaloid in Uncaria hook, is a potent serotonin (1) A receptor agonist and candidate for amelioration of aggressiveness and sociality by yokukansan. Neuroscience. 2012; 207: 124-36.

〈新見正則〉

コリンエステラーゼ阻害薬の case approach

　コリンエステラーゼ阻害薬の開始によって，興奮がみられることは，臨床上も経験される．

　塩酸ドネペジルの Alzheimer's disease（AD）およびレヴィ小体型認知症（DLB）に対する国内第Ⅲ相臨床試験や，再審査終了時の，副作用報告の内，精神障害とされるものは，軽度および中等度 AD に対しての使用承認時，11 症例/457 症例中であり，同再審査時は 61 症例/3240 症例中であった．同様に高度 AD 使用承認時は 37 症例/386 症例中であった．総計では AD 4083 症例中 109 例にみられた．また，DLB に対しては 346 症例中 30 症例にみられた．AD109 例の精神障害の内訳は，激越（内面の強い不安焦燥感と行動面での運動興奮のこと）25 例（0.61％），不眠症 22 例（0.54％），落ち着きのなさ 20 例（0.49％），攻撃性 10 例（0.24％），怒り 9 例（0.22％）徘徊癖 9 例（0.22％）などが主であった．また DLB 症例の 30 例の内訳は，不眠症 7 例（2.02％），激越 4 例（1.16％），脱抑制 4 例，徘徊癖 4 例などであった．

　認知症の治療経過中の精神症状の増悪が，薬剤惹起性のものであるか，あるいは元来のBPSD の症状の変動に一致したものであるのかの正確な判定は困難である．コリンエステラーゼ阻害薬による治療中に認知機能の改善とともに，アパシー，発動性，反応性，機敏性が改善することを経験する．ドネペジルはその賦活化効果が特に指摘されるが，その薬効と捉えられる作用に随伴して，激越，攻撃性がみられる可能性がある．精神症状そのものの変化と，周囲環境との相互作用という心理社会的要素の結果として，心理精神症状が出現するため，精神症状をそのまま一義的に薬剤性と評価するかは議論のあるところである．精神症状出現，増悪の判定は介護者，主治医の主観に頼ることになりやすいことが推測される．また精神症候学上の特徴から，それが薬剤性の興奮であるかの鑑別も困難であるとも思われる．「物盗られ妄想」に代表されるように，認知症の BPSD における興奮が，記憶障害をもった患者の状況からある程度了解可能性があり，不安が軽減される状況下では興奮も軽快しているが，薬剤性の興奮はその了解関連が希薄で，薬剤が中止に至らないならば持続しうることは鑑別の一つの手段となりうるかもしれないが明確ではない．ドネペジルは AD に伴う焦燥感を改善することもなかったが，悪化させることもなかったとする海外調査結果もある．また DLB 症例で多いが，AD 症例においても，臨床上十分評価されていない軽度の抑うつ，不安が潜在化している症例は多いと考えられる．コ

リンエステラーゼ阻害薬の開始によりこれらの症状が改善されるとともに攻撃性，激越が表面化する可能性も指摘されている．インタビューホーム上の精神障害の副作用の発現頻度は，臨床上の経験されるイメージより少ないとの指摘もされるが，これら複合的要因が原因であると考えられる．

　コリンエステラーゼ阻害薬使用時に興奮が生じた場合，個々の症例についてこれらのことを考慮して，副作用である可能性が高いか否かを評価する必要がある．介護者により，興奮の増悪が気づかれて，再診以前に中止されていることも経験する．時間的にも因果関係が疑われる場合は，その症状の重症度にもよるが，薬剤を中止することが必要である．副作用による興奮であれば数週間の内に（多くは1～2週間の内には）改善がみられることが推測される．当該の薬剤を継続して，抗精神病薬や抗てんかん薬などの鎮静化薬剤を追加併用することは副作用を複雑化させる危険性があり勧められない．そのためまず，認知症治療薬の種類を変更する方法が考えられる．ガランタミンはシナプス間隙のアセチルコリン濃度を上昇させる以外に，ニコチン性アセチルコリン受容体を賦活化させるアロステリック活性化リガンド作用をもつことが特徴である．その異なった薬理作用により，気分調整薬としての効果をもちBPSDに対して改善効果が期待されている．海外の大規模二重盲検プラセボ対照試験においてもNPI上5カ月の経過により，有意に興奮，不安，脱抑制，異常行動の項目において，改善がみられた．リバスチグミンもBPSDに対してドネペジルからの変更により改善がみられたと報告があり，ドネペジルをこの2剤のいずれかに変更する方法が考えられる．メマンチンの項でも前記されたように，BPSDに有効であるとの試験結果が多いので，中等度以上のAD例に対してはメマンチンに変更することも考慮される．認知症に伴う精神症状は同一症例においても変化，推移があり，環境とそれに伴う心理的影響も受けやすく，副作用と，症状軽減の目標をどの地点とするかを意識しながら薬剤の変更を必要とする．

治療の pitfalls and pearls

　認知症治療薬の開始後，報告された副作用頻度上ではまれな副作用のために，投与中断となることは時折経験される．精神症状の副作用は他の副作用と比較して可逆性で予後に重大な影響を及ぼすことは少ないと考えられるが，薬物治療の中止も含めて，生活の中で治療の目標地点をどの地点に置くかという認知症治療の基本的姿勢を考える契機となる．

文献

1. Howard RJ, Juszczak E, Ballard CG, et al. Donepezil for the Treatment of agitation in Alzheimer's disease. N Engl J Med. 2007; 357: 1382-92.
2. Tariot PN, Solomon PR, Morris JC, et al. A 5-month randomized, placebo-controlled trial of galantamine in AD. The Galantamine USA-10 Study Group. 2000; 54: 2269-76.
3. 服部英幸. 新規認知症薬の効果と限界. 精神神経学雑誌. 2013; 115: 22-30.

〈久松徹也〉

日常診療におけるポイント，BPSDを中心とする対応 IV

認知症の患者さんが受診したとき,家族と本人へはどのような接し方をすればいいですか?

1. はじめに

　診療とは医学的知識や判断に基づき診断,治療する行為であり,科学的に行われるものであるが,対人行為であることから,その効果は相手に対する接し方によっても変わりうる.同様な対応をしても,医師や病院に対する評価や印象によって相手の受け止め方は変わりうることを理解したうえで,相手の性格,価値観,生活歴,教育歴,職業,社会的地位,地域性といった患者背景を考慮しながら,病状や心理状態に応じて適切な対応を心がけることが望ましい.

　このように様々な要素が関連することから,あるべき接し方を一律に論じることはできないが,本稿では,認知症の原因として最も多い Alzheimer's disease (AD):アルツハイマー病を念頭に,認知症診療の特徴や,患者,家族が抱える問題を考察し,支える診療の見地からあるべき接し方について私見を述べる.

2. 認知症診療の特徴

　認知症診療では,患者は病識が乏しいことが多く,病状が進行してくると自ら進んで受診することはまれとなる.診察においては,記憶障害を中心とした認知機能障害のため,患者本人から的確に病歴を聴取することが困難となり,通院や日々の治療にも支援が必要となってくる.したがって,診療上,家族の支援がきわめて重要な疾患といえる.

　一方,認知症の多くは有効な治療法がなく,診断できたとしても治癒どころか進行を止めることすら困難なのが現状である.認知症診療においては,医師は医行為❶のみでは患者の健康な生活を確保することは困難であることを認識し,職責を果たすために患者や家族が抱える諸問題を真摯に受け止め,支える診療を心がけなければならない.

3. 患者，家族への接し方

1 患者への接し方

　　認知症は認知機能の障害により社会生活，日常生活に支障をきたした状態であるが，感情は病状が相当進行するまで保たれることが珍しくない．不調を訴えていなくても，自分の病状や将来に対して不安や怖れを感じていたり，仕事や日常生活がうまくいかなくなり自信を喪失し羞恥心を抱いていたり，家族の言動に自尊心を傷つけられ憤りを感じていたり，相手にされなくなり孤独を感じていたりするなど，心理的問題を抱えている場合が少なくない．

　　患者に接する際には，このような心理的背景に配慮し，不安の増大や拒絶を招かないよう注意する必要がある．冷たい態度や上から目線の言動は慎み，年長者に対する態度で臨み，目をみて笑顔で挨拶し，簡単でわかりやすい言葉を用いて，穏やかで温かみがある口調で，聞きとりやすく話すよう努める．診察時間には限りがあるが，相手の気持ちを大切にし，可能な限り相手のペースに合わせ辛抱強く言葉を待ち，共感的にうなずき傾聴しながら診察を進める．

　　病歴聴取や病状把握のための質問自体が患者を傷つける恐れがあり，また，長時間の診察は患者にとって苦痛となりうることから，可能であれば患者の日常をよく知る家族から事前に問診票を活用するなどして必要な情報を系統的に収集しておいたうえで，効率的に本人の診察を行うとよい．

　　診察を拒んだりするような言動がみられた場合には，「せっかくいらっしゃったので，物忘れの具合をちょっと診てみましょうか」とにこやかに話しかけながら，スムースに必要な診察や認知機能検査を行う．検査を予約する際には「物忘れに効く薬がありますので，使えるかどうか，一度，簡単な検査で調べてみましょう」などと説明する．検査をキャンセルされる恐れがあるなら，その場で頭部CTを確認し，治療を要する頭蓋内疾患を除外しておくことが望ましい．

2 家族への接し方

　　認知症診療においては，患者の受診，病歴や症状の把握，検査や治療のための通院など，様々な場面で家族の支援が必要となる．また，患者にとって最も大切なケアについても家族が担うのが一般的である．家族は医師や患者にとって最も大切な存在である一方，不適切な言動によって患者を傷つけ，意図せず病状や人間関係を悪化させて，自ら介護負担の増加を招いてしまうことも少なくない．し

たがって，医師は診療上のパートナーともいえる家族に対し，よりよい患者ケアを実践してもらうために必要な助言を与える必要がある．

認知症ケアの基本は person-centered care，すなわち尊厳を重視し，患者のニーズに対応したケアによって自立を支えようというものであり，1) その人らしいあり方（その人本来の姿や願い，意思を見失わず，尊厳を保って生きられるよう支援する），2) その人の安心・快（失敗や間違いを叱ったり否定したりせず，空腹，口渇，尿意便意，暑さ寒さ，眠気などの身体内部環境を整えて，安心，快適に過ごさせる），3) 暮らしの中での心身の力の発揮（できないことはさせない一方で，できることを見極めて「自分でやる・わかる」場面をつくり，心身の残存機能を発揮させて自立を支援する），4) その人にとっての安全・健やかさ（本人の視点に立って危険なこと，不健康なことをする背景を見極め，間違ったケアによる病状悪化を防ぎ，適宜必要な医療を受けさせて健康を保つ），5) なじみの暮らしの継続（家族，友人，地域の力を借りながら，本人のなじみの環境・関係・生活を維持する）といった5つの視点に基づいたケアを行うのがよいとされる[2]．ケアの実践においては，患者の言動を額面通り受け取るのではなく，本人の立場に立って理由を考え，意図するところ，訴えたいことを汲み取りながら共に明るく楽しく過ごすよう家族に助言する．

患者を支える一方で，家族は様々な悩みを抱え負担に苦しんでいる[3]．肉親である患者が従来の能力やその人らしさを失ってゆく姿に不安や悲しみを抱き，妄想や理解できない言動に動揺し，思わず感情的な対応をして傷つき苦悩する．認知症に対する差別や偏見，他の家族や地域との人間関係に苦しむ場合もある．病状が進行してくると排泄の世話や問題行動に対する見守りなどで目を離すことができなくなる．心身が休まらない日々が目途もなく続き，次第に疲労が蓄積し，健康が損なわれてゆく．

このように，家族は医師にとって診療上，最も重要なパートナーであると同時に，心身の負担に苦しむ一種の患者としての側面をもあわせもつ．よりよい患者ケアを行うには家族が健康でなければならないことから，診療時には家族の健康にも心を配り，思いやりの言葉かけ，訴えを共感的に拝聴する必要がある．また，患者と家族が少しでも健康に過ごせるように，ケアに関する助言を行うとともに，状況に応じて必要なサービスが受けられるよう，介護，福祉，行政と連携して支援してゆくことが求められる．

Pearls

　認知症は要介護の原因として2番目に多いが，後期高齢者人口の増加に伴い，今後急激に増加してゆく．一方，少子化，核家族化，介護家族の高齢化などにより家族の介護力は弱体化してゆく．したがって，介護サービスに対するニーズは急速に高まってゆくが，日本が縮小してゆく中，財源不足，人材不足により介護の受け皿を整備するのは容易ではない．介護家族の負担を少しでも和らげるため，臨床現場では，認知症ケアに関する助言と認知症地域支援ネットワークを活用した支援を強化し，家族を支えてゆく必要がある．

文献

1. 厚生労働省. 医師法第17条, 歯科医師法第17条及び保健師助産師看護師法第31条の解釈について（通知）. 2005.
2. 認知症介護研究・研修センター, 編. 認知症の人のためのケアマネジメント　センター方式の使い方・活かし方: 3章　利用者本位のケアマネジメント実現の鍵〜センター方式の「共通の5つの視点」〜. 東京: 中央法規出版; 2011. p.28-45.
3. 公益社団法人 認知症の人と家族の会. 認知症の介護家族が求める家族支援のあり方〜介護家族の立場から見た家族支援のあり方に関するアンケート〜. 平成23年度　老人保健事業推進費等補助金 老人保健健康増進等事業研究事業報告書. 2012年.

〈山口啓二〉

2 介護者に対して,暴力を振るうようになってしまいました.どういったことを考え対応したらいいですか?家族への説明方法も教えてください

　認知症の介護者にはうつ病が多いことが知られている❶ように,その介護負担,心理的苦痛は多大なものである.特に,認知症の行動・心理症状(behavioral and psychological symptoms of dementia: BPSD)が介護負担に与える影響は大きく❷,なかでも暴力などの攻撃的行動が介護者に最も負担になると報告されている❸.認知症の介護は長期にわたることが多く,患者だけでなく,介護者のQOLという面から考えても,介護者への攻撃的行動に対しては,より早期に,適切に対応することが求められる.

1. 何を考えるか

　外来などの場面で,介護者本人や付き添いの家族,福祉関係者から介護者に対する攻撃的行動を相談されたとき,最初に考えるべきことはその攻撃的行動がBPSDによるものであるかどうかということである.すなわち,まずせん妄などのBPSD以外の原因を除外,否定しなければならない.その際参考になるのは,攻撃的行動の発症経過である.BPSDの場合は,認知機能低下が進行していく過程で徐々に変化していくことが多く,攻撃的行動が出現する以前から,次第に易怒性が強くなっていたり,介護抵抗が増えてきているなど,介護者からその兆候がすでにみられているかもしれない.逆に,攻撃的行動が出現してきた時期をはっきりと特定できるような急性発症の場合は,せん妄などのBPSD以外の原因をより強く疑う.

　せん妄は,脳の機能低下を背景にもつ高齢者や認知症患者に生じやすく,多くの場合,新たな身体疾患の出現や薬剤の使用がせん妄の直接的な原因となる.せん妄が疑われる際は,全身の身体的状態を改めて評価し,攻撃的行動が出現してきた直前に薬剤の追加や変更がなかったかに注意を払う必要がある.また,せん妄ではなくても,いくつかの薬剤は副作用として攻撃性,衝動性を増加させることあり,それが攻撃的行動として現れている可能性も考慮すべきである.認知症患者に使用するケースの多い,抗認知症薬であるコリンエステラーゼ阻害薬,抗うつ薬,抗パーキンソン病薬,benzodiazepine系やphenobarbital,zonisamide, topiramate, levetiracetamなどの抗てんかん薬には特に注意が

必要である．

　攻撃的行動がBPSDによるものであると判断される場合，原因，誘因がはっきりわからないことも実際には多いが，攻撃的行動のなんらかの理由，きっかけを少しでも想定することは，患者を理解し，家族が受容するうえで，またその後の具体的な対応を決めるために非常に有用となる．

　原因として最も理解しやすいのは，認知症の型に特徴的な他のBPSDから攻撃的行動が説明できる場合である．例えば，Alzheimer's disease（AD）：アルツハイマー病では物盗られ妄想などの被害妄想，血管性認知症では感情失禁，レヴィ小体型認知症では幻視，前頭側頭型認知症では性格変化，脱抑制，こだわりの強さが特徴的で，これらのBPSDが背景となって攻撃的行動が出現している可能性がある．

　次に，患者のもともとの性質や患者の心理的な面から攻撃的行動が了解できないかを考えてみるとよい．協調性を欠く，感情を表出しないなどの病前性格が，認知症の進行とともにいわゆる性格の先鋭化という形で，攻撃的行動として現れていることはよく経験することである．また，攻撃的行動が出現する時間，場面などに注目すると，本人の心理的な反応として理解しやすいことがある．例えば，施設に入所した直後などの環境変化がきっかけとなっていたり，疼痛などの不快な感覚をうまく表現できない時や入浴で体を触られるのを嫌がっている時に出現しているのがわかるかもしれない．これらの情報は，本人や介護者，家族にこちらから意識して質問しなければ引き出せないこともある．

　近年 person-centered care という認知症患者本人の視点からケアを行う考え方が提唱されているように，本人の苦悩をより深く，実存的な観点から理解するために，本人を取り巻く人間関係や社会・文化的環境との関係から攻撃的行動を考えてみることも有用であるかもしれない．例えば，認知機能低下，身体的機能低下に伴い，社会や家庭でこれまでの役割や居場所の喪失を体験し，自尊心が低下していたり，記憶や見当識を失うなかで，自己の存在が脅かされる不安，恐れを感じていても不思議ではない．また周囲の人間との関係性の変化を敏感に感じている可能性もある．これらの心理的，感情的な変化が攻撃的行動として現れていると考えることもできるのではないだろうか．

2. 対応について

　対応としては，これまで述べてきたような攻撃的行動の背景にある原因を考慮

し，せん妄であればせん妄の治療を，薬剤の副作用であれば薬剤の調整を行う．BPSD によるものであれば，対症療法としての薬物療法と非薬物療法が知られているが，詳細は本書の他の項目を参照していただきたい．特に，本人の心理面が攻撃的行動に大きく影響していると考えられる場合は，環境の調整や，介護方法の工夫が有効なことがある．

3. 介護者，家族への説明について

　介護者や家族が患者の攻撃的行動を医療者側へ相談するのは，意外に難しいことである．それは，短い診療時間という制約があるのと，患者本人が同席しているとその話題に触れにくいことがあるからである．筆者の場合，事前に手紙，メモに相談内容を書いてきてもらう，本人の診察の前後に家族だけの時間をとる，家族だけが受診する日を別に設定するなどの工夫をしている．また，普段から介護者，家族が相談しやすい雰囲気を作っておくべきである．

　介護者や家族に対する医療者側の基本的な姿勢として重要なのは，介護者，家族の話を傾聴し，その介護負担を理解，共感してから，その頑張りをしっかりねぎらうことである．攻撃的行動は，介護に最も携わる機会の多い者に向けられがちであり，外部からみえにくい特徴があるため，配偶者や親戚でさえも気づいていなかったり，重大な事態と把握していない場合がある．周囲からは介護して当然とみなされ，介護者の苦悩はほとんど理解されず，それがさらなる心理的苦痛となっていく．医療者が傾聴し，理解，共感を示すだけで，不安や抑うつが自然に軽快していくことは多い．

　内容に関しては，前述したような攻撃的行動の背景を丁寧に説明し，介護者，家族によく理解してもらうことが重要である．その際，医療者側から一方的に解釈し，伝えるのではなく，介護者，家族から患者の病前性格やこれまでの生活史などを聴取しながら，攻撃的行動が生じる場面を一緒に考えていくという過程を大事にしたほうがよい．そうすると，攻撃的行動が認知症の症状の一部であることや，患者の苦悩ゆえの行動であることを自然と理解でき，攻撃的行動の受容につながりやすいからである．可能であれば，攻撃的行動が顕在化する以前から，今後起こりうる症状，経過の見通しを介護者，家族へ少しでも説明しておくと，その後の心理的な動揺は少なくなるであろう．

　最後に介護者，家族への具体的なアドバイスについて述べておく．介護者への介入が，BPSD の減少に有効であるという報告がある[4]．通常の診療時間の中で

表1　BPSDを増悪させうる介護者の対応

- 患者の日課または環境に予期しない突然の変化をもたらす
- 強制する．例えば，患者に何かを一定のやり方でするように，あるいは特定の服を着るように主張する
- 患者の能力を超えるようなことを要求する
- 患者に対して極端に批判的な態度をとる
- 患者の要求を無視する
- 極端に厳格もしくは支配的な態度をとる
- 思い出させるために何度も急かしたり質問したりする
- 患者に対して怒ったり，攻撃的な態度をとったりする
- 激昂する
- 患者に対し，子どもに対するようなみくびった話し方をする

(国際老年精神医学会．認知症の行動と心理症状BPSD　第2版．東京: アルタ出版; 2013[5]より引用)

> 2　介護者に対して，暴力を振るうようになってしまいました．どういったことを考え対応したらいいですか？家族への説明方法も教えてください

介入できることは限られているが，BPSDを増悪させうる介護者の対応がいくつか知られていて　表1 ，これらをもとにアドバイスすることは有用かもしれない．ただし，あまり強調しすぎて，介護者の対応を非難しているように伝わることは避けなければならない．断定するのではなく，あくまでも一般論として，そして介護者もそれを聞いて腑に落ちるような場合に控えめにアドバイスするとよいであろう．介護者，家族の疲労が限界に近く，現状の体制での介護が続けられない場合は，介護サービスの調整や患者の精神科への入院を提案する場合もある．介護者，家族に持続する抑うつ，不安症状がみられる場合は，介護者，家族の精神科受診や臨床心理士によるカウンセリングなどの精神科専門治療を勧める．

Pearls

NBMと認知症

narrative based medicine (NBM) は，科学的な，より客観的な根拠に基づいた医療を目指すevidence based medicine (EBM) を補完するものとして，1990年代後半に提唱された概念である．「narrative」とは「物語る」ことであり，患者自身が疾患を自分の物語の中で捉え，医療者はその物語を共有し，対話していくことが治療となるというものである．認知症患者は自らの病を語ることすらできないかもしれないが，BPSDを認知症に対する患者の対処行動と捉えれば，その中にこそ，認知症の中で生きる患者の物語を読み解くことができるかもしれない．当然，介護者，家族にも物語は存在する．認知症に関わる医療者には，鋭い感性，豊かな想像力が要求されているといえる．

文献

1. Cuijpers P. Depressive disorders in caregivers of dementia patients: a systematic review. Aging Ment Health. 2005; 9: 325-30.
2. Machnicki G, Allegri RF, Dillon C, et al. Cognitive, functional and behavioral factors associated with the burden of caring for geriatric patients with cognitive impairment or depression: evidence from a South American sample. Int J Geriatr Psychiatry. 2009; 24: 382-9.
3. Matsumoto N, Ikeda M, Fukuhara R, et al. Caregiver burden associated with behavioral and psychological symptoms of dementia in elderly people in the local community. Dement Geriatr Cogn Disord. 2007; 23: 219-24.
4. Ayalon L, Gum AM, Feliciano L, et al. Effectiveness of nonpharmacological interventions for the management of neuropsychiatric symptoms in patients with dementia: a systematic review. Arch Intern Med. 2006; 166: 2182-8.
5. 国際老年精神医学会 (日本老年精神医学会, 監訳). 認知症の行動と心理症状 BPSD 第2版. 東京: アルタ出版; 2013.

〈棚橋伊織〉

認知症にみられる幻覚（幻視）の種類とその対応はどのようにすればいいですか？

1. はじめに

　幻覚とは，対象なき知覚と定義されるように，感覚に刺激が入力していないのに，ありありと知覚が生じる．感覚による分類が一般的で，表1 [1] のように，幻視，幻聴，幻味，幻嗅，幻触，体感幻覚などに分けられる．一方，錯覚は，対象を誤って知覚することで，幻覚とは区別されるが，認知症では必ずしも区別が容易ではないことも多い．

　認知症にみられる幻覚は大きく分けて，せん妄の合併によるものと，認知症そのものの精神症状としての幻覚がある．日常診療では前者と，dementia with Lewy bodies（レヴィ小体型認知症）に伴う幻覚への対応を求められることが多い．認知症を含めて器質性疾患に伴う幻覚では，幻視の頻度が高いことが繰り返し報告されている．

　認知症に伴う幻覚は，Neuropsychiatric Inventory（NPI）のような構造化質問法を用いて主たる介護者から情報を得るが，レヴィ小体型認知症に対しては，幻視とともによくみられる錯視を誘発するパレドリアテストが，スクリーニング検査としても使用され始めている[2]．

表1 認知症にみられる主な幻覚の種類（長濱康弘．幻覚．In: 池田　学，編．日常診療に必要な認知症症候学．東京: 新興医学出版; 2014. p.111-9[1]．より改変）

①幻視: 有形幻視（複合性幻視）は人物，動物，物や場面などが生々しく現実感を伴ってみえる現象である．色，閃光，線などがまとまった形をとらずにみえる現象は要素性幻視とよばれる．
②幻聴: 単純な音が聞こえる幻音や，意味のある話し声が聞こえる幻声（言語幻聴）がある．統合失調症では会話形式や批判的な内容をもつ複雑な幻聴（対話形式の幻聴）がみられるが，認知症の幻聴は音楽性幻聴などもっと単純なものが多い．
③幻味: 口内に何もないのに味（甘味，塩味，酸味，苦味）を感じる現象．異様な味，不快な味など必ずしも4味覚に相当しない味を経験することもある．
④幻嗅: 焦げたにおい，腐ったにおいなど，どちらかというと不快なにおいを体験する．
⑤幻触: 皮膚の下を虫が這う，性器を触られる，など身体表面に誤った触覚を体験する．皮膚寄生虫妄想などでみられる．
⑥体感幻覚: セネストパチーは，身体病変がないのに，脳が溶けている，腸がねじれている，など通常は知覚されない奇妙な身体感覚を訴える．異常感覚が口腔内に限局することがある（口腔内セネストパチー）．

2. せん妄に伴う幻視[3]

　せん妄は，急性で一過性に経過し，軽度から中等度の意識レベルの低下を背景にして，様々な認知機能障害や精神症状を伴う症候群であり，迅速な診断と積極的な介入が必要である．せん妄の多くは可逆性であり，適切な対応により数日から数週間で改善するが，治療介入しなければ，永続的な脳障害や死亡の転帰が予測される．せん妄の中核的な症状は，注意を集中し，持続し，あるいは他に転じる能力の低下を伴う意識障害であるが，幻視，妄想，不穏などの精神症状もしばしば認められる．「せん妄と認知症の鑑別」が認知症診断の基本として強調されてきたが，一度の診察で厳密に両者を鑑別することは困難であることも多い．さらに，せん妄から認知症への移行も今まで考えられていた以上に高頻度である．高齢者において認知機能が急激に低下する，あるいは幻視などの精神症状が急性に発現・増悪した場合，認知症の発症あるいは認知症の急性増悪と考えるのではなく，まずは，せん妄を疑うべきである．

　認知症患者のせん妄の有症率は，調査対象で異なり，地域や入院では22％～89％と報告されている．また，認知症疾患医療センター地域拠点型の機能を担う単科精神科認知症専門外来における我々の検討では，19.4％の有症率であった[3]．認知症の原因疾患によって有症率が異なり，最も高頻度にせん妄の合併がみられたのは血管性認知症（34.4％）であった．また，Alzheimer's disease（アルツハイマー病）やレヴィ小体型認知症などの変性性認知症に脳血管障害が併存すれば，せん妄有症率が高率になることが示された．外来で，脳血管障害を有する認知症患者を診療する場合，せん妄の有無を診断し治療介入することはもちろん，せん妄を惹起しやすい薬剤の処方と服薬管理は，他の認知症患者よりもさらに留意する必要がある．

　精神症状としては，幻視や錯視といった視覚性の幻覚の頻度が高い．錯視では，壁の染みが何かにみえたり，カーテンが人影にみえるなどの症状を呈する．また，部屋の隅の暗がりに置いてあるものに対して，「何かがいる」などといい，特に夕方から夜にかけてのうす暗い中での誤認が多い．このような認知の障害に起因して，恐怖や不安を惹起させ，興奮，妄想，睡眠の障害など多彩な精神症状を急激に呈する．レヴィ小体型認知症の場合，患者自身がリアルな幻視の内容を詳細に語ることが多いが，せん妄の場合，患者自らは幻覚妄想に代表される精神症状は忘れており，診察同伴者から語られると患者は否認することが多いという特徴

はある．しかし，両者を厳密には鑑別できないこともある．臨床現場で重要なことは，幻視を認めた場合，直ちにレヴィ小体型認知症と診断するのではなく，治療可能なせん妄の可能性を考え，せん妄に対する治療的介入を行うことが優先される．

せん妄は一つの疾患単位を意味しておらず，症候群であり，せん妄症候群と診断したあと，興奮や抵抗を鎮静化しながら，病態を見極めて評価し，治療可能な病因をコントロールして病因の除去を行うことになる．せん妄の治療は，このような総合的なマネージメントを意味し，せん妄の病態診断と治療は並行して進められる．せん妄の治療は，直接原因が身体疾患によるものであればその治療を行い，抗コリン薬などの薬物が原因と考えられた場合は，可能であれば原因薬物を減量もしくは中止することを検討する．同時にせん妄を惹起している拘禁状態などの誘発因子を調整する．薬物療法は，夜間の興奮などの精神症状を緩和するために，抗精神病薬を必要最小限用いる．

3. アルツハイマー病に伴う幻視

初期から幻視がみられることは，ほとんどない[4][5]．いい換えれば，アルツハイマー病の初期に幻視がみられる場合は，ほとんどせん妄の合併によるものである．中期以降は，頻度が増加し，約20％に何らかの幻覚がみられる．幻覚の種類は，幻視と幻聴が中心で，頻度は同程度という報告もあれば，幻視が多いという報告もある．なお，最近の報告以外は，レヴィ小体型認知症が含まれている可能性があることに注意を要する．出現のメカニズムはほとんど明らかになっておらず，対応法に関する研究もほとんどない．

4. 血管性認知症に伴う幻視

上述したようにせん妄の合併頻度は他の認知症に比べても高いので，幻視がみられたらまずせん妄の合併を疑う．局所の血管病変そのものとの関連では，後頭葉病変による幻視と脳幹病変による幻覚（中脳幻覚症）が知られている．後者の場合も，幻視が多い．

5. レヴィ小体型認知症に伴う幻視

　診断基準の中心的特徴の一つでもある幻視が高頻度にみられる．出現頻度は60〜70％とする報告が多い．アルツハイマー病と異なり，初期からみられる例も多く[4,5]，認知機能障害やパーキンソニズムに先行することもしばしばある．内容は，子供，小動物や虫がみえると訴えることが多いが，「白い糸が飛んでいる」，「床に水が流れている」などの要素性幻視もまれではない．幻視ほど頻度は高くないが，「寺の鐘が鳴っている」などの幻聴や幻嗅，「背中を虫が這っている」などの幻触などの幻覚もしばしばみられる．上述したように，ベッドの柵が蛇にみえたり，庭石が人の顔にみえたりするといった錯視もしばしばみられ，幻視との区別が難しい場合もある．

　発症のメカニズムとしては，①視覚連合野の障害による視覚認知障害，②ドパミン系の過感受性とアセチルコリン系障害によるモノアミン-コリン系不均衡，③上行性網様体賦活系の機能不全による覚醒・注意障害の関与などが想定されている．神経病理学的には，大脳皮質のレヴィ関連病理と幻視の関連を示唆する報告もある．

　患者が，幻視などの幻覚とある程度の距離を置くことができている場合，例えば「私にははっきり子供が3人みえるのですが，家族にはみえていないので，幻なのですね．」などと客観的に批判する能力を有している場合には，必ずしも介入の必要はない．一方，患者のADLやQOLに影響がある場合には，まず非薬物療法から検討する．レヴィ小体型認知症でみられる幻覚や妄想は，不安によって誘発されたり，増強されたりすることも多いので，まず，介護者との関係を調整する，一人でいる時間を減らす，部屋を明るくするなどの環境調整を行う．それでも，幻覚がコントロールできない場合は，薬物療法を検討する．抗パーキンソン薬の減量，塩酸ドネペジル投与によるアセチルコリン系の賦活，抑肝散やクエチアピンによる精神症状の改善，を順に検討する．しかし，レヴィ小体型認知症は抗精神病薬以外にも過敏性がしばしば出現し，副作用も出現しやすい．薬物療法を実施する場合は，十分な説明のうえ，同意を得て，少量から慎重に開始しなければならないことはいうまでもない．

Pearls

幻視以外の幻覚

本文でも述べたように，認知症に伴う幻覚は幻視が中心である．しかし，レヴィ小体型認知症においては，幻視以外の幻覚を認めることも多く，診断の重要な手がかりになる．詳細な報告は少ないが，例えば本邦のレヴィ小体型認知症に対するドネペジルの治験の対象 273 例で精神症状を検索した報告[6]では，診断基準の中核症状であり，治験のエントリー基準にも含まれている幻視の有症率は 84.6％と当然のことながら高頻度であるが，幻視以外の幻覚，すなわち，幻聴や体感幻覚なども 37.7％に出現している．

文献

[1] 長濱康弘．幻覚．In: 池田　学，編．日常診療に必要な認知症症候学．東京: 新興医学出版; 2014. p.111-9.
[2] Mamiya Y, Nishio Y, Watanabe H, et al. HThe Pareidolia Test: A Simple Neuropsychological Test measuring visual hallucination-like illusions. PLoS One. 2014; 11: e0154713.
[3] 長谷川典子，池田　学．せん妄．In: 池田　学，編．日常診療に必要な認知症症候学．東京: 新興医学出版; 2014. p.81-7.
[4] Hashimoto M, Yatabe Y, Ishikawa T, et al. Relationship between dementia severity and behavioral and psychological symptoms of dementia in dementia with Lewy bodies and Alzheimer's disease patients. Dement Geriatr Cogn Dis Extra. 2015; 5: 244-52.
[5] Ballard C, Holmes C, McKeith I, et al. Psychiatric morbidity in dementia with Lewy bodies: a prospective clinical and neuropathological comparative study with Alzheimer's disease. Am J Psychiatry. 1999; 156: 1039-45.
[6] Ikeda M, Mori E, Iseki E, et al. Adequacy of using consensus guidelines for diagnosis of dementia with Lewy bodies in clinical trials for drug development. Dement Geriatr Cogn Disord. 2015; 41: 55-67.

〈池田　学〉

BPSDに対する非定型抗精神病薬などの使用はどのように注意すればいいですか？

1. 治療の考え方

　BPSD治療の目的は本人をその苦悩から救うことにあり，非定型抗精神病薬などの薬物療法から生じる有害事象を最小限にするように努めなければならない．

　そのためにも，BPSDを生じる原疾患の診断が重要である．なぜなら，Alzheimer's disease（AD）：アルツハイマー病の場合は"中核症状"から派生するが，dementia with Lewy bodies（レヴィ小体型認知症）における，幻視や錯視，レム睡眠行動障害などや，前頭側頭型認知症行動バリアント（bvFTD）を主とした前頭側頭型認知症（FTD）においても，常同行動，食行動異常・脱抑制，反社会的行動・抑うつなどは，疾患の本質的な症状といえるからである．BPSDが一次的なものか，二次的なものかを見極めることは，治療における薬物療法の限界や，非薬物療法の有用性を考えるうえで重要であり，原疾患によっては，レヴィ小体型認知症のように，非定型抗精神病薬をはじめとした神経作動薬に対する薬剤感受性の高いものもあるからである．

　BPSD薬物治療の原則およびBPSDに使う薬の分類は以下のようにまとめられる 表1 ， 表2 ．

表1 BPSD薬物治療の原則

- 本人と介護者に何らかの危険が及ぶと考えられる症状・行動が対象である
- 向精神薬の初回投与は1週間分以内で，可能ならば3日後に再診する
- 少量から開始し，ゆっくりと増減する
- 少なくとも3カ月ごとに見直しする
- 診察の度に＜客観的情報＞を確認する

表2 BPSDに使う薬の分類

コリンエステラーゼ阻害薬（AChEI）およびNMDA受容体拮抗薬
抗精神病薬（非定型抗精神病薬を中心として）
睡眠導入剤，抗不安薬
抗うつ薬
抗てんかん薬（気分調整薬）
漢方薬，その他の薬剤

2. 治療の実際

　紙面の関係で，アルツハイマー病，レヴィ小体型認知症に絞って，BPSDに対する薬物治療のポイントについて触れる．

1 AD

　下記の薬剤併用に加え，AChEIおよびNMDA受容体拮抗薬の使い方にも，注意する必要がある 図1 ．

易怒性・焦燥・興奮など

　環境整備，ケア対応など非薬物的アプローチを優先．原則として，それが無効な時に，薬物療法を併用するが，筆者はまず， 図1 の"抑制系"のメマンチン（メマリー®）投与を試み，そのうえで，抑肝散などの漢方薬を第一選択としている．

1) 抑肝散・抑肝散加陳皮半夏：1回2.5 mg，1日2回（朝・夕食前ないしは食間）ないしは1日3回（朝・昼・夕食前ないしは食間）．2)〜4) との併用もあり．
2) クエチアピン（セロクエル®）：1回25 mg，1日1回（夕食後），ないしは2回（朝・夕食後）から開始して，1日量として100 mgを超えない．糖尿病には禁忌．
3) リスペリドン（リスパダール®）：1回0.25 mg，1日1回（夕食後），ないし

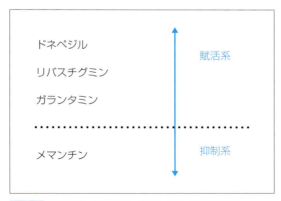

図1　三種類のAChEIとメマンチンの位置関係

は 2 回（朝・夕食後）から開始して，1 日量として 2 mg を超えない．液剤もある．

他にオランザピン（ルーラン®）もあるが，これら非定型抗精神病薬の使用にあたっては，いずれも"易怒性"などの病名が必要．

4）バルプロ酸ナトリウム（デパケンR®）：1 回 50 mg，1 日 2 回（朝・夕食後）から開始して，1 日量 400 mg を超えない．衝動性が激しい場合に有効．シロップもある（保険適応外）．

幻覚妄想

環境整備，ケア対応など非薬物的アプローチを優先．それが無効な時に，薬物療法を併用するが，抑肝散などの漢方薬の効果は，易怒性・焦燥・興奮などへの効果に比し弱いことを踏まえながらも，上記 1）から 3）を試みる．

自発性低下や抑うつなど

環境整備，ケア対応に加え，体調管理が重要．薬物療法を併用する場合は，せん妄の出現に注意．

1）アマンタジン（シンメトレル®）：1 回 25〜50 mg，1 日 2 回（朝，昼食後）．自発性低下例に．せん妄の出現に注意．

2）エスシタロプラム（レクサプロ®）：1 回 10〜20 mg，1 日 1 回（夕食後）．抑うつを伴う例に．

3）人参養栄湯・補中益気湯：1 回 2.5 mg，1 日 2 回（朝・夕食前ないしは食間）ないしは 1 日 3 回（朝・昼・夕食前ないしは食間）．特に食欲低下が目立つ例に．1），2）に追加してもよい．

不眠や昼夜逆転

部屋の明るさや光源，騒音や室温への配慮などの環境調整．薬物療法を併用する場合は，ベンゾジアゼピン系睡眠薬は，高齢者ではふらつき，健忘，せん妄が生じることが多く，避ける．

1）ラメルテオン（ロゼレム）：1 回 8 mg，1 日 1 回（就寝前）．即効性には乏しいが，せん妄への治療効果も期待できる．

2）抑肝散加陳皮半夏・抑肝散・柴胡加竜骨牡蠣湯：1 回 2.5 mg，1 日 1 回（夕食前）ないしは 1 日 2 回（夕食前，就寝前）．右に行くほど比較的体力のある例に用いられる．ラメルテオンとの併用もよい．

2 レヴィ小体型認知症

抗精神病薬（定型，非定型とも）による副作用が出やすく，それ以外の神経作

動薬でも副作用が出やすい．慎重な薬物選択と少量からの開始とモニタリングが必須．

幻視，他の幻覚，妄想など

幻視や妄想に対して，一方的に否定せずに傾聴することが重要．みえる対象に触れたり，電気をつけたりすると消えることもある．見間違い（錯視）を起こしやすいカーテンや鏡・家具のガラスなどへの対応も必要．そして，薬物療法に関しては，ドネペジルの投与が基本．

ドネペジル（適応はアリセプト®のみ）は，1回3mg 1日1回（朝食後）から開始して，2週間後には1回5mg 1日1回（朝食後）に増量．4週間以上の投与後，1回10mg 1日1回（朝食後）まで増量可．覚醒レベルの動揺性に対しても有効．効果が弱い場合，ADのところで書いたように，抑肝散ないしは抑肝散加陳皮半夏，クエチアピン（セロクエル®），リスペリドン（リスパダール®）の順に試みる．そして，他にオランザピン（ルーラン®）もあるが，これら非定型抗精神病薬の使用にあたっては，易怒性などの病名が必要．レヴィ小体型認知症の薬剤感受性を考慮し，さらに慎重な投与が望まれる．

抑うつ状態

抑うつ症状はADや血管性認知症（VaD）でもみられるが，レヴィ小体型認知症では，より頻度の高い割合でみられると考えられている．自信を失わせないために，簡単な台所仕事や草花の水やりなど，家庭内での仕事を担当してもらうことも有効．

薬物治療としては，筆者はエスシタロプラム（レクサプロ®）の1回10〜20mg，1日1回（夕食後）を基本としている．一般にSSRIの方がSNRIに比し，高齢者には忍容性が高く，またエスシタロプラムは初期の投与量10mgから有効投与量であり，投与量が10mと20mgの2段階しかないという単純さが使いやすいからである．しかし，やはり，レヴィ小体型認知症の薬剤感受性を考慮して，場合によっては10mg錠を半分にした量でスタートする場合もある．

Pearls

薬物療法における，長期管理・経過観察上の臨床的留意点として，認知症の人を中心とした多職種チームを作り，そのチームによる治療効果のモニタリングと情報共有は欠かせない．そして，特にADにおいては，BPSDは予防するという意識

が重要であり，BPSD発症前の「いつもと違うサイン」を見逃さないこと，自由に行動できる環境の提供，本人の病識が低下していることの理解を忘れてはならない．

なお，本項全般にわたり，日本神経学会「認知症疾患治療ガイドライン」を参考としているので，ご参照願いたい❶．

文献
❶日本神経学会，監．認知症疾患治療ガイドライン作成合同委員会，編．認知症疾患治療ガイドライン．2010．p.96-114．https://www.neurology-jp.org/guidelinem/degl/sinkei_degl_2010_04.pdf

〈大澤 誠〉

認知機能障害を生じる薬にはどのようなものがありますか？どういったことに気をつけて処方すべきですか？

1. はじめに

　薬剤による認知機能障害には，緩徐に記銘力の低下をきたすものから，急性のせん妄状態を呈するものまで様々なものが含まれる．一方で，内服する個人の要因も大きく，特に高齢者の場合は代謝機能の低下や併用する薬剤との相互作用などで想定外の副症状が出現することがある．多種多様な薬剤が認知機能障害にかかわる可能性があり，常にあらゆる処方薬に注意を払っておくべきである．

2. 抗コリン作用薬に注意

　認知症発症のメカニズムとして，脳内のアセチルコリン作動性神経の障害が重視されている．この点から，抗コリン作用薬は認知症発症に関与すると考えられている．実際，これを支持する研究報告が多数ある．Grayらの報告では，65歳以上の対照群の前向きな観察で23.2％に認知症がみられたが，抗コリン作用薬の内服量・期間に応じて認知症発症の頻度が上昇していた❶．抗コリン作用薬は非常に多岐にわたっており，多くの疾患で内服されている．主だったものだけでも以下のものがあげられる．抗ヒスタミン剤，ブチルスコポラミンなどの鎮痙剤，めまい止め，過活動膀胱治療薬，三環系やベンゾジアゼピン系などの抗うつ剤，抗パーキンソン病薬であるトリヘキシフェニジールなど．以上から，とくに高齢者では，抗コリン作用のある薬の大量かつ長期の投与は避けるべきである．

3. 睡眠導入剤はどうか？

　本邦で処方される睡眠導入剤の多くはベンゾジアゼピン系薬剤である．ベンゾジアゼピン系の薬剤も実は抗コリン作用薬の一つであるが，それ自体が以前から認知症発症との関連で取り上げられることが多い薬である．de Gageらの報告によると，66歳以上の高齢者を対象とした研究で，ベンゾジアゼピン系薬剤内服がAlzheimer's disease（アルツハイマー病）の発症と相関するとの結果が出ている❷．この報告では，内服期間が長いほど，半減期が長期の薬剤ほど，相関が

強くなっている．一方で，ベンゾジアゼピン系薬剤と認知症発症の相関に否定的な報告も多数あり，不眠症自体やその背景にある状況が認知症発症に影響し得るとの考えに基づいている．現在のところは，関連あるなしで意見が相反しており，決着はついていない．ただし，睡眠導入剤を飲むという時点で，認知症に対するなんらかのリスクを念頭においておく必要性があると思われる．一方，ベンゾジアゼピン系薬剤の内服後に一過性の記憶障害やせん妄などがみられることが知られている．とくにアルコールの併用や過量の内服で生じやすいとされる．いずれにせよ，長期にわたる漫然とした投与の継続は控えて，投与期間中は認知機能などへの注意を配ることが肝要である．

4. その他の薬剤

　副作用情報などをたどってゆくと，様々な薬剤で認知症を呈するとの報告が出てくる．これらは，機序が確認ないしは推測されているものから，因果関係がはっきりしないような例まで様々である．また，内服者が皆同様の症状を呈するとは限らない．認知機能障害が出現する場合は，内服している薬剤が原因となっていないかを疑って，必要に応じてその変更や用量調節などの対応を考慮すべきである．

　上記で触れた以外の主な薬剤を列挙してみる．副腎皮質ステロイド薬は高用量の投与でせん妄などの症状を呈することがある．抗てんかん薬もフェノバルビタールなどで認知機能障害の報告がある．神経障害性疼痛治療薬のプレガバリンも抗てんかん薬のガバペンチン類似の薬剤であり，同様に危険性がある．オピオイド系鎮痛剤のトラマドール塩酸塩にも副作用の記載がある．抗気管支喘息薬のキサンチン製剤や抗不整脈薬のリドカインなどでの報告もある．さらに，抗ウイルス薬のアシクロビルやオセルタミビル，抗真菌薬のガチフロキサシン，イトラコナゾール，抗菌薬の中でもニューキノロン系のオフロキサシンにも可能性がある．

Pearls

どのような薬剤でどのような障害が生じ得るのかというデータを検索する一助となる情報源，参考文献である．

PMDA　独立行政法人　医薬品医療機器総合機構　のホームページ

'医療用医薬品の添付文書情報'のページで，キーワード入力により添付文書などの情報検索が行える．

認知症疾患治療ガイドライン 2010（日本神経学会，監（協力学会：日本精神神経学会　日本認知症学会　日本老年精神医学会　日本老年医学会　日本神経治療学会），「認知症疾患治療ガイドライン」作成合同委員会，編）

'認知機能低下をもたらす薬剤にはどのようなものがあるか' というQ＆Aで詳細な解説，および危険性のある薬剤の提示がなされている．

高齢者の安全な薬物療法ガイドライン 2015（日本老年医学会，編．日本医療研究開発機構研究費・高齢者の薬物療法の安全性に関する研究　研究班）

認知機能障害に限らず，高齢者の場合の薬物療法の安全性を高めるための様々なエビデンスが収載されている．

文献

1. Gray SL, Anderson ML, Dublin S, et al. Cumulative use of strong anticholinergic medications and incident dementia. JAMA Intern Med. 2015; 175: 401-7.
2. de Gage SB, Moride Y, Ducruet T, et al. Benzodiazepine use and risk of Alzheimer's disease: case-control study. BMJ. 2014; 349: g5205.

〈佐藤秀樹〉

CQ6 アルツハイマー病の危険因子にはどのようなものがありますか？

1. 年齢

　Alzheimer's disease（AD）：アルツハイマー病を発症する最大の危険因子は加齢である．ADと診断された人の大半は65歳以上であり，65歳以上の人口の約6％，85歳以上の半数近くがADに罹患している❶．なお，4〜5％は若年性アルツハイマー病（EOAD）としてそれ以前に発病する❷．

2. 家族歴

　加齢の次に明らかな危険因子として家族歴があげられる．ADの第1度近親者（親子兄弟姉妹）の有病率は10〜30％増加し❸，家族にLOAD患者が複数いる場合は約3倍ADに罹りやすい❹．EOADは主にアミロイドβの産生，凝集，排出に関わる遺伝子，即ちamyloid precursor protein（APP），presenilin-1（PSEN1），presenilin-2（PSEN2）の変異による家族性アルツハイマー病と考えられる．遅発性アルツハイマー病（LOAD）の危険遺伝子として複数の遺伝子多型が報告されおり，最も確立したものにアポリポ蛋白Eε4（APOE e4）がある．APOE e4アレルを1つもつとAD発症の確率が2〜3倍，ホモでもてば8〜12倍増加する❺❻．他の危険遺伝子として報告されているものに，CR1，BIN1，CLU，PICALM，MS4A4/MS4A6E，CD2AP，CD33，EPHA1，ABCA7，NEDD9などがある．

3. 既往歴

　中年期に高血圧症，2型糖尿病，脂質異常症，脳血管障害，末梢性動脈硬化症に罹患しているとADに罹りやすい．中年期の高血圧症がADの危険因子であることには複数の報告がある❼❽❾．高血圧の有病率を25％低下させたところADの発生率が低下したとの報告もあるが❿，降圧薬の有用性については確立されていない．肥満と2型糖尿病はAD罹患率を1.5倍増加させる⓫⓬．中年期に総コレステロール値が高いと3倍ADに罹患しやすい⓭．ただし，スタチン製剤のAD

の予防効果については確立されていない[14].

4. 頭部外傷

30分以上の意識障害を伴う頭部外傷はADリスクを増加させる[15]．頭部外傷後比較的早期にアミロイドが蓄積することがPETを用いて報告されている[16]．ただし，反復する軽度の障害から生じる慢性外傷性脳症はADとは異なるタウオパチーである．

5. 薬剤

以下の薬剤の長期服用がADリスクを上昇させるとの報告がある．ベンゾジアゼピンを180日以上服用するとADリスクが1.5倍に上昇する[17]．抗コリン薬の服用で認知症リスクが1.5倍になる[18]．プロトンポンプ阻害剤服用でADリスクが1.4倍に上昇する[19]．

6. 環境要因

環境要因や中毒についてもADリスクとして以前から検討されている[20]．受動喫煙[21]，大気汚染[22]，駆虫薬[23]などである．1960年代から1970年代にかけてADの原因としてアルミニウムに関心が集まり，調理器具やアルミ缶などの使用について心配されたが，現在では否定されている．

Pearls

嗅覚障害は加齢でも生じるが，ADならびにDLB/PDの主症状発現以前あるいは早期に現れることが知られている[24,25]．各々老人斑とレヴィ小体を嗅神経に認め，特発性の嗅覚障害はAD・DLB/PDの危険因子と考えられるが[26,27]，健常高齢者の嗅球にも神経原線維変化と老人斑をしばしば認める[28]．

文献

1. Burns A, Iliffe S. Alzheimer's disease. BMJ. 2009; 338: b158.
2. Mendez MF. Early-onset Alzheimer's disease: nonamnestic subtypes and type 2 AD. Arch Med Res. 2012; 43: 677-85.
3. van Duijn CM, Clayton D, Chandra V, et al. EURODEM Risk Factors Research Group. Familial aggregation of Alzheimer's disease and related disorders: a collaborative re-analysis of case-control studies. Int J Epidemiol. 1991; 20 [Suppl 2]: S13.
4. Vardarajan BN, Faber KM, Bird TD, et al. NIA-LOAD/NCRAD Family Study Group. Age-specific incidence rates for dementia and Alzheimer disease in NIA-LOAD/NCRAD and EFIGA families: National Institute on Aging Genetics Initiative for Late-Onset Alzheimer Disease/National Cell Repository for Alzheimer Disease (NIA-LOAD/NCRAD) and Estudio Familiar de Influencia Genetica en Alzheimer (EFIGA). JAMA Neurol. 2014; 71: 315.
5. Myers RH, Schaefer EJ, Wilson PW, et al. Apolipoprotein E epsilon4 association with dementia in a population-based study: The Framingham study. Neurology. 1996; 46: 673.
6. Farrer LA, Cupples LA, Haines JL, et al. Effects of age, sex, and ethnicity on the association between apolipoprotein E genotype and Alzheimer disease. A meta-analysis. APOE and Alzheimer Disease Meta Analysis Consortium. JAMA. 1997; 278: 1349.
7. Whitmer RA, Sidney S, Selby J, et al. Midlife cardiovascular risk factors and risk of dementia in late life. Neurology. 2005; 64: 277.
8. Skoog I, Lernfelt B, Landahl S, et al. 15-year longitudinal study of blood pressure and dementia. Lancet. 1996; 347: 1141.
9. Freitag MH, Peila R, Masaki K, et al. Midlife pulse pressure and incidence of dementia: the Honolulu-Asia Aging Study. Stroke. 2006; 37: 33.
10. Barnes DE, Yaffe K. The projected effect of risk factor reduction on Alzheimer's disease prevalence. Lancet Neurol. 2011; 10: 81.
11. Profenno LA, Porsteinsson AP, Faraone SV. Meta-analysis of Alzheimer's disease risk with obesity, diabetes, and related disorders. Biol Psychiatry. 2010; 67: 505-12. Epub 2009 Apr 9.
12. Biessels GJ, Staekenborg S, Brunner E, et al. Risk of dementia in diabetes mellitus: a systematic review. Lancet Neurol. 2006; 5: 64.
13. Kivipelto M, Helkala EL, Laakso MP, et al. Apolipoprotein E epsilon4 allele, elevated midlife total cholesterol level, and high midlife systolic blood pressure are independent risk factors for late-life Alzheimer disease. Ann Intern Med. 2002; 137: 149.
14. Shepardson NE, Shankar GM, Selkoe DJ. Cholesterol level and statin use in Alzheimer disease: II. Review of human trials and recommendations. Arch Neurol. 2011; 68: 1385.
15. Shively S, Scher AI, Perl DP, et al. Dementia resulting from traumatic brain injury: what is the pathology? Arch Neurol. 2012; 69: 1245-51.
16. Hong YT, Veenith T, Dewar D, et al. Amyloid imaging with carbon 11-labeled Pittsburgh compound B for traumatic brain injury. JAMA Neurol. 2014; 71: 23-31.
17. Billioti de Gage S, Moride Y, Ducruet T, et al. Benzodiazepine use and risk of Alzheimer's disease: case-control study. BMJ. 2014; 349: g5205.

18) Gray SL, Anderson ML, Dublin S, et al. Cumulative use of strong anticholinergics and incident dementia: a prospective cohort study. JAMA Intern Med. 2015; 175: 401-7.
19) Haenisch B, von Holt K, Wiese B, et al. Risk of dementia in elderly patients with the use of proton pump inhibitors. Eur Arch Psychiatry Clin Neurosci. 2015; 265: 419-28. Epub 2014 Oct 24.
20) Dekosky ST, Gandy S. Environmental exposures and the risk for Alzheimer disease: can we identify the smoking guns? JAMA Neurol. 2014; 71: 273-5
21) Chen R. Association of environmental tobacco smoke with dementia and Alzheimer's disease among never smokers. Alzheimers Dement. 2012; 8: 590-5. Epub 2011 Dec 23.
22) Calderón-Garcidueñas L, Reed W, Maronpot RR, et al. Brain inflammation and Alzheimer's-like pathology in individuals exposed to severe air pollution. Toxicol Pathol. 2004; 32: 650-8.
23) Hayden KM, Norton MC, Darcey D, et al. Cache County Study Investigators. Occupational exposure to pesticides increases the risk of incident AD: the Cache County study. Neurology. 2010; 74: 1524.
24) Peabody CA, Tinklenberg JR. Olfactory deficits and primary degeneration dementia. Am J Psychiatry. 1985; 142: 524-5.
25) Baba T, Kikuchi A, Hirayama K, et al. Severe olfactory dysfunction is a prodromal symptom of dementia associated with Parkinson's disease: a 3 year longitudinal study. Brain. 2012; 135: 161-9.
26) Graves AB, Bowen JD, Rajaram L, et al. Impaired olfaction as a marker for cognitive decline: interaction with apolipoprotein E epsilon4 status. Neurology. 1999; 53: 1480.
27) Ross GW, Petrovitch H, Abbott RD, et al. Association of olfactory dysfunction with risk for future Parkinson's disease. Ann Neurol. 2008; 63: 167.
28) Kovács T, Cairns NJ, Lantos PL. beta-amyloid deposition and neurofibrillary tangle formation in the olfactory bulb in ageing and Alzheimer's disease. Neuropathol Appl Neurobiol. 1999; 25: 481.

〈佐々木貴浩〉

7 アルツハイマー病の予防因子にはどのようなものがありますか？

1. 抗酸化ビタミン

　Alzheimer's disease（AD）：アルツハイマー病の主要な病態が酸化ストレスであるといわれて久しく，抗酸化作用をもつビタミン（ビタミン E，ベータカロテン，フラボノイド，ビタミン C）が注目されている．ランダム化比較試験 RCT も行われ，ビタミン E については AD 進行抑制効果が示されているもの❶❷と示されていないもの❸❹があり，評価は一定していない．ココア・フラボノイドについては，ココアを 8 週間摂取することで AD と軽度認知障害 MCI に対して予防効果を示した RCT がある❺．フラボノイドを多く含むイチゴとブルーベリーが認知機能の低下を 2 年間遅らせたとの報告がある❻．

2. 食事

　食事スタイルについて確定的に推奨されるものはないものの❼，いくつかのエビデンスが知られている．魚油に多く含まれるエイコサペンタエン酸 EPA やドコサヘキサエン酸 DHA などの ω-3 脂肪酸についての報告は多いが，RCT では軽度から中等度の AD に対して認知機能低下を防ぐことはできなかった❽．ただし予防効果については検討されていない．地中海式食事法とは野菜，果物，豆類などの植物性食品とオリーブオイル，チーズなどの乳製品や新鮮な魚介類などを中心に構成された食事であり，脳梗塞を含む心血管疾患の予後を改善させると報告されており❾，間接的な認知症予防効果が期待されている．地域研究ではあるが，地中海式食事法を遵守したグループほど AD 関連死が減ったと報告されている❿．地中海食事法ほど厳格ではなく，オリーブオイルを減らし，赤身肉を増やし，ブルーベリーに着目した食事法 MIND による AD リスク減少も報告されている⓫．

3. 飲酒

　飲酒が認知症の危険因子となるか予防因子となるかについては一定した見解

はなく，APOE e4 アレル保因者でアルコールによる認知症リスクが増大するという報告[12]も無関係であるという報告[13]もある．アルコール量に関しては，少量の飲酒は飲酒をしない場合と比較すると認知症リスクを下げるあるいは認知機能低下の程度を下げることが多数報告されている[14,15]．この相関は男性と比べて高齢女性に強い傾向がある[16,17]．アルコールの種類については，蒸留酒ではなくワインに認知症リスク軽減効果がある[18]，蒸留酒・ビール・総アルコール量ではなくワインが AD リスクを下げる[19]との報告がある．

4. 運動

定期的な運動は AD を含む認知機能低下を予防することが報告されている[20]．16 の前向き研究をまとめたメタアナリシスによると運動により AD リスクが 45％減少する[21]．65 歳以上の高齢者 1740 人を平均 6 年間追跡して，運動の習慣と認知症発症の関連を調べた前向き観察研究では，週 3 回以上定期的に運動する人ではそうでない人に比べ，認知症全体とアルツハイマー病の発症リスクが約 4 割，有意に減少したと報告されている[22]．

Pearls

横断研究であるがアミロイド PET を用いた研究により，睡眠の量と質の低下がアミロイドの蓄積を促進すると報告されている[23,24]．アミロイドを含めた脳実質からの老廃物の掃除は主に睡眠中に行われ，血管平滑筋基底膜に沿う perivascular space（"Virchow-Robin 腔"）と軟膜とグリア境界の基底膜の間にある paravascular space（glymphatic pathway）で行われる[25]．両者の関与には諸説あるが，良質な睡眠がアルツハイマー病の予防につながる可能性がある．

文献

1. Sano M, Ernesto C, Thomas RG, et al. A controlled trial of selegiline, alpha-tocopherol, or both as treatment for Alzheimer's disease. The Alzheimer's Disease Cooperative Study. N Engl J Med. 1997; 336: 1216.
2. Dysken MW, Sano M, Asthana S, et al. Effect of vitamin E and memantine on functional decline in Alzheimer disease: the TEAM-AD VA cooperative randomized trial. JAMA. 2014; 311: 33-44.
3. Petersen RC, Thomas RG, Grundman M, et al, Alzheimer's Disease Cooperative Study Group. Vitamin E and donepezil for the treatment of mild cognitive impairment. N

Engl J Med. 2005; 352: 2379.
4) Kang JH, Cook N, Manson J, et al. A randomized trial of vitamin E supplementation and cognitive function in women. Arch Intern Med. 2006; 166: 2462.
5) Desideri G, Kwik-Uribe C, Grassi D, et al. Benefits in cognitive function, blood pressure, and insulin resistance through cocoa flavanol consumption in elderly subjects with mild cognitive impairment: the Cocoa, Cognition, and Aging (CoCoA) study. Hypertension. 2012; 60: 794-801. Epub 2012 Aug 14.
6) Devore EE, Kang JH, Breteler MM, et al. Dietary intakes of berries and flavonoids in relation to cognitive decline. Ann Neurol. 2012; 72: 135-43.
7) Daviglus ML, Bell CC, Berrettini W, et al. National Institutes of Health State-of-the-Science Conference statement: preventing Alzheimer disease and cognitive decline. Ann Intern Med. 2010; 153: 176.
8) Quinn JF, Raman R, Thomas RG, et al. Docosahexaenoic acid supplementation and cognitive decline in Alzheimer disease: a randomized trial. JAMA. 2010; 304: 1903.
9) Estruch R, Ros E, Salas-SalvadóJ, et al, PREDIMED Study Investigator. Primary prevention of cardiovascular disease with a Mediterranean diet. N Engl J Med. 2013; 368: 1279.
10) Scarmeas N, Luchsinger JA, Mayeux R, et al. Mediterranean diet and Alzheimer disease mortality. Neurology. 2007; 69: 1084.
11) Morris MC, Tangney CC, Wang Y, et al. MIND diet slows cognitive decline with aging. Alzheimers Dement. 2015; 11: 1015-22.
12) Anttila T, Helkala EL, Viitanen M, et al. Alcohol drinking in middle age and subsequent risk of mild cognitive impairment and dementia in old age: a prospective population based study. BMJ. 2004; 329: 539.
13) Stampfer MJ, Kang JH, Chen J, et al. Effects of moderate alcohol consumption on cognitive function in women. N Engl J Med. 2005; 352: 245.
14) Mukamal KJ, Kuller LH, Fitzpatrick AL, et al. Prospective study of alcohol consumption and risk of dementia in older adults. JAMA. 2003; 289: 1405.
15) Ruitenberg A, van Swieten JC, Witteman JC, et al. Alcohol consumption and risk of dementia: the Rotterdam Study. Lancet. 2002; 359: 281.
16) Stott DJ, Falconer A, Kerr GD, et al. Does low to moderate alcohol intake protect against cognitive decline in older people? J Am Geriatr Soc. 2008; 56: 2217.
17) Stampfer MJ, Kang JH, Chen J, et al. Effects of moderate alcohol consumption on cognitive function in women. N Engl J Med. 2005; 352: 245.
18) Mehlig K, Skoog I, Guo X, et al. Alcoholic beverages and incidence of dementia: 34-year follow-up of the prospective population study of women in Go teborg. Am J Epidemiol. 2008; 167: 684.
19) Luchsinger JA, Tang MX, Siddiqui M, et al. Alcohol intake and risk of dementia. J Am Geriatr Soc. 2004; 52: 540.
20) Rolland Y, Abellan van Kan G, Vellas B. Physical activity and Alzheimer's disease: from prevention to therapeutic perspectives. J Am Med Dir Assoc. 2008; 9: 390-405. Epub 2008 Jun 2.
21) Hamer M, Chida Y. Physical activity and risk of neurodegenerative disease: a systematic review of prospective evidence. Psychol Med. 2009; 39: 3-11. Epub 2008 Jun 23.

㉒ Larson EB, Wang L, Bowen JD, et al. Exercise is associated with reduced risk for incident dementia among persons 65 years of age and older. Ann Intern Med. 2006; 144: 73-81.
㉓ Spira AP, Gamaldo AA, An Y, et al. Self-reported sleep and β-amyloid deposition in community-dwelling older adults. JAMA Neurol. 2013; 70: 1537-43.
㉔ Brown BM, Rainey-Smith SR, Villemagne VL, et al, AIBL Research Group. The relationship between sleep quality and brain amyloid burden. Sleep. 2016; 39: 1063.
㉕ Bakker EN, Bacskai BJ, Arbel-Ornath M, et al. Lymphatic clearance of the brain: perivascular, paravascular and significance for neurodegenerative diseases. Cell Mol Neurobiol. 2016; 36: 181-94.

〈佐々木貴浩〉

8 BPSDの様々な症状は，認知症の経過でどのようにかわるものですか？

1. はじめに

　BPSDは「認知症患者に頻繁にみられる知覚，思考内容，気分または行動の障害による症状」と定義される広い概念であり，従来の周辺症状のように認知機能障害の二次的症状として起こる場合と，dementia with Lewy bodies(DLB)：レヴィ小体型認知症の幻視や，前頭側頭型認知症（frontotemporal dementia: FTD）の常同行為のように，その疾患を特徴づける脳機能障害を反映して起こる場合とがある．このため，BPSDの様々な症状の出現頻度や重症度は認知症の原因疾患によって異なり，その経過も原因疾患により異なる．本稿では，心理症状であるうつ・不安，幻覚・妄想，行動症状についてそれぞれ，原因疾患による症状の特徴も交え経過を記した．

2. うつ・不安

　Alzheimer's disease (AD)：アルツハイマー病では，気分障害や不安症状が病初期より生じやすい．特に軽度のAD患者では，認知機能低下に関して病識あるいは病感をもつため，それに伴う生活機能の低下を周囲から指摘，非難されることにより不安を抱きやすい．また身体機能の低下や，生活上の役割の変化などが喪失体験となり，ストレスが重なることで，健康や財産に関連して日常生活の些細なできごとを憂慮するようになる．認知症が進行するとこれらを歪曲した形で認識し，心気妄想や被害妄想，物盗られ妄想へと発展する．一人でいることでの不安は，焦燥や徘徊など他の行動症状とも密接に関連し，家族の後追いなどの行動症状として現れる．また，うつ症状もADの初期から出現しやすく認知症との関係が強い．認知症とうつ病性偽性認知症との鑑別が困難であることや，抑うつ状態から認知症への移行，合併，ADの前駆症状としてうつ症状がみられることが知られている．またうつ病（major depression）の既往や繰り返す再発はAD発症のリスクともなる．これらのうつ症状は初期には認知機能低下に先行する一方で，認知症が進行すると，身体機能低下や神経学的機能の低下に伴う日常生活制限，コミュニケーションの制限に加えて，体重減少，睡眠障害などのうつ関連

症状も併発するようになることから，うつ病を切り分けて診断すること自体が難しくなってくる．意欲低下，自発性の低下を主症状とするアパシーは，前頭葉を中心とした器質的基盤がより明確な症状であるが，これは AD の BPSD として最も頻度が高く，初期から出現し重度の AD でもみられる．

また血管性認知症（vascular dementia: VaD）では障害された脳部位により出現する BPSD も異なるが，全体的にアパシー，抑うつ，情緒障害の頻度が高く，これらの頻度・程度ともに AD よりも目立つことが特徴である．また白質病変優位型（Binswanger 病）および多発性ラクナ梗塞型では，遂行機能障害，思考緩慢も伴うため，うつ病との鑑別が難しくなる．DLB では，抑うつが支持的症状にあげられていることからわかるように，うつ症状が病初期から高頻度にみられる．FTD では病初期からアパシーがみられる頻度が高い．

3. 幻覚・妄想

1990～2003 年に発表された 55 件の論文レビューでは，AD の 41％が精神病症状を伴って発症し，36％に妄想が，18％に幻覚がみられた．AD では初期から中期にかけて妄想（特に物盗られ妄想）が多く出現する．幻覚は初期には頻度は低いが，中期以降になると頻度が増える．中期以降では，家族を他人とみなす，自宅を自分の家でないと訴える，テレビのできごとを現実と考えるなどの誤認がみられることがある．また中期から後期にかけて，頻度は低いが鏡に映る自分を自己と認識できずに話しかけるといった鏡徴候（mirror sign）がみられる．初期の妄想は比較的よく体系化されており，物盗られ妄想や被害妄想は，患者介護者関係などの心理社会的背景を反映し，介護者への暴言，暴力，攻撃，介護抵抗につながるため，介護負担の増加，施設入所の要因となりうるが，認知症が進行するにつれて妄想は形骸化し消失する．

DLB では後頭葉の機能低下に関連し，視覚性認知や視空間認知の障害を認めるため，幻視を中心とした精神症状が疾患の本質に関連している．「繰り返し出現する幻視」が診断基準の中核的特徴に，「幻視以外の幻覚」「系統化された妄想」が支持的特徴にもあげられているように，幻視を主体とする幻覚や誤認，妄想などが病初期から高頻度にみられる．AD と異なり情緒的な反応を伴わないことも多く，診断の数年前から幻視（死んだ母が毎晩会いにきてくれていたなど）が続いていたが生活に支障をきたさないため，医療機関を受診せずにいたという症例にも臨床現場では遭遇する．他にも物体誤認（錯視），人物誤認，場所誤認など

がしばしばみられ，身近な人物を他人であると否定し替え玉や偽物であると確信するカプグラ症候群やフレゴリの錯覚，重複記憶錯誤，幻の同居人など，妄想性誤認症候群も有名である．DLBの縦断的経過についての報告は少ないが，いくつかの報告ではADに比較してBPSDの出現頻度や重症度が認知症の重症度によらず，特に幻視は全ての病期にわたり持続するともいわれている．妄想や幻覚はDLB患者の40％以上において持続するが，数年の経過では新しい幻覚に様態を変えつつ持続するといった報告もある．

VaDでは意識障害やせん妄などの二次的な症状として現れる場合を除くと，幻覚妄想の出現頻度は比較的少ない．FTLDでは幻覚妄想はほとんどみられず，これはADやDLBとの鑑別において重要である．

4. 行動症状

ADでは初期から興奮，暴言，暴力，介護抵抗などの行動症状がみられ，認知症の進行に伴って増加する．これらの症状の一部は，初期には前述した不安，妄想と関連して出現するが，認知症が進行するとともに，心理的了解の範囲を超えた行動症状として持続する．焦燥性興奮を含んだagitationは，不適当な言語，音声，運動上の行動を含めた広い概念であり，この場合も持続しやすいものと持続しにくいものがある．5年以上にわたり観察を行った研究では，軽度から中等度のAD患者においてagitationが最も持続するBPSDであると報告されており，中期から後期において出現しやすく，認知症が進行した段階ではあまりみられなくなる．また徘徊やその他の異常行動（引き出しをかき回す，服を何度も脱ぎ着する）は認知機能低下に伴い増加し，Mini Mental State Examination（MMSE）の低下と相関する．

前頭葉症候が前景となるFTDでは，病初期から性格変化と社会的行動の障害が特徴的で，常同行動，脱抑制，食行動異常などが目立つ．わが道を行く行動（平気で失礼なことをいう，万引きするなど），被影響性の亢進（みたものをすぐ手に取るなど），落ち着きのなさなどもみられる．ADの初期では，人格変化，脱抑制などの頻度は低く，特に初期の常同行動がみられることはほとんどないため，FTDとの鑑別に有用である．

Pearls

BPSDには，物盗られ妄想のように前もって介護者に説明しておくことで対応がしやすくなり，介護負担や症状自体が軽減するものがある．また器質的脳機能障害の観点から説明することで，薬物療法を円滑に導入するための心理教育となりうる．特に認知症の診断初期において，BPSDの経過予測を十分に伝えておくことは，介護負担，介護者のうつ，患者自身の症状の軽減に有効であり，介護スキルの向上にも寄与する．この際，個々の症例に即して心理社会的理解および器質的脳基盤に基づいた評価をバランスよく行っていくことがポイントとなるだろう．

文献

1. 本間　昭，武田雅俊，他. In: 日本老年精神医学会，監. BPSD 認知症の行動と心理症状．第2版．International Psychogeriatric Association. 東京: アルタ出版; 2005.
2. 長濱康弘．BPSD-介護者を悩ませる症状を理解し対処するために　4大認知症のBPSDの特徴．認知症の最新医療．2013; 3: 68-73.
3. 長濱康弘．認知症の基礎疾患ごとのBPSDの特徴．Cognition and Dementia. 2010; 9: 113-22.
4. 日本神経学会，監.「認知症疾患治療ガイドライン」作成合同委員会．認知症疾患治療ガイドライン2010．東京: 医学書院; 2010.
5. 中島健二，天野直二，他．認知症ハンドブック．東京: 医学書院; 2013.

〈色本　涼　岩下　覚〉

レヴィ小体型認知症における嗅覚障害やRBDにはどのように対応するのですか？

1. はじめに

　嗅覚障害やREM睡眠行動異常（REM sleep behavior disorder: RBD）は，近年，dementia with Lewy bodies（DLB）：レヴィ小体型認知症やParkinson disease（PD）：パーキンソン病，すなわちレヴィ小体（Lewy body: LB）に関連する病態の重要な症状として注目されている．DLBでは，Alzheimer's disease（AD）：アルツハイマー病と異なり，認知機能障害以外に，多彩な身体症状や精神・行動障害がみられる 表1 [1]．

2. 嗅覚障害

1 診察のポイントと診断方法

　PDでは70〜80％以上に嗅覚異常が認められ，しかも病初期から障害されており，病期の進行の影響をあまり受けないことが知られる．診療の際に注意すべき点は，多くの患者は嗅覚低下を自覚していないため，問診だけでは見逃してしまう可能性が高いことである．DLBでも同様の状況が考えられ，可能であれば初診時，少なくともDLBと診断するまでの病初期の段階で，嗅覚検査（においスティック®；odor stick identification test for Japaneseなど）を施行することが勧められる．病巣部位は嗅球病変から扁桃体を含む大脳辺縁系へ及ぶとされる．

2 治療と対応

　PD治療ガイドライン[2]では，"PDでは早期から嗅覚の低下が起こるが，治療薬の効果の検討が今後の課題である"と記載されている通り，嗅覚障害はドパミン補充療法を含めた治療に不応性で，現時点で対症療法は知られていない．しかし，嗅覚は日常での危険回避に必須であり，患者と介護者に"嗅覚障害"を認識させること，すなわち，"火災時などの焦げ臭さ"や"ガス漏れ臭"，"食品の腐敗臭"などに注意するよう，生活指導が必須である．

表1 レヴィ小体型認知症の多彩な臨床症状（Donaghy PC, et al. Alzheimers Res Ther. 2014; 6: 46[1]より，著者訳・改変）

認知機能障害
 非健忘型の認知障害
 認知症状の変動

精神/行動障害
 REM睡眠行動異常（REM sleep behavior disorder: RBD）
 幻視
 うつ
 せん妄

身体症状
 パーキンソン症状
 嗅覚低下
 便秘
 起立性低血圧

3. REM睡眠行動異常（REM sleep behavior disorder: RBD）

1 病態と診察のポイント

 RBDは，REM睡眠期にみられる夢体験とともに異常な行動を呈する病態で，DLBの76％でみられたとの報告もある[3]．健常者のREM睡眠期には，急速眼球運動が出現し，夢体験はこの睡眠期にみられるが，全身の筋緊張は抑制されているため，夢の中での行動や言動が現れることはない．RBDの病態では，REM睡眠期の筋tonusの抑制が欠如し，夢体験の行動化へつながる．夢内容は，恐怖や切迫した状況（人や動物に襲われるなど）で，夢の内容に対応した鮮明な寝言や叫び声をあげ，逃れようとして喧嘩をするように四肢を激しく動かしたり，ベッドから飛び出したりすることもある．激しい行動により，外傷をきたすこともある．ヒトでの病巣部位はいまだ確定されていないが，橋の青斑核，下背外側核，脚橋被蓋核（pedunculopontine nucleus: PPN），延髄大細胞性網様体を連絡する経路の変性の関与，また夢の内容の多くは悪夢のため，辺縁系の関与も推定されている．

2 診断方法

 睡眠障害国際分類（International Classification of Sleep Disorders 2nd edition: ICSD-2）の診断基準では，睡眠ポリグラフ検査（polysomnography: PSG）にて，REM睡眠期のREM without atonia（RWA）が必須とされている

が，検査が可能な施設は限定される．そのため，RBD screening questionnaire (RBDSQ) をはじめ，多くの screening tool が開発されている．1つの質問で screening を行う RBD1Q:"睡眠中に夢の中の行動を実演している（例えば，殴る，腕を空中で揺り動かす，あるいは疾走動作）といわれたり，自分自身でそう疑ったりしたことがありますか？"も提唱され[4]，臨床現場での有用性は高いと評価されている．RBDSQ，RBD1Q の日本語版の妥当性も検討されている．

3 治療と対応

まず，患者自身やベッドパートナーに身体的なリスク（特に外傷）がないかどうか，日中過眠などを惹起していないかを確認し，症状の程度と頻度を把握する．なお，内服治療開始は症状の程度と頻度にて考慮するが，その必要性を判断する医学的な根拠はない．

3-1. 非薬物療法

内服治療の有無に関わらず，睡眠環境の改善が重要である[3]．ベッド周囲から，外傷をきたす可能性のある物品（ランプや目覚まし時計など）を除去し，クッションなどでベッドの周囲を保護する．また，RBD の持続は短く，容易に覚醒させることが可能である（覚醒閾値は低い）．覚醒させた場合，その直後に異常行動は終了し，鮮明な夢の内容を話すことが可能な場合が多い．RBD が出現した際には，ベッドパートナーから早期に声をかけて，"あなた，何か悪い夢でもみたの？今日はもうお休みなさい．"などと覚醒を促すよう指導すると，外傷や離床のリスクは大きく減少するとされる[5]．内服治療抵抗性の症例においても，生活指導として重要である．

3-2. 薬物療法

特発性 RBD では，約 90% にクロナゼパム（1回 0.5〜1.5 mg; 就寝 30 分前内服）が有効で，メラトニン（本邦未承認，3〜12 mg/日）の有効性も報告されている[2][3][6]．DLB や PD に伴う RBD において，クロナゼパムの有効性を検討したランダム化試験はないが，通常，高い有効性が期待され，臨床現場では first line の治療薬となっている[5]．作用機序は明らかではないが，最高血中濃度到達時間は 2 時間で即効性が期待できる．しかし半減期は 27 時間のため，副作用として，ふらつき・めまい，眠気などがあり，特に高齢者では，転倒のリスク上昇に注意する．また，メラトニン，アセチルコリンエステラーゼ阻害薬のリバスチグミンに関しては，PD 患者の RBD に関してランダム化試験が存在する[3]．即効性を示すクロナゼパムに比較し，メラトニンでは概日周期を緩徐に改善する作用

が想定され，効果の発現に時間がかかることも指摘されているが，転倒などの副作用は少ない[5]．また，ベンゾジアゼピン系の薬剤の一部，抑肝散の効果も報告がある[6]．

Pearls

PDでは発症初期，さらに運動症状が顕在化する以前（prodromal phase; 前駆期）から嗅覚障害，RBD，便秘，気分障害（うつ，不安）などの非運動症状が出現している[7]．これらの"臨床マーカー"はPDの診断にあたり，単独での特異性は低いが，その他の所見や画像診断と組み合わせた場合，重要な参考所見となり得る．DLBも同じく，レヴィ小体に関連する疾患であり，認知症状以外の"臨床マーカー"の位置付けは今後，益々重視されると考えられる．

文献

[1] Donaghy PC, McKeith IG. The clinical characteristics of dementia with Lewy bodies and a consideration of prodromal diagnosis. Alzheimers Res Ther. 2014; 6: 46.
[2] 「パーキンソン病治療ガイドライン」作成委員会，編，日本神経学会，監．パーキンソン病治療ガイドライン 2011．東京: 医学書院; 2011．
[3] Boot BP. Comprehensive treatment of dementia with Lewy bodies. Alzheimers Res Ther. 2015; 7: 45.
[4] Postuma RB, Amulf I, Hoql B et al., A single-question screen for rapid eye movement sleep behavior disorder: a multicenter validation study. Mov Disord. 2012; 27: 913-6.
[5] Howell MJ, Schenck CH. Rapid eye movement sleep behavior disorder and neurodegenerative disease. JAMA Neurol. 2015; 72: 707-12.
[6] Aurora RN, Zak RS, Maganti RK, et al., Best practice guide for the treatment of REM sleep behavior disorder (RBD). J Clin Sleep Med. 2010; 6: 85-95.
[7] Berg D, Postuma RB, Adler CH, et al., MDS research criteria for prodromal Parkinson's disease. Mov Disord. 2015. 30: 1600-11.

〈高橋一司〉

夜間も頻尿で1時間おきにトイレに行きます．どのようにすればいいですか？

　認知症と排尿障害/夜間頻尿について，まず尿失禁についてみると，認知症は一旦進行すると〔Mini Mental State Examination（MMSE，正常24/30点以上）で10/30点未満など〕，機能性尿失禁が必発してみられる❶❷．これは，トイレで排尿する意志がない，トイレの場所・容器が判断できない，衣類の着脱の仕方がわからないなどのために失禁してしまうもので，失禁に対する無関心がしばしば同時にみられる（認知症による尿失禁）．歩行障害を同時に有している場合，5 m杖なし歩行が困難になると，トイレまで間に合わず失禁してしまうことがある（歩行障害による尿失禁．認知症患者の歩行障害には，緩徐・小刻み歩行/体重が後ろにかかり立てない（パーキンソン症候群〜前頭葉/基底核障害による），開脚性歩行（運動失調〜前頭葉障害），促すとスムーズだが一人で椅子に座れない/歩けない（歩行失行〜前頭頭頂葉障害など），座位から尻をもち上げられない（廃用性萎縮），痛みをかばう（腰椎/膝関節症）などがあり，しばしば混在してみられる）❶❷．機能性尿失禁の対処として，認知症・歩行障害の治療と共に，時間排尿を促し（行動療法），やむを得ない場合，おむつの着用を行う．近年，行動療法を体系的に行い，認知症患者のおむつ外しに成功した事例も知られている❶❷．

　一方，認知症がごく軽度であるにも関わらず（MMSEで21〜24/30点など），頻尿・尿失禁（過活動膀胱，overactive bladder: OAB）がみられる場合がある．そのような患者に対して，膀胱機能検査を行うと，排尿筋過活動(detrusor overactivity: DO，100〜150 mLと少量の注水にも関わらず，膀胱が急に収縮を始めてしまうもの）がしばしばみられる．いわば，膀胱が，患者の意志と無関係に勝手に，「トイレに行きたい」といっているような状態である❸❹．OABは，健常成人の12.4％にみられ，高齢者に多く，認知症の原因疾患の中では，dementia with Lewy bodies（DLB）：レヴィ小体型認知症，かくれ脳梗塞（白質型多発性脳梗塞 white matter disease: WMD），正常圧水頭症(normal pressure hydrocephalus: NPH）で多く（60〜90％），Alzheimer's disease（AD）：アルツハイマー病でも中程度にみられる（30〜60％） 図1 ❸❹❺❻❼．その機序として，膀胱抑制的にはたらく，前頭前野−大脳基底核ドパミンD1経路の病変が推定されている 図2 ❽❾．これらの患者では，OABが前頭葉機能低下と関連することが知られている 図3 ❹．認知症患者のOABは，中枢性コリンエステラーゼ阻害薬（ド

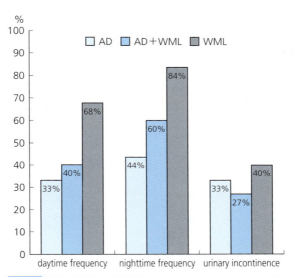

図1 蓄白質型多発脳梗塞（WML）とアルツハイマー病（AD）の排尿障害の頻度

daytime frequency: 日中頻尿, nighttime frequency: 夜間頻尿, urinary incontinence: 尿失禁.（説明は本文を参照）

ネペジルなど）により，膀胱容量が軽度増大するようである❶．その機序として，ドネペジルなどによる注意力の改善と共に，中枢ムスカリンM2受容体を介する排尿抑制が推定されている❶．認知症患者のOABが長引く時，中枢移行の少ない抗コリン薬など（OAB治療薬）を選ぶことにより，ある程度の改善が期待できる 図4 ❹❿．

さらに，高齢患者一般に，前立腺肥大症・腰椎症・糖尿病性ニューロパチーなどの合併疾患による残尿が少なからずみられる．残尿があると，有効膀胱容量が減り，2次的に頻尿をきたしてしまう．高齢患者の残尿量の評価には，超音波残尿測定器（「ブラダーマネージャー」）の他，貼付型持続超音波残尿測定器（「ゆりりん」）も有用である．他の原因として，夜間多尿〔1日の50％が夜間に出るなど．正常＜33％以下．ごく軽症の心不全，ごく軽症の尿崩症（健常人でみられる夜間の抗利尿ホルモン分泌サージの低下）などが推定されている〕，女性の腹圧性尿失禁（咳をすると漏れる），尿路感染症などがある❶．

さらに少数派であるが，神経症に伴う心因性頻尿（残尿がないのに1時間に5回トイレに行くなど）が，認知症の有無に関わらずみられることがあり，排尿を

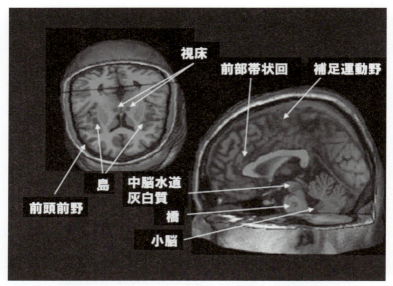

図 2A 蓄尿で賦活される脳部位(健常ボランティアの PET での検討)(Dasgupta, et al. BJU Int. 2007; 99: 731-4 を改変)

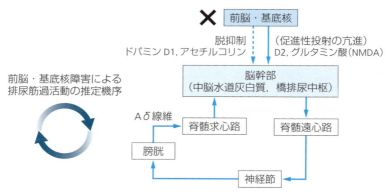

図 2B 認知症などの中枢疾患による排尿筋過活動/OAB のメカニズム(Yokoyama O, et al. Exp Neurol. 2000; 19: 279-287 を改変)(説明は本文を参照)

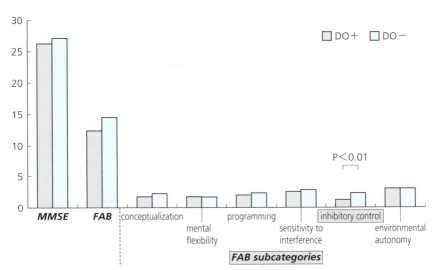

図3 蓄白質型多発脳梗塞（WML）患者での排尿筋過活動（DO）と認知機能の関係
MMSE: ミニメンタルステート検査，FAB: 前頭葉機能検査．FAB: 下位項目中の抑制課題（inhibitory control，検者が机を叩いたら被検者は叩かない，など）が，DOを有する者で有意に低下していた．（説明は本文を参照）

含めた様々なことにこだわる，hystery症状，いらいら，緊張性頭痛などがしばしば同時にみられる[11]．これが認知症と共にみられる場合，認知症の行動・心理症状（behavioral psychiatric disorder of dementia: BPSD）の一部と考えられ，他のBPSDと同様の対処が必要と思われる．その際，安定剤・抗うつ薬（一部にOAB改善作用を期待[11]）から開始し，十分でない時，歩行障害（錐体外路徴候）の少ない向精神薬を選ぶとよいと思われる．

Pearls

認知症は脳疾患の症状の一つであり，歩行障害，過活動膀胱（による尿失禁）と並行してみられることが少なくない．すなわち，過活動膀胱は，認知症がごく軽度でもみられることがある．一方，認知症が進行してMMSEで10/30点未満になると，または歩行障害が進行して5m杖なし歩行が困難になると，機能性尿失禁がみられる．これらのそれぞれに適した対処があるので，患者のQOL改善のために，積極的な介入が望まれる．

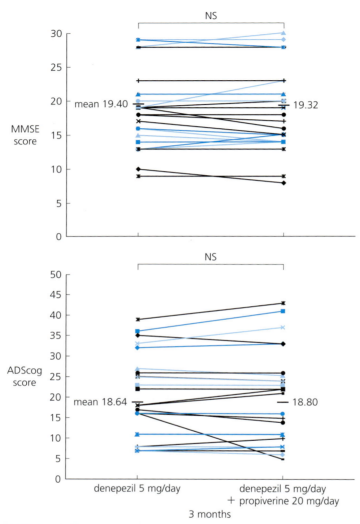

図4 ドネペジルにプロピベリンを追加した際の認知機能

MMSE: Mini Mental State Examination (30点満点), ADAScog: Alzheimer's disease assessment scale cognitive subscale (70点満点). NS: 有意差なし. 認知機能に有意な差はみられなかった. (説明は本文を参照)

文献

1. Sakakibara R, Uchiyama T, Yamanishi T, et al. Dementia and lower urinary dysfunction: with a reference to anticholinergic use in elderly population. Int J Urol. 2008; 15: 778-88.
2. 榊原隆次．認知症に伴う排尿障害，夜間頻尿の病態と対策．日本早期認知症学会雑誌．2016: in press.
3. 榊原隆次．特集: 認知症と排尿障害．病態の解説とウロダイナミクス（3）かくれ脳梗塞（高齢者の白質病変）．排尿障害プラクティス．2014; 22: 217-22.
4. Sakakibara R, Panicker J, Fowler CJ, et al. Is overactive bladder a brain disease? The pathophysiological role of cerebral white matter in the elderly. Int J Urol. 2014; 21: 33-8.
5. Sakakibara R. Lower urinary tract dysfunction in patients with brain lesions. Handb Clin Neurol. 2015; 130: 269-87.
6. Tateno F, Sakakibara R, Ogata T, et al. Lower urinary tract function in dementia with Lewy bodies (DLB). Mov Disord. 2015; 30: 411-5.
7. Sakakibara R, Uchida Y, Ishii K, et al; Members of SINPHONI (Study of Idiopathic Normal Pressure Hydrocephalus On Neurological Improvement). Bladder recovery relates with increased mid-cingulate perfusion after shunt surgery in idiopathic normal-pressure hydrocephalus: a single-photon emission tomography study. Int Urol Nephrol. 2015 Nov 17. [Epub ahead of print].
8. Sakakibara R, Tateno F, Kishi M, et al. Pathophysiology of bladder dysfunction in Parkinson's disease. Neurobiol Dis. 2012; 46: 565-71.
9. Sakakibara R, Tateno F, Yano M, et al. Imidafenacin on bladder and cognitive function in neurologic OAB patients. Clin Auton Res. 2013; 23: 189-95.
10. Sakakibara R, Ogata T, Uchiyama T, et al. How to manage overactive bladder in elderly individuals with dementia? A combined use of donepezil, a central AChE inhibitor, and propiverine, a peripheral muscarine receptor antagonist. J Am Geri Soc. 2009: 57: 1515-7.
11. Sakakibara R, Ito T, Yamamoto T, et al. Depression, anxiety and the bladder. LUTS: Lower Urinary Tract Symptoms. 2013; 5: 109-20.

〈榊原隆次〉

症状がはっきりしない尿路感染や呼吸器感染をどのように見抜き，治療を開始しますか？

1. 認知症患者の感染症特徴

　認知症患者において感染症に罹患する率は高い．1年に約3分の2の認知症患者が感染症に罹患するともいわれている．その中でも尿路感染症と肺炎は最も罹患率の高い感染症である．一方で認知症患者の感染症治療では診断の難しさから，いわゆる過剰治療も問題とされている❶．例えば，無症候性の尿路感染症では通常治療対象とならない場合がほとんどであるが，認知症患者においては，その基礎疾患や年齢などにより症状を検知できていない可能性もあり過剰治療になる要因が存在している．症状を伝えられない，症状が現れにくい，また発熱など客観的な指標が正常範囲内にとどまるなど，認知症患者での治療では常に感染症の可能性を念頭に入れておくといった態度が必要であろう．それに加え，過剰治療を避けるバランス感覚も同時に保持するのが原則となろう．また，認知症患者の感染症治療においては，高齢者や肝・腎機能異常に配慮し抗菌薬の適正量・回数と副作用出現に一般診療以上に配慮する．また，人生終末期にいる患者もおり，治療が予後改善と症状緩和に対してどのように効果的かも考慮に入れた治療も大切である．以下では，認知症患者が高率に罹患する感染症である尿路感染症と肺炎について，前述の要因を考慮したアプローチについて概説する．

2. 尿路感染症の診断と治療開始

　認知症患者でのガイドラインは見当たらないが，長期療養型入所中の患者に対する尿路感染症ガイドラインは発表されており参照可能であろう．McGeerら 表1 ❷あるいは Society for Healthcare Epidemiology of America❸などが尿路感染症のガイドラインを作成している．しかし，これらのガイドラインにも問題がある．症状や所見を基準に採用しているために，特に認知症患者では全般的には症状や所見を呈しにくく医療者が陽性と認識できない可能性があり診断を困難にしている．尿路感染症を疑う所見では，局所の症状や発熱よりも意識状態や生活機能の低下が初発症状であることも多く，排尿障害のみで39％の陽性的中率であったものが，これに意識障害を加えることで63％に増加したとの報

表1 **McGeer 基準**（McGeer A, et al. Am J Infect Control. 1991; 19: 1-7[2] より引用）

以下のうち少なくとも3つを満たす場合に症候性尿路感染症と診断する
・発熱（38.0℃以上）あるいは悪寒 ・新たなもしくは増悪する排尿時痛，または頻尿か urgency ・新たな側腹部痛あるいは恥骨上痛 ・尿の性状変化 ・意識レベルや全身機能の悪化

告もある[4]．やはり，一般的な症状である発熱，頻尿，排尿障害，尿色やにおいの変化，腸骨上部疼痛，血尿，肋骨脊柱角叩打痛といった所見を丹念に確認し，加えて意識状態の変化やADL低下を見落とさないことが認知症患者の尿路感染症診断に繋がる．発熱に関しては，尿路感染で認められないことも多いが，高齢者は平熱や日内変動が低いことも知られており，高齢の認知症患者では軽度の上昇を見落とさないことも重要である．

上記に基づき，一定の尿路感染症 pretest odds があれば検査を実施し確定診断に迫ることになる．基本的な検査では，尿定性検査は簡易であり実施することが望まれる．亜硝酸，細菌，潜血，白血球数の有無などを確認する．亜硝酸や尿中白血球は陰性的中率の高い検査とされており陰性の場合には，症状が他の疾患によるものではないかを再確認することも大切であろう．

尿路感染症を考えるうえで，所見などが出にくい以外にもう1つ困難な要因となるのが無症候性細菌尿の存在である．認知症患者でも特に女性では，3割程度もの率で感染を引き起こしていないいわゆる無症候性細菌尿が認められる．膿尿と細菌尿があったとしても感染を生じていない可能性も考える必要がある．症状・所見そして尿検査から治療を開始する場合は，中間尿を用いて培養検査を極力提出し将来の抗菌薬効果判定や変更の一助とする．

診断がつき，尿培養提出後には抗菌薬を使用し治療をする．多くの場合は *E. coli* や腸内細菌が起炎菌である．しかしながら閉経後女性の再発を繰り返す尿路感染症では，泌尿器科への紹介が必要な場合がある．勿論，菌血症や敗血症を生じている，あるいは状態の悪い患者は入院加療を考慮する．外来などでの経口抗菌薬治療に関しては，ペニシリン系，セファロスポリン系・キノロン系の抗菌薬が使用される．また，ST合剤なども尿路感染症起炎菌の多くに有効である．年齢，体重，腎機能，肝機能などを考慮し適切な量と回数を選択することも忘れてはいけない．

3. 呼吸器感染症の診断と治療開始

　認知症患者において肺炎は死亡率の高い疾患であり注意を要する．認知症や高齢者の他の感染症と同様に，肺炎の典型的な症状や所見がそろうとは限らない点は強調しすぎることはない．発熱のみられない肺炎や咳嗽の少ない肺炎は認知症患者においてよくみられる．呼吸困難，頻呼吸，喀痰排出などが比較的多く認められるという高齢者対象の報告[5]もあり，症状を訴えることが困難な場合など認知症患者においても応用が可能かもしれない．いずれにしても，感染症の全身症状や所見や呼吸器症状に乏しい肺炎が存在することを認識しておき，倦怠感，食欲や ADL 低下あるいは意識状態の変化などの非特異的な症状が肺炎による可能性を念頭に診断に当たることになる．これらの臨床的な情報に加え，胸部 X 線撮影や喀痰培養（初期治療に活かすのであればグラム染色も）を実施し，効果判定に役立つ情報を確保しておくことも，症状・所見に欠く場合は有効であり積極的に行う．また，高齢者を多く含む認知症患者においては，結核を忘れてはいけないだろう．呼吸状態に加え消耗症状（食欲低下や体重減少）のある亜急性に進行する肺炎では結核を鑑別しておく．

　認知症患者に対する肺炎治療においても，基本的には通常の肺炎治療に準じる．*Legionella*，*Mycoplasma*，*Chlamydophila* などの異型肺炎も起炎菌の可能性があり肺炎球菌やインフルエンザ菌など通常の市中肺炎起炎菌以外にカバーする抗菌薬投与が起炎菌の判明していない治療開始時には必要な場合がある．治療の際には，認知症患者では，基礎疾患を複数抱える者も多く重症化する可能性を念頭におき，A-DROP 基準 表2 などを活用した入院の適否と初期治療の効果判定に気を配り治療計画を立てる．具体的な抗菌薬選択は，日本呼吸器学会[6]や Infectious Disease Society of America[7]などの発行したガイドラインを参照に臨床状況や喀痰グラム染色結果により選択するとよい．しかし，認知症患者においては，起炎菌検索に適切な喀痰を得ることも難しい場合もあり原因菌不明として幅広い菌をカバーする抗菌薬を継続せざるを得ない場合もある．その場合でも，48 時間程度で効果判定を行い無効な場合抗菌薬変更やさらなる検索も考慮する．長期療養型施設に入所中の患者など（医療・介護関連肺炎）や院内肺炎では市中肺炎とは起炎菌に違いが生じるためここでは，市中肺炎を念頭に対処アプローチを概説した．

表2　A-DROP基準（日本呼吸器学会市中肺炎診療ガイドライン作成委員会, 監. 「呼吸器感染症に関するガイドライン」成人市中肺炎診療ガイドライン. 東京: 日本呼吸器学会; 2008⁶より引用）

A（Age）：男性70歳以上，女性75歳以上
D（Dehydration）：BUN 21 mg/dL以上または臨床的に脱水所見あり
R（Respiration）：SpO_2 90％以下
O（Orientation）：意識障害あり
P（Pressure）：収縮期血圧90 mmHg以下
各項目当てはまる場合1点，当てはまらない場合0点として合計点で以下を考慮
軽症（0点）→外来治療
中等症（1〜2点）→外来または入院治療
重症（3点）→入院治療
超重症（4〜5点）→ICU治療

Pearls

認知症患者，特に進行した認知症患者の治療においては，そのアプローチに関して社会的な要素を考慮することも大切である．それは，治療ゴールの確認である．抗菌薬や入院治療での侵襲的な治療を行うことで予後改善を目指すのか，症状緩和を目指すのか，双方を視野に入れるのかにより治療内容が異なる可能性がある．現時点で，例えば抗菌薬投与が予後改善に寄与しないという報告や逆に症状緩和に繋がらないという報告もあり不明確な点が多いことも確かである．しかし，患者や家族の意向に配慮する治療でありたい．それには，平常の診療において患者やその家族と信頼関係を築き，その意向を繰り返し確認することが求められる．加えて，普段の診療において肺炎球菌，インフルエンザに対する予防接種や運動能の維持など尿路感染症の発症率低値と相関のある要因の維持向上など予防医療にも努めたい．

文献

[1] Mitchell SL. Advanced dementia. N Engl J Med. 2015; 372: 2533-40.
[2] McGeer A, Campbell B, Emori TG, et al. Definitions of infection for surveillance in long-term care facilities. Am J Infect Control. 1991; 19: 1-7.
[3] Stone ND, Ashraf MS, Calder J, et al. Surveillance definitions of infections in long-term care facilities: revisiting McGeer criteria. Infect Control Hosp Epidemiol. 2012; 33: 965-77.
[4] Juthani-Mehta M, Quangliarello V, Perrelli E, et al. Clinical features to identify urinary tract infection in nursing home residents: a cohort study. J Am Geriatr Soc. 2009; 57: 963-70.

❺ Kelly E, MacRedmond RE, Cullen G, et al. Community-acquired pneumonia in older patients: does age influence systemic cytokine levels in community-acquired pneumonia? Respirology. 2009; 14: 210-6.
❻ 日本呼吸器学会市中肺炎診療ガイドライン作成委員会, 監.「呼吸器感染症に関するガイドライン」成人市中肺炎診療ガイドライン. 東京: 日本呼吸器学会; 2008.
❼ Mandell LA, Wunderink RG, Anzueto A, et al. Infectious Diseases Society of America/American Thoracic Society Consensus Guidelines on community-acquired pneumonia in adults. Clin Infect Dis. 2007; 44 (Supplement 2): S27-72.

〈廣岡伸隆　橋本正良〉

12 摂食不良などをどのように見抜き，対応すればいいのですか？

認知症症例では，認知機能の低下に伴い，徐々に経口摂取が困難となることが多い．これは単に食欲が低下するばかりではなく，食器や食物を認識できない，食事の席に着いても，これから自分が何をするのかがわからないなどの認知の障害や，スプーンを口に近づけても口を開けられないなどの失行，早食い・詰め込みなどといった前頭葉症状，食事に虫が入っているといった幻覚・妄想不穏・興奮，集中力の低下，齲歯や口腔内の不衛生による食欲低下，環境の変化への不適応などで食事摂取量力抵下など，様々な摂食が不良となる可能性がある❶．そのため認知症患者の摂食不良の場合には，食事摂取量低下の原因を把握することがまず重要となる❷が，これは詳細な観察によるほかない．

以下，特に認知症においてみられるものの，中核症状とまちがえやすいものについて指摘する．

1 覚醒レベルの低下

認知症の高齢者では様々な原因で意識レベルが変動することもあり，食事に対する意欲が低下するとともに，食事をとるのに十分な覚醒レベルにない状態のために，摂食が困難となることもある．この場合には，覚醒レベルの低下の原因をまず検索する．例えば最近開始した睡眠薬など覚醒レベルに影響を与えうる薬剤はないか，感染症などの徴候はないかなどである．もちろん脳梗塞などの脳血管障害によっても覚醒レベルが低下することもあるが，局所症状がないような場合にはむしろ感染（肺炎，尿路感染症など），脱水などの一般的な全身状態の悪化によることも多い．これらのような原因が明白ではない場合には原疾患の進行などの可能性も考慮すべきことになる．

2 拒食

食べさせると歯を食いしばる，口を閉じるなどの症状を呈する場合である．認知症にみられる摂食障害のうち，拒食は特に初期から中期のアルツハイマー型認知症などに認められることも多く，原疾患自体の影響ということもありうる．対応が遅れると脱水や栄養失調などを招くおそれがあるが，無理やり食べさせようとするとより一層の拒食に陥ることがあるため，慎重に拒食に陥った契機を確認

することが重要となる．

③ 咽頭残留

　食事をすると，咽頭でゼロゼロとかゴロゴロと音がする場合，咽頭の残留が疑われる．食べ物を頷きながら嚥下したり，顎を突き出しながら嚥下するのも，咽頭筋の収縮力が低下していて，嚥下障害を疑わせる症状である．このような場合には，食欲不振に併せて嚥下障害が潜んでいる可能性も否定できず，嚥下障害に対する検査ならびに評価を行う必要がある．

1. 認知症のタイプと摂食不良の特徴

　原因となる疾患によって，摂食が不良の際の症状には特徴がある．

① アルツハイマー型認知症

　アルツハイマー型認知症では，意欲，自発性の低下，失行などが認められることが多いが，視空間機能の障害により，食事の配膳や食器の色などを工夫しないと食事が摂取できない場合もある．

② 血管性認知症

　血管性認知症は，症状は多彩だが嚥下障害を伴うことも多く，誤嚥性肺炎のリスクに注意する必要がある．また，上肢の麻痺などによって，摂食機能に問題を抱える症例も多い．

③ レヴィ小体型認知症

　パーキンソン病の症状を合併し，嚥下障害を伴うことも多い．主要な特徴の一つである幻視が摂食障害の原因となることがある．食後低血圧，重症の便秘といった自律神経症状がみられ，これらも食事の摂取量に悪影響を与えることがある．

④ 前頭側頭型認知症

　人格変化，反社会的行為，常同行動などがみられ，食事に関しては特に偏食に注意が必要である．

Pearls

胃瘻への対応

　認知症患者に対して経鼻胃管や胃瘻からの経腸栄養を行い，栄養状態・ADL が改善するとともに再び経口摂取が可能となる症例を経験することもある．しかし，胃瘻造設を行って，いったん経腸栄養を導入すると，以後，経口摂取の再開が困難となることも少なくない．そのため摂食不良を認めた認知症患者に対して胃瘻などからの経腸栄養を導入する際には，将来の経口摂取の再開可能性の有無や，本人や家族の人生観，その後の療養環境（在宅か施設か）といったことなども考慮し，可能な限り本人・家族の希望・意見を確認しておく必要がある．

文献

❶ 吉田貞夫．認知症患者の栄養障害とそのアセスメント．臨床栄養．別冊・ワンステップアップ栄養アセスメント応用編．東京: 医歯薬出版; 2010. p.83-91.
❷ 吉田貞夫, 他．認知症患者の栄養ケアとそのピットフォール．臨床栄養．2007; 110: 778-83.

〈大平雅之〉

13 胃瘻を造設するにあたり，その適応，家族対応などを具体的に教えてください

　日本人の平均寿命は 2014 年には男性 80.50 歳，女性 86.83 歳となり，団塊世代が 65 歳に達した 2012 年には総人口の 1/4 が 65 歳以上となった．このような状況の中，新規胃瘻造設件数は 20 万件，交換件数は 60 万件に達している．本稿では延命医療を含む終末期の栄養管理，特に認知症末期患者における胃瘻の適応と，家族に対応する際に役立つミニマムエッセンシャルを概説する．

1. 栄養法の基本

　経口摂取が困難になった場合の人工的水分・栄養補充法（artificial hydration and nutrition: AHN）には消化管を使う経腸栄養法と，消化管を使わず直接静脈に栄養を投与する静脈栄養法がある．経腸栄養法には経鼻経管栄養法と胃瘻栄養法があり，胃瘻栄養法には外科的に開腹あるいは腹腔鏡を用いて造る開腹胃瘻と内視鏡を用いて造る経皮内視鏡的胃瘻造設術（percutaneous endoscopic gastrostomy: PEG）がある．静脈栄養法には末梢点滴法と中心静脈からの完全静脈栄養法（total parenteral nutrition: TPN）がある．原則としては消化管が使える場合はより生理的で効果も高い経腸栄養法が選択される．

2. 認知症末期患者に対する PEG の適応

　消化器内視鏡ガイドライン[1]では PEG の適応のアルゴリズムを医学的な面と倫理的な面から提唱している 図1 ．つまり医学的には，①必要な栄養を自発的に経口摂取できず，②正常の消化管機能を有し，③4 週間以上の生命予後が見込まれる成人および小児とされている．代表的な適応疾患は脳血管障害，アルツハイマー病，脊髄神経疾患などの神経疾患と上部消化管の癌，炎症性疾患などによる閉塞があげられる．倫理面が考慮されたアルゴリズムは，まず医学的にみた適応を満たすことが大前提であるが，患者に自己判断力があり意思表示ができること，意思表示ができない場合は発症前に意思表示があったかどうか，そして何より患者が PEG を望んでいるかどうかということがあげられる．

　そして適応を考える際に知っておきたいのは，欧米と日本での PEG に対する

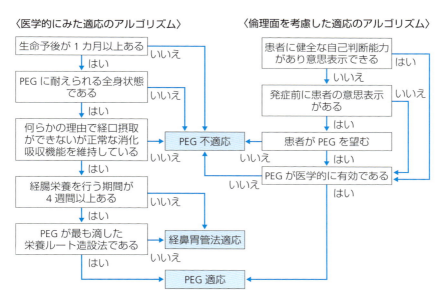

図1 PEG適応のアルゴリズム（鈴木　裕，他．日本消化器内視鏡学会．消化器内視鏡ガイドライン　第3版．東京: 医学書院; 2006❶より改変）

13 胃瘻を造設するにあたり、その適応、家族対応などを具体的に教えてください

考え方に違いがあるということである．欧米では食べられなくなったら，それは寿命であり患者が最終段階に入ったことを意味するのでPEGは施行すべきでないとの意見が多い．例えば欧州静脈経腸栄養学会❷では経管栄養法が誤嚥性肺炎や褥瘡の発生を減少させ，患者のQOLを改善するなど患者に利益をもたらすという医学的証拠はないとして，認知症患者に対する経管栄養は差し控えるべきだと述べている．他の諸外国の学会・アルツハイマー協会のガイドラインでも同様の勧告がされている❸．しかしこれらの多くは後ろ向きの研究でいずれもエビデンスは低いと考えられる．

一方，Suzukiらの本邦での報告は，日常生活自立度IIの認知症患者にPEGが造設された場合，25％に改善がみられたが，日常生活自立度III以上だと改善する率は10％前後であった．生存期間はPEG造設後，50％は2年以上生存し，肺炎の改善もみられたとして，QOL改善のデータは欧米に比較して著しくよく世界にない結果であった．このように，本邦からは海外の報告と比べ日本人の生命予後は著しく良好な結果であったとの報告が多い．

3. 家族への対応

　PEGの目的，手技，胃瘻造設術中の偶発症（出血，腹膜炎，肺炎など）や胃瘻造設後の生活（栄養剤の注入法，胃瘻周辺皮膚のケア，口腔内ケア，カテーテルケアなど），異常時（下痢，嘔吐，胃瘻管が抜けた場合）の対応について説明したのち，図1 のように医学面，倫理面からのPEG適応を検討し，患者本人，家族との合意形成を図る．

　倫理面を考慮した場合，欧米と違い本邦では本人の意思決定が不明確な場合が多く，その決定権は家族に委ねられることが少なくない．最後の瞬間まで，本人の意向や人生観を尊重した医療・ケアを実践することが患者の尊厳を配慮することにつながるが，生命倫理学的な問題もあり実際には難しい．したがって認知症が軽いうちに本人の意向を確認するための自己決定事前指示書の普及が待たれる．またAHNの差し控えや中止については，現状では具体的な策がなく，今後法的ルール作りが必要である．

　PEGは優れた技術であるが，臨床的なエビデンスは必ずしも十分とはいえない．PEGを担当する医療関係者には適応についての十分な判断力と生命倫理が求められる．また患者本人そして家族の死生観も十分把握し尊重することが大切である．

Pearls

Es irrt der Mensch, solange er strebt（人間は努力する間は迷うものだ）．

　日常診療の中で胃瘻のように医学的な知見が限定的で，症例ごとに悩む場面に遭遇することは少なくない．本人の人生の物語という観点で，どうすることが最善なのかを本人，家族とともに考え悩みながら選んでいくことが，倫理的に妥当な意思決定につながると考える．真摯に向き合うほど悩みが大きくなり不安になる，そんな毎日を続けている読者に冒頭のゲーテ『ファウスト』の言葉を紹介する．これはモンテフィオーレ・メディカル・センターの平野朝雄先生に教えていただいた言葉であるが，迷いながらでも努力をしていれば人間は自分の真実をみつけていくのだと思う．

文献

1. 鈴木 裕, 上野文昭, 蟹江治郎. 経皮内視鏡的胃瘻造設術ガイドライン. In: 日本消化器内視鏡学会卒後教育委員会. 消化器内視鏡ガイドライン 第3版. 東京: 医学書院; 2006. p.310-23.
2. Volkert D, Berner YN, Berry E, et al. ESPEN Guidelines on enteral nutrition: geriatrics. Clin Nutr. 2006; 25: 330-60.
3. 会田薫子. 医療倫理の立場から―認知症の終末期と胃ろう栄養法. Progress in Medicine. 2010; 30: 2555-60.
4. Suzuki Y, Urashima M, Izumi M, et al. The effects of percutaneous endoscopic gastrostomy on quality of life in patients with dementia. Gatroenterol Res. 2012; 5: 10-20.

〈冨安 斉　狭間千春〉

14 経腸栄養剤の選択，使用方法，使用時の下痢・便秘などへの対応について教えてください

　経口摂取が不可能，あるいは不十分となった症例に栄養，水分を補給しようとすると，経腸栄養か静脈栄養（末梢静脈，中心静脈）のいずれかを選択することになる．その中で，経腸栄養は消化管を介するものであることから，静脈栄養に比べてより生理的に近い栄養の摂取方法である．したがって，消化吸収能が維持されており，その施行を妨げるようなトラブルがない場合には，できるだけこれを活用するのが望ましい．投与ルートとしては，経鼻経管と胃瘻が一般的であるが，胃切除後などで胃瘻の造設ができないケースでは，食道瘻，空腸瘻が作成されることもある．

　なお，経腸栄養の開始後にも，患者，家族の満足のためには，たとえ「お楽しみ程度」であっても，可能な限り経口摂取を継続する努力が望まれる．経腸栄養によって全身状態が改善して嚥下リハビリが進み，再び経口摂取が可能となることもあるので，経腸栄養の開始後も経口摂取の努力を続けることが大切である．

1. 経腸栄養剤の種類と選択，使用法

　経腸栄養剤として用いられる人工濃厚流動食は，通常，構成する窒素源の違いによって半消化態栄養剤，消化態栄養剤，成分栄養剤に分類される．この他，天然の食品を素材として作られた天然濃厚流動食があるが，適応が消化機能の完全に正常な場合に限られることや，経鼻経管栄養では管が詰まりやすいなどの理由で，実際に使用されることは少ない．

1 半消化態栄養剤

　経腸栄養剤の中でも最も広く使われている．タンパク質を窒素源とし，糖質（デキストロース），脂質をバランスよく含有しており，一定量を投与すれば三大栄養素に加えてビタミン，ミネラルの必要量も満たすよう調整されている．認知症が進行して食事摂取が困難になったり，誤嚥によって肺炎を繰り返すケースはもちろん，脳血管障害や各種神経疾患のために嚥下が不可能となった症例でも，消化吸収機能が維持されている場合には，これが第1選択となる．食事箋でオーダーする食品扱いのもの（CZ-Hi，エフツーアルファなど）と，医師の処方によ

る医薬品扱いのもの（エンシュア®，ラコール® など）とがあるが，医薬品として扱われる経腸栄養剤には食物繊維を含まないこと以外に，組成上の大きな差異はない．市販されている製品では，食品扱いのものが圧倒的に種類が多い．

　医療療養病床への入院中，食品扱いのものでは，医療区分によって1日当たり1080〜1700円の患者負担があるが，医薬品扱いのものを使用した場合，その費用は入院料に包括され，患者負担は生じない．一方，在宅で食品扱いの栄養剤を使って経腸栄養管理を行う場合は，全額自己負担となるのに対し，保険適用のある医薬品扱いのものでは健康保険の負担割合に応じて患者の経済的負担が軽減される利点がある．

　この他，糖尿病や肝不全，腎不全などのある症例では，それぞれの病態に対応して，組成にさまざまな工夫をした経腸栄養剤が開発，市販されている．

　含有するカロリーは，1 mLあたり1 kcalが一般的であるが，2.0 kcalまでの各種あり，必要なカロリーと水分量をみて，適宜選択する．

　投与方法は，一般の食事と同様に，1日量を朝，昼，夕の3回に分けて投与し，食後あるいは食間に白湯の注入により必要な水分量を調整するのが一般的である．

　また，胃内に注入した栄養剤が食道に逆流して誤嚥性肺炎を惹起することを防止する目的で，粘度の高い半固形栄養剤が工夫，開発されている．これには，はじめから半固形状になった製品と，液状の栄養剤とペクチンなどをそれぞれ胃内に注入して，胃の中で半固形状にするタイプのものとがある．半固形栄養剤は，瘻孔からの栄養剤の漏れを防止することや，後述するように下痢を予防する目的でも使用されることがある．

2 消化態栄養剤，成分栄養剤

　消化態栄養剤（ツインライン®など）は，窒素源がアミノ酸やジペプチドまたはオリゴペプチドで構成されており，成分のほとんどが消化管から吸収されやすい状態になっている．脂質含有量も少ない．また，成分栄養剤（エレンタール®など）の窒素源はアミノ酸だけで構成されており，消化をほとんど必要としないでそのまま吸収される．そのため，これらの栄養剤はしばらく禁食が続いていた症例や，心不全などで消化機能の低下がある場合，炎症性腸疾患，膵機能不全などを伴う場合などに適応がある．

2. 経腸栄養時の合併症とその対策

1 逆流誤嚥

　注入した栄養剤が食道から咽頭・喉頭に逆流し，誤嚥によって肺炎を併発する．全身状態を悪化させ，時に致命的となる．対策としては，注入中，あるいは注入後のギャッジアップをきちんと行う，投与前に胃内を減圧し，注入速度を緩徐にする，消化管機能改善薬（たとえばガスモチン®）を投与する，固形化，あるいは半固形化栄養剤を使用することなどがあげられる．また，経管栄養チューブの先端を空腸内に留置することもある．

2 下痢

　下痢は，経腸栄養時には比較的頻度の高いトラブルの一つである．原因には，栄養剤の組成・浸透圧，経腸栄養開始後のステップアップの早さ，投与速度などの他，長期間の絶食による腸粘膜の萎縮，炎症性腸疾患の存在などが考えられる．また，経腸栄養剤，投与容器やチューブの細菌汚染も下痢の原因となるので，衛生管理には十分配慮する必要がある．一般に経腸栄養剤の乳糖含有量はわずかで，下痢の主な原因とはならない．

　経腸栄養剤の浸透圧は300〜700 mOsm/L 程度に調整されていることが多い．通常使用されている1 kcal/mL の半消化態栄養剤の浸透圧は300〜370 mOsm/L で，浸透圧が下痢の原因となることはない．2 kcal/mL の経腸栄養剤，たとえば MA-R 2.0 の浸透圧は620 mOsm/L とやや高めである．成分栄養剤は，脂質が少なく，糖質が多いため，高浸透圧（エレンタール®では755 mOsm/L）になり，下痢をきたしやすい．浸透圧が高い栄養剤を，通常の半消化態栄養剤と同じ感覚で投与すると下痢をきたすことが多い．そこで，これらを使用する場合，投与開始時には白湯で希釈したり，経腸栄養ポンプを使用して低速度の持続投与から開始することもある．

　高浸透圧の栄養剤でなくとも，経腸栄養開始後のステップアップを緩徐にし，投与の速度を遅くすることは，下痢の発生を防止するのに重要である．

　また，半固形状流動食は，胃内の滞留時間を延長させるので逆流防止だけでなく，下痢の防止にも有用であるといわれている．この場合，通常，逆流を防止する場合ほどには高い粘度を必要としない．

3 便秘，腹部膨満

便秘，ガスの貯留，胃からの排出遅延，消化管の蠕動運動の低下，亜イレウスなどがみられることがある．3日に一度程度の定期的な排便を促すよう，投与水分量を調整し，緩下剤を適宜使用する．また，必要に応じて摘便，浣腸を併用する．腹部の膨満には，栄養剤投与前にシリンジで胃内を吸引，減圧することも有用である．

4 微量元素欠乏

一般の経腸栄養剤には，十分量の微量元素が含まれているものが多いが，なかには含量の少ない製品が存在し，長期間の経腸栄養管理の場合，銅，亜鉛，セレンなどの微量元素欠乏をきたす可能性があることが指摘されている．銅の欠乏では貧血，好中球減少が，亜鉛の欠乏では皮膚炎，味覚障害が，またセレンの欠乏では心筋症がみられる．特に，セレンについては，医薬品扱いの半消化態栄養剤（ラコール®）や成分栄養剤（エレンタール®）では，その含量が少ない，あるいは含まれていないことから，長期の使用により欠乏症をきたした例が報告されている．そのため，セレンなどの微量元素を配合した，半消化態栄養剤（エネーボ®）が医薬品として使用できるようになった．

Pearls

認知症患者の体重が5kg減るようであれば，適切な栄養管理を検討する時期とされている．認知症患者に経管栄養を施行すべきかどうか，しばしば議論されている．これは，患者の意向もふまえ，医師や医療スタッフと患者家族との間で慎重に検討すべき問題で，年齢やADLだけで決めてはならない．胃瘻は一般に管理しやすいが，認知症患者の自己抜去には注意を要する．経管栄養の選択は，その成分だけでなく，保険適応がない場合は費用も高額になることも知っておくとよい．

文献

1. 特集: 経静脈・経腸栄養—プラニングとその実践．medicina．2006; 43．
2. 佐々木雅也．栄養管理に必要な経腸栄養法の知識．内科．2015; 115: 21-6．
3. 児玉浩子，浅桐公男，位田 忍，他．セレン欠乏症の診療指針2015．日本臨床栄養学会誌．2015; 37: 182-217．
4. 井上善文，編．経腸栄養剤の選択とその根拠．大阪: フジメディカル出版; 2016．

〈厚東篤生〉

いわゆるゴミ屋敷といわれる状態になっています．その背景と対応を教えてください

1. ゴミ屋敷症候群（Squalor syndrome）

　ゴミ屋敷症候群とは自宅がゴミだらけであるがその状態に対して無関心であることをいう．衛生観念が全くなく，強い体臭を伴うが，恥ずかしさもない．病的収集活動や溜め込み障害（Hoarding Disorder）との関連も指摘されている．高齢者に多く，認知症，アルコール依存症，統合失調症などの神経・精神疾患に出現する．自宅から漂う臭気や自宅からあふれるゴミによって，周辺住民からの苦情や放火の恐れによって発見されることが多い．一人暮らしの場合が多いが，なかには同居人がいる場合もある．

　海外ではゴミ屋敷症候群は「ディオゲネス症候群（Diogenes syndrome）」ともよばれる．ソクラテスの孫弟子のひとりであった古代ギリシャの哲学者ディオゲネスは「必要なものが少ないほど神に近い」という思想をもち，家をもたず，物乞いに頼り，乞食のような生活をしていた．物質的快楽をまったく求めず，粗末な上着のみを着て，いつも不潔であったという．樽（たる）の中に住んでいたことから「樽のディオゲネス」ともよばれていた．彼の生き方は，これまでの風習に左右されず，人間にとっての真の価値を追求するものとしてたたえられることも多い．このように，ディオゲネス症候群とは本来は物や家を所有しないで乞食のような生活をすることで，衣類の洗濯もせず，風呂にも入らずに，きわめて不潔な状態になっている人に対して使っていた．しかし，ゴミ屋敷症候群はディオゲネス症候群と同様に不潔であるが，物の所有に関してはディオゲネスとは正反対で物に執着しゴミを集めゴミ屋敷の中で生活している．したがって，不潔であることはディオゲネス症候群（Diogenes syndrome）と一致するが，ゴミ屋敷の状態はゴミ屋敷症候群（Squalor syndrome）と表記した方がよいと思われる．

2. ゴミ屋敷症候群と前頭葉症状

　ゴミ屋敷症候群に伴う衛生観念に乏しさや清潔さへ注意しないことは前頭葉機能と関連することが知られている．前頭葉に限局的な萎縮をもち前頭葉機能が低下している例[1]，前頭葉に梗塞巣をもつ例[2]，行動障害型前頭側頭型認知症

behavioral variant frontotemporal dementia[3]などの報告がある．しかし，前頭葉のどの部位がゴミ屋敷症候群と関連するかは明らかではなかった．

著者らは40歳時に前交通動脈瘤の破裂によるくも膜下出血に罹患し典型的なゴミ屋敷症候群を呈した女性例を報告した[4]．神経心理所見は前頭葉眼窩皮質の機能と関連するギャンブリング課題のみが低下していた．頭部CTで確認した損傷部位は両側の前頭葉眼窩皮質，前脳基底部，右尾状核の腹内側部であった．SPECTによる脳血流量の低下部位は両側前頭葉眼窩皮質と前脳基底部であった．これらの結果は，前頭葉眼窩皮質の損傷によって意思決定と衝動コントロールが困難となり，ゴミ屋敷症候群につながったことを示唆している．

3. ゴミ屋敷症候群への対応

ゴミ屋敷症候群を呈するケースは病識がなく，治療で改善することは困難である．逆にいえば，病識があればゴミ屋敷症候群は出現し得ない．同居の家族や親戚が患者の生活を管理することが望ましいが，地域で問題となるケースの多くはそれができていない．悪臭や放火の恐れから，地域住民，民生員，消防署，役所などが対応に迫られることが多い．一度片付けるだけで支援が終了することはなく，継続的な支援を要する．この場合，適切な診断と支援に載せるために自立支援法に関わる診断書や介護保険に必要な主治医の意見書が医師に課せられる．統合失調症などの精神疾患である場合は精神科医が対応することが多いが，認知症など脳器質性疾患であると神経内科医の対応が求められることが少なくない．

ゴミ屋敷症候群を呈する前頭葉機能低下例は，時に薬物療法が必要なほど攻撃性や脱抑制が目立つ場合もあるものの，一般的には適切な支援と生活管理が入ると生活が安定することが多い．したがって，適切な介入へ導くための適切な診断がわれわれに求められる．

Pearls

ゴミ屋敷症候群はアルコール依存症や統合失調症のみならず，行動障害型前頭側頭型認知症をはじめとする変性疾患でも出現する．前頭葉症状との関連が深く，治療で改善することは困難である．生活支援を導入することが最も効果的であるため，適切な診断が求められる．

文献

1. Orrell MW, Sahakian BJ, Bergmann K. Self-neglect and frontal lobe dysfunction. Br J Psychiatry. 1989; 155: 101-5.
2. Shah AK. Senile squalor syndrome; a small case series. Care Elderly. 1992; 4: 299-300.
3. Beauchet O, Imler D, Cadet L, et al. Diogenes syndrome in the elderly: clinical form of a frontal dysfunction? Four case reports. Rev Méd Interne. 2002; 23: 122-31.
4. Funayama M, Mimura M, Koshibe Y, et al. Squalor syndrome after focal orbitofrontal damage. Cogn Behav Neurol. 2010; 23: 135-9.

〈船山道隆〉

16 いつも家中に鍵をかけたり，ものをかくしたりしてしまいます．なぜそうなるのですか？どのようにすればいいですか？

1. 物盗られ妄想が疑われる

　認知症の一部に出現する認知症の行動・心理症状（BPSD）で，物盗られ妄想の可能性が高い．特異的な生化学的所見や画像所見はないので，症状から判断する．認知症では，記憶障害などのために，財布，通帳，印鑑などをしまった場所がわからなくなることがある．探し物がみつからない場合に，「誰かが盗った」と疑うようになり，やがて確信度が高まり，訂正不能になった場合に，物盗られ妄想と診断される．物盗られ妄想があると，大切な物を盗られにくい場所（箪笥の奥や本棚の隅など）に隠すようになるが，隠した場所を忘れてしまうので，ますますみつからないという悪循環に陥る．国内で行われた調査では，妄想を認めるアルツハイマー型認知症で，妄想の 75.5％は物盗られ妄想であった[1]．レヴィ小体型認知症や，病巣部位によっては血管性認知症でも，物盗られ妄想を認めることがある．物盗られ妄想のターゲットは，多くの場合，中心になって介護をしている同居家族である．犯人が外部から侵入すると確信した場合は，戸締まりを過度に心配するようになり，警察に通報するなどの行動を起こすことがある．まれではあるが，物盗られ妄想ではなく，実際に家族が患者の財産を侵害していることがある．「物を盗られる」と患者が思った理由を患者に尋ねること，複数の関係者から事情を聞くことなどで判断する．虐待が存在し，生命や身体に重大な危険が生じている場合は，高齢者虐待防止法の通報義務が生じることも考えておく．

2. 妄想を伴う精神疾患の鑑別と併存

　認知症の診断でよいかどうかを検討するうえで，妄想を認める他の精神疾患（統合失調症など）との鑑別が重要になる．統合失調症の妄想は，体系化されており，内容が奇妙で，被害妄想が多いことが特徴である．統合失調症の発症は青年期や成人期初期が多く，妄想が若い頃から続いている慢性経過が大きな鑑別ポイントになる[2]．重度のうつ病では妄想を伴うことがある．うつ病の妄想のテーマは微小妄想（貧困妄想，罪業妄想，心気妄想）が多い．妄想の有無にかかわらず認知症とうつ病との鑑別がしばしば難しいのは，認知症がうつ症状から始まる

ことがあり，一方，老年期うつ病による回復可能な認知機能低下は仮性認知症とよばれ，認知症と似ているためである．うつ病と認知症は鑑別以外に，併存もありうることに注意が必要である．うつ病，または，双極性障害の既往があると認知症の発症リスクが高いことはエビデンスが蓄積されている[3]．

認知症では妄想に加えて幻覚を伴うことがある．レヴィ小体型認知症では幻視の頻度が高い．統合失調症やうつ病では幻聴が多く，認知症をはじめとする脳器質性疾患では幻視が多いことが特徴である．幻視を夜間中心に認める場合は，せん妄を併発している可能性もある．

3. 物盗られ妄想への対応と治療

物盗られ妄想に対しては，家族教育と薬物療法が効果を示す場合がある．家族や介護者に対する説明では，物盗られ妄想は，1) 介護者に対する悪意から生じるものではなく，物盗られ妄想という認知症にしばしば伴う症状であること，2) 薬物療法で対症的に改善する余地があること，3) 認知症の進行とともに妄想に伴う行動は軽減する可能性があることなどを伝えて，介護者を支え，孤立させないことが必要である．介護者が，「一緒に探しましょう」のような対応をすることも適切である．「食事のあとに探しましょう」などと時間を約束するとそれだけで安心することもある．患者を叱責することは効果がない．診察の中で，患者に，「あなたの心配は，物盗られ妄想という症状である」と伝えることもあるが，患者の行動を変えることは難しい．症状の有無で議論はせず，「考えすぎではないですか」，「勘違いではないかな」など，肯定はせず，はっきりとは否定もせずというニュートラルな対応をすることが多い．

薬物療法は，少量の非定型抗精神病薬が奏効することがある．リスペリドン 0.5 mg，クエチアピン 12.5 mg，オランザピン 2.5 mg などを夕食後か就寝前に 1 日 1 回から開始し，効果や副作用をみながら，必要があれば増量する．クエチアピンとオランザピンは糖尿病とその既往で禁忌となるので，高齢者では特に既往歴を十分に確認する．また，認知症の高齢者に抗精神病薬を処方した場合に，死亡率が 1.6〜1.7 倍になるとの報告がある．抗精神病薬を使用する際には，リスク，ベネフィットをよく考慮し，家族（時には本人）に説明して同意を得る必要がある．抗認知症薬の服用でも，認知機能が全般的に改善し，物盗られ妄想が軽減する可能性がある．漢方薬では，抑肝散で妄想に伴う攻撃性や焦燥感が改善する可能性がある．

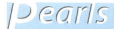

Pearls

認知症の経過中に物盗られ妄想が出現することがある．これは，統合失調症や妄想性障害を新たに発症したわけではなく，また，介護に対する抵抗など，意図的に生じている言動でもなく，認知症に伴う精神症状である．介護者が症状を理解することが大切であり，薬物療法が役立つこともある．

文献

❶ Ikeda M, Shigenobu K, Fukuhara R, et al. Delusions of Japanese patients with Alzheimer's disease. Int J Geriati Psychiatry. 2003; 18: 527-32.

❷ Steinberg M, Lyketsos CG. Psychiatric disorders in people with dementia. In: Weiner MF, Lipton AM, Editors. The American psychiatric publishing textbook of Alzheimer disease and other dementias. Arlington: American Psychiatric Publishing, Inc.; 2009. p.285-300.

❸ Joaquim da Silva, Gonçcalves-Pereira M, Xavier M, et al. Affective disorders and risk of developing dementia: systematic review. Br J Psychiatry. 2013; 202: 177-86.

〈吉益晴夫〉

不眠が強く，睡眠導入剤を検討しています．どのような点に注意したらいいですか？内服のしかたも教えてください．処方しないほうがいい薬もありますか？

不眠は認知症患者が呈する症状として頻度が高く，患者と家族の生活の質を落とすため適切な介入が必要である❶．認知症患者における不眠の薬物療法は確立していないが，臨床の現場では対応に迫られることもまれではない．

本稿では，認知症患者における不眠への薬物療法について述べたい．

1. 認知症における不眠の原因

不眠の原因は多岐にわたる．原因に介入することで症状が改善することもあるので，投薬前に不眠の原因検討は欠かせない．

原因としてはⅰ）認知症そのもの，ⅱ）不眠を呈する疾患を合併，ⅲ）環境に起因，に分類される．

1 認知症そのものに起因する場合

認知症を生じるようなびまん性の脳障害は，睡眠を調節する脳の機能障害を引き起こすため，睡眠障害が生じるのはある意味当然である．認知症の中ではdementia with Lewy bodies（レヴィ小体型認知症）で不眠を呈する割合が高く，90％近くの患者が影響を受ける．睡眠障害の形として，日中に寝込んでしまう，夜間の睡眠障害が目立つ．

2 不眠を呈する疾患を合併する場合

表1 に不眠の原因となりえる代表的な疾患をあげた．Restless leg症候群では主に就寝前に足がむずむずするため不眠となる．アカシジアはドパミン受容体遮断薬使用時に起きる錐体外路系の副作用で，精神症状としてイライラ感と，身体症状として主に下肢のむずむずした感じを呈する．これら薬剤は認知症の周辺症状のコントロールのために使用されるが，頻度が20％近くあり，この症状は非常に苦痛であることを忘れてはならない．症状が軽度の場合は見落とされることも多い．治療としては原因となる薬剤を極力中止する．

うつ病は見落としの多い病態である．不眠の他，抑うつ気分，意欲低下，食欲低下などの症状を伴うことで診断が可能である．

表1 不眠を引き起こす疾患

病名	症状，原因など
レストレスレッグ症候群	主に入眠時に生じる下肢のむずむず感．
アカシジア	精神症状: イライラ感，不眠 身体症状: 身体のむずむず感 原因薬剤: スルピリド，アモキサピン，プロクロルペラジン，リスペリドンなど
睡眠時無呼吸症候群	睡眠時の無呼吸，日中の眠気．
うつ病	抑うつ気分，意欲低下を主症状とし，不眠，集中困難，食欲低下，制止，自責感，希死念慮などを認める．
せん妄	意識障害を認める．

　せん妄も睡眠覚醒サイクルの障害が起きるため，不眠を呈することが多い．問診により，見当識障害が出ていることで鑑別がつく．ただ，認知症患者ではもともと失見当が生じていることが多いので鑑別が困難なこともある．そのような場合，日頃の症状と異なることも鑑別に役立つ．

3 環境に起因する場合

　ベッドにいる時間が長ければ睡眠は断続的になりがちになるので，離床時間を長くすることが大切である．

　家にいることが多い患者が不眠を呈する場合，デイケアなどで日中の活動性を上げることが有効だろうし，夜遅くまでTVをつけているなら早めに消すなど日常生活の変更も大切である．

2. 投薬上の注意

　投薬の前に，上記疾患および他に不眠を呈する可能性のある疾患や薬物がないか，環境が整っているのか十分な検討が必要である．それらが除外された場合に投薬を検討するが，睡眠薬を投与すると，認知・行動面の異常が生じやすく，その結果として骨折，外傷のリスクが上がるので，使用に際しては有用性が危険性を上回るときのみ使用すべきである．

3. 内服のしかた

　睡眠薬投与時の問題点は認知機能の低下と転倒骨折リスクの上昇である[2]．定時投与は極力避けるべきである．

　高齢者（必ずしも認知症とは限らない）における不眠症の治療では eszopiclone, zolpidem, suvorexant が有効との報告がある[2]．

　メラトニン受容体アゴニストであるラメルテオンが入眠時間の短縮および合計睡眠時間の延長に効果があるとの報告がある[3]．

　投薬により睡眠が得られても漫然と投薬を継続せず，常に減量および中止を念頭におくべきである．

4. 処方しないほうがよい薬

1 一般的な事項

　日本睡眠学会による睡眠薬の適正な使用と休薬のための診療ガイドライン（厚生労働科学研究班 & 睡眠学会ワーキンググループ, 2013）[4]でも「認知症の不眠症に対する睡眠薬の有効性は確認されていない．処方する場合には転倒や認知症状の悪化などの副作用の発現に絶えず留意が必要である．また，有効性が認められても漫然と服用させず，症状の改善に合わせて適宜減薬もしくは休薬するなど，副作用を低減させるよう心がけるべきである．」と，睡眠薬は極力使用すべきでないとしている．

　認知症患者は脳に器質性の病変を有しているので，投与は，様々な副作用を検討したうえで，それを上回るメリットがある場合に限り行う．

　投薬は必要最小限，かつ短期間の投与にとどめるべきである．漫然とした投与を継続するとせん妄や転倒などのリスクを高めるのみである．

2 薬剤について

　ベンゾジアゼピン系の睡眠薬は日中の眠気，反跳性不眠およびせん妄のリスクを上げるので，極力投与するべきではない．

　抗コリン作用を有する薬剤（例: 三環系抗うつ薬など）はアセチルコリン系に問題を抱える Alzheimer's disease（アルツハイマー病）などには使うべきではない[1]．

抗精神病薬は焦燥感の強い認知症患者の不眠に対して用いられるが，アルツハイマー病患者では睡眠覚醒サイクルの障害を悪化させることがあるので注意して使用すべきである．

5. まとめ

認知症患者の不眠に対する薬物療法について述べたが，現時点では不眠に対する薬物療法は確立していない．ただ，使用せざるを得ない状況もあるので，患者の症状をよく見極め，適切な薬剤を短期間のみ使用するのが現実的であろう．

Pearls

不眠の治療といえば睡眠薬とつい考えてしまいがちであるが，不眠治療で大切なのは不眠という現象を引き起こしている病態を見極めることである．睡眠薬はそれをわきまえたうえで投与しないと，効果が出ないばかりか，思わぬ副作用が生じることもある．

不眠の原因を検索することは何も特別なことではなく，臨床症状から，その病態を引き起こしている原因の検索は医療者として日常行っていることである．不眠に対してもその習慣づけをすることが大切である．

文献

1. Cipriani G, Lucetti C, Danti S et al. Sleep disturbances and dementia. Psychogeriatrics. 2015; 15: 65-74.
2. Wilt TJ, MacDonald R, Brasure M, et al. Pharmacologic Treatment of Insomnia Disorder: An Evidence Report for a Clinical Practice Guideline by the American College of Physicians. Ann Intern Med. 2016; 165: 103-12.
3. Roth T, Seiden D, Sainati S, et al. Effects of ramelteon on patient-reported sleep latency in older adults with chronic insomnia. Sleep Med. 2016; 7: 312-8.
4. 厚生労働科学研究班＆睡眠学会ワーキンググループ．睡眠薬の適正な使用と休薬のための診療ガイドライン．2013．

〈大西秀樹〉

18 医療スタッフが認知症の患者さんに殴られてしまいました．どのような対応をしていけばいいですか？

　認知症高齢者のケアを行う際に，「グループホーム職員の60.1％が患者からの暴力行為による被害を受けており，45.4％の被害者が仕事だから仕方がないと諦める現状や，37.5％の被害者が離職意向をもった」という報告[1]もある通り，認知症の患者から医療スタッフがなんらかの暴力行為を受けることはまれではない．その際には，カンファレンスなどでの話し合いで，個人の責任にせず組織全体の問題として捉えて，対応策を検討することなどが第一義的には重要である．

　医療現場では，暴力や攻撃に対する対応としてインシデントについて非難せずに話し合うことなどがスタッフの癒しの過程に役立つとされている[1]ことからも，まず今まで仕方がないと思って受け流していた暴力行為に対して，医療従事者だからといって受ける必要がないことを自覚し，これに対して医療スタッフ間で綿密な情報交換を行うことが重要である．患者を暴力に駆り立てる契機が同定できないか，担当職員を変更すべきかなど，多方面かつ個々の患者のケースごとの対応を検討せざるをえない．

　具体的には認知症患者の状況を全方向的に確認したうえで，①暴行行為のパターンがないかを確認する，②攻撃対象者が限定される場合は，対象者との接触を回避してみる，③病前の性格および職業歴・趣味などから，精神的に落ち着けるような対応・環境を模索する，④一時的な外泊・帰宅など環境の変化の可能性を探すなどの方法である．

　なお，暴力行為を理由に診療や看護などを拒否することは，認知症やせん妄に起因する暴力行為であった場合には法律上難しいといわざるを得ない．特に医師の場合には応召義務（医師法19条）があり，「正当な事由」がない限りは診療を拒むことはできず，この「正当な事由」はきわめて限定的に考えられているからである．もちろん医療行為が患者と医療従事者の信頼関係を基礎とするものであることから考えれば，仮に認知症があったとしても患者の暴力などが繰り返され，医療従事者の身体に危険を及ぼすことが明白な場合には，診療を拒む余地も否定できない[2]が，あくまでも法律上診療拒否が可能な場面は限定的と考えるべきであり，医療倫理の問題ともいいうるため，慎重な判断が必要である．

Pearls

　認知症の暴力行為が問題となっている場合，問題は現場のスタッフのみならず，施設管理者も十分に配慮すべき事案である．たとえば，平成25年2月19日東京地裁判決では，病院の看護師が，業務中に入院患者からの暴力により傷害を受けて休職し，復職後にも再度，入院患者の食事介助中に入院患者から暴力を振るわれたとして，適応障害となり休職後解雇通告を受けた事案において，病院側は「看護師の身体に危害が及ぶことを回避すべく最善を尽くすべき義務があったというべき」であり，「そのような不穏な患者による暴力行為があり得ることを前提に，看護師全員に対し，ナースコールが鳴った際，（患者が看護師をよんでいることのみを想定するのではなく，）看護師が患者から暴力を受けている可能性があるということをも念頭に置き，自己が担当する部屋からのナースコールでなかったとしても，直ちに応援に駆けつけることを周知徹底すべき注意義務を負っていた」とされた．すなわち病院，施設など患者のいる施設環境に応じた職員の安全確保が管理者の法律上の義務であり，これを怠った場合には損害賠償請求が認められる余地があるということになる．

　そのため，施設管理者としては常に患者の暴行行為などの問題行為がないか把握しうる体制・制度を構築し，仮にそのような事態を認識した場合には患者のみならず職員の安全も確保すべく迅速に対応することが必要である．

文献

1. 越谷美貴恵．認知症高齢者グループホーム職員に対する暴力的行為に関する研究．日本認知症ケア学会誌．2007; 1: 47-58.
2. 小林弘幸, 他．看護師の注意義務と責任．名古屋: 新日本法規; 2006．p.346-54.

〈大平雅之〉

19 かなり進行した認知症ですが，自動車やオートバイの運転をやめさせることができません．どういった対応をしていけばいいですか？

2015年10月に，JR宮崎駅前で，認知症で加療されていた73歳の男性が運転する自動車が，車道と間違えて歩道に突っ込み，約700メートル走って計6人が巻き込まれ，2人が死亡するという悲惨な事故が発生したのは記憶に新しい．この事故をはじめ，本格的な高齢化社会を迎えるわが国で，昨今，認知症を有する運転者が加害者・被害者となる交通事故が増加し，社会全体に大きな衝撃を与えている．高齢の認知症運転者は現在約30万人いるともいわれており，「認知症700万人の時代」（2025年）を目前に，こうした悲惨な事故の増加を未然に防ぐために，早急な対応が急がれる．

表1 認知症の原因別による症状の違いと運転行動の特徴

	Alzheimer病	前頭側頭型認知症	血管性認知症
記憶	出来事記憶の障害（いつ，どこでといった記憶を思い出せない）	意味記憶が障害されることもある（言葉の意味，物の名前がわからず，会話が通じない）	出来事記憶の障害
場所の理解	侵される	保たれる	侵されることもある
普段の態度	取り繕い・場合わせ（もっともらしい態度や反応を示す）	我が道を行く行動，常同行動・固執（同じことを繰り返す，こだわり続ける）	意欲低下 感情失禁（わずかなことで急に泣きだしたり，怒ったりする）
運転行動	・運転中に行き先を忘れる ・駐車や幅寄せが下手になる	・交通ルール無視 ・運転中のわき見 ・車間距離が短くなる	・運転中にボーっとするなど注意散漫になる ・ハンドルやギアチェンジ，ブレーキペダルの運転操作が遅くなる

認知症はその原因によって行動・症状も大きく異なる．そのことから運転行動でもそれぞれ異なる注意点や危険性があると予測される．

1. 高齢者ドライバーに対する法的整備

認知症をはじめ，法的に免許取り消しや効力停止が認められる諸疾患が定められている．

改正道路交通法第103条第1項

免許を受けたものが次の各号のいずれかに該当することとなったときは，その者が当該各号のいずれかに該当することとなった時におけるその者の住所地を管轄する公安委員会は，政令で定める基準に従い，その者の免許を取り消し，または6ヶ月を超えない範囲内で機関を定めて免許の効力を停止することができる
1　次に掲げる病気にかかっている者であることが判明したとき
（1）幻覚の症状を伴う精神病であって政令で定めるもの
（2）発作により意識障害又は運動障害をもたらす病気であって政令で定めるもの
　　（統合失調症　てんかん　再発性の失神　無自覚性の低血糖　躁鬱病　重度の睡眠障害）
2　認知症であることが判明したとき
3　アルコール，麻薬，大麻，あへん又は覚せい剤の中毒者であることが判明したとき

2. 認知症ドライバーに対するかかりつけ医の役割

「わが国における運転免許証に係る認知症等の診断の届出ガイドライン（日本神経学会・日本認知症学会など計5学会　平成26年6月）」によれば，認知症者の運転に関わる医師の善管注意義務と説明報告義務につき記載がなされている．
（1）医師が認知症と診断し，患者が自動車運転をしていることがわかった場合には，自動車の運転を中止し，免許証を返納するように患者および家族（または介護者）に説明して，その旨を診療録に記載する．
（2）認知症と診断された場合，医師は地域の公安委員会へ任意で届けることができる．
（3）届出をする際には，患者本人および家族（または介護者）の同意を得るようにし，届出をした医師はその写しを本人もしくは家族（または介護者）に渡すようにする．
（4）家族または介護者から認知症がある患者の運転をやめさせる方法について相談を受けた場合には，本人の同意を得ることが困難な場合も含め，状況を総合的に勘案し相談を受けた医師が届出について判断する．

医師は認知症疾患の存在を常に念頭に置いて診療し，患者が認知症ならば，本人・家族と自動車運転についてよく話し合い，運転中断勧告をした場合は，その旨をカルテに記載しておくことが必要である．

認知症者では病識や理解力が低下しているため，中断勧告をしても受け入れない例が予想される．運転が地域での生活に欠かせない例，運転に生きがいや趣味を見出している例などが考えられ，「なぜ運転にこだわるのか」を注目・把握する必要がある．

認知症の診断後に公安委員会に報告されておらず，当事者が事故を起こした場合や，医師が認知症を見逃していた場合などでは，医師の法的責任が問われる可能性がある．

3. 2015年6月の道路交通法の改正～厳格化の流れ

75歳以上の免許更新に際し，平成21年から講習予備検査（認知機能検査）が義務付けられている．検査の結果，「認知症の恐れがある」と判定された場合，「特定の違反行為（信号無視・踏切不停止・しゃ断踏切立入り・一時不停止など）を確認期間内に冒すと専門医の診断を受け，認知症と診断されれば，免許取り消しまたは停止の扱い」とされていた．2015年の改正によって，「違反行為の有無にかかわらず医師の診断を受けることが必要」のごとく厳格化された（2017年3月から施行予定）．

4. 直近の交通事故から

① 2016年10月　横浜市で登校中の小学生の列へ87歳男性の軽トラックが突っ込み，小学1年児が死亡，6人が重軽傷
② 同年11月　栃木県の自治医科大学附属病院の正面玄関で84歳男性の車が歩道に乗り上げ，はねられた84歳女性が死亡，2人が負傷
③ 同年同月　立川市の国立病院機構災害医療センターの駐車場で，83歳女性の車が暴走し，30歳代の男女2人をはね，2人とも死亡
④ 同年同月　東京都小金井市の交差点で，82歳男性の車が左折する際に，自転車に乗っていた61歳女性と接触し，女性が死亡

①は，前の晩から男性が運転を続けており，どこをどう走ったのかも答えられなかった．自動車で夜通し徘徊していたことになる．
また③は，ブレーキが効かなかったと本人が供述しているが，ブレーキ痕がなく，アクセルとブレーキとを踏み間違えた疑いがあり，いずれのケースも認知機

能の低下が事故に結びついた疑いが強い．

　こうした現状を憂うる投書がやはりみられたのだが，「免許の更新を厳格化するために，80歳以上には免許を与えない，後期高齢者の更新時の講習予備検査を毎年課す，2人以上の保証人書を添付して事故の際に責任を負わせる，取得・更新のテストに面接や小論文などを課し，運転にふさわしいかどうか判断する」という提言がされていた．このような「厳格化」を図り，「狭き門」であることが世間一般に周知されていけば，なかなか進まない65歳以上の免許の自主返納が促されることが期待される．他方で，地方の生活では車が欠かせず，高齢者が運転を余儀なくされているという現実もある．自動車なしでも高齢者が暮らしてゆけるインフラの整備を，地域包括システムその他を通じて行ってゆく必要があろう．今後の世論のさらなる喚起，行政の迅速かつ的確な判断・対応を切に望みたい．

Pearls

　認知症患者は医師からの告知や勧告を理解しなかったり忘れたりすることが多いと考えられるので，同席した家族や第3者に対して同時に説明し，中止勧告した旨をカルテに必ず記載することが必要である．

　仕事その他で長年続けてきた自動車の運転を断念するには，本人の一大決意が必要であろう．その決意を称えると同時に，これまで運転してくれたことへの感謝・労いの気持ちを表して，本人が納得して運転を中止できるよう，医師や家族らが取り計らうことが肝要である．

文献

❶ 国立長寿医療研究センター長寿政策科学研究部．認知症高齢者の自動車運転を考える　家族介護者のための支援マニュアル．
❷ 日本神経学会，日本神経治療学会，日本認知症学会，日本老年医学会，日本老年精神医学会．わが国における運転免許証に係る認知症等の診断の届出ガイドライン．
❸ 中島健二，編．認知症診療Q&A 92．東京：中外医学社：2013．p. 256-8．
❹ 警視庁 HP．講習予備検査と高齢者講習（75歳以上の方の免許更新）．
❺ 三村　將．認知症と運転能力．診断と治療．2015; 103: 943-7.

〈大友　学〉

| I 認知症の総論，用語の整理，症候，社会資源 | II 診断 | III 治療 |

20 徘徊が強く，いつ事故になるかわかりません．どのようにしていけばいいですか？

　警察庁によれば，2014年の1年間に，認知症で徘徊などによる行方不明者が約1万人，うち死亡者が429人を数えた．線路に立ち入り人身事故を起こしたケースも，この10年で130件以上発生しており，徘徊者への対応が高齢化社会における急務といえる．

　「徘徊」（英語 wandering）は，「どこともなくぶらぶら歩きまわること」といった意味である．焦燥（agitation）と並んで，頻繁かつ最も長期間にわたって認められる，BPSD（認知症の行動・心理症状）の徴候の一つである．Alzheimer's disease（AD）：アルツハイマー病患者のうち，在宅で12％，施設入所で39％の発生率との報告がある．

　大体，以下のような徴候に分類されよう．
　a. 出かける目的，行くべき場所がないまま出かける
　b. 家の周りや庭を歩き回る（物干し，掃除，草取りをしようと無意味な試みをする）
　c. 家族や介護者などをくり返し探し回る
　d. 他人についていく，つきまとう（shadowing）
　e. 夜間に歩く（夜間徘徊・せん妄）

　徘徊者の心理経過として，記憶や見当識の障害のために，自分がどこにいるのかわからず，自分の部屋や自宅を探しに出て行き，探している途中でなぜ出てきたのか忘れてさらに混乱し，認知症のために疲労感も鈍く，ついには夜通し歩き続けてしまう…，現在の居場所に対する居心地の悪さから逃れるために徘徊する…，などが想像される．

1. 徘徊が生じやすい認知症

1 アルツハイマー病（AD）

　記憶障害のために，記憶に残るかつての自分に戻り，関係する場所へ行こうとする（退職したのに以前の勤務先へ行こうとする，子育て中の自分に戻って保育園へ子供を迎えに行こうとする…）．

2 前頭側頭型認知症（FTLD）

人格の変化や脱抑制・常同行動を呈するのが特徴であり，欲望のままにお気に入りの場所へ向かおうとし，決まった時間帯に決まったコース・目的地を歩く（周回 roaming）．

3 びまん性レヴィ小体型認知症（DLBD）

レム睡眠型行動障害（RBD）では，寝たまま立ち上がって歩き出し，外へ出て行く，大声を出す，暴れて隣にいる家人を傷つける，など，夢と一致して異常な行動をとる．

2. 対策

2007年に，認知症の男性（91歳）が徘徊して列車にはねられて死亡した事故で，JR東海が損害賠償を求めて介護者だった家族を提訴した．2016年3月の最高裁の上告審判決で，家族（同居の妻　別居の長男）には賠償責任がないと判断された．同居する家族というだけで監督義務を強制・強要されるのではなく，家族の実情・介護の実態をふまえたうえで個別に判断する姿勢が示されている．戦後の核家族化によって，面倒をみる若い世代がそばにおらず老老介護を余儀なくされるという重大な問題が生じているわけで，こうした点から，地域々々で共通の問題として対処する必要があると思われる．

徘徊はもともと目的や意味がない行動なので，その場で誰かが相手になってやることで気が変わる可能性が高い．やむなく「鍵をかけて閉じ込める」のではなく，「付き合ったり一緒に出かけたりして，本人を満足させたり気を紛らわせる」ことが対処の基本と考えるのが，今後の流れである．

徘徊を始めそうな場合，行動の目的があるのかないのか，身体状況（バイタルサイン・外傷や疼痛の有無）が大丈夫か，不快な環境（暑・寒・明るすぎる・うるさい）がないか，といった点をまず判断する．次に，一緒にしばらく歩いたり，食事など他の話題に注意を向けさせたり，お菓子などで気を紛らわせたり，相手の身になって行動し，安心感を与える．退屈そうならば，以前にやっていた仕事や家事の一部をやらせてみる．

徘徊を予防するために，生活環境をふだんから穏やかに保ち，周囲からの不要な雑音や刺激を減らす，日ごろから散歩などの適度な運動をして心身のストレスを解消し，落ち着いて過ごせるようにする，戸外で陽の光を浴び，夜よく眠れる

20 徘徊が強く，いつ事故になるかわかりません．どのようにしていけばいいですか？

ようにする，などが肝要であろう．

　徘徊を防ぐのが困難な場合は，徘徊し始めそうな時間帯を事前に把握し，外回りに転倒の原因となりそうなものがあれば除去する，連絡先を書いてもたせたり服に縫い付ける，など．長時間の徘徊から戻ったら，歩きすぎで脱水になっていないか，チェックする．

　最新式の様々な電気機器を活用する方法もある．スマートフォン・携帯電話に内蔵された GPS を用いて居場所の同定を図る．GPS を踵の部分に埋め込んだ靴も市販され，比較的高額なため，一部の自治体では補助金が助成されている．また，玄関用センサーなどを設置する．

　薬物治療では，リスペリドン・クエチアピン・ペロスピロン・バルプロ酸・タンドスピロン・抑肝散などが試みられているが，明らかな効果は報告されていない．

Pearls

「安心して徘徊できる街」　地域で気づける体制づくり〜大牟田市の試み

　かつて炭鉱の町として栄えた福岡県大牟田市．人口 12 万人のうち 65 歳以上が 34％を占める．認知症に早くから注目し，隣組や小学校区単位のネットワーク作りや，「認知症を隠さない，恥じない」地域全体の意識向上などの施策を打ち出した．独自の SOS ネットワークによる認知症の外出者を探す模擬訓練，認知症サポーター養成（延べ 1 万 5 千人　8 人に 1 人がサポーター），各小学校での「認知症絵本教室」の開催などに取り組んできた．

文献
① 服部信幸，編．BPSD 初期対応ガイドライン．東京: ライフサイエンス社; 2012．p.68-70．
② 日本認知症学会，編．認知症テキストブック．東京: 中外医学社; 2008．
③ 東京新聞．考えよう徘徊．2016 年 3 月 2 日，3 月 3 日．

〈大友　学〉

21 認知症患者の予防接種に関して、どのようにアレンジすべきですか？

　認知症高齢者は，日常的にデイサービス，ショートステイを利用していたり，有料老人ホームなどの施設に入居していることも多く，そこでインフルエンザ患者が発生すれば集団感染する可能性がある．小児に対しては数多くの予防接種があるが，認知症高齢者でよく行われる予防接種としてはインフルエンザワクチンと肺炎球菌ワクチンがあり，ここではそれらについて解説する．

1. インフルエンザワクチン

　高齢者のインフルエンザ感染では高熱，脱水症により歩行困難，意識障害などを生じて入院が必要になることもあり，また COPD などの慢性呼吸器疾患をもつ患者ではインフルエンザ罹患後に細菌性肺炎を合併しやすく，死亡率が高いとの報告がある．さらに入院により認知症の悪化，QOL の低下をきたすこともある．予防接種によりインフルエンザ感染を 100％予防できるわけではないが，症状の緩和や重症化による死亡率の低下，QOL 低下の予防などが期待できる．

2. 肺炎球菌ワクチン

　65 歳以上の高齢者においては肺炎球菌が肺炎の原因菌の第 1 位を占めている．また肺炎球菌は，50 歳以上の細菌性髄膜炎の最も多い原因菌でもある．早くから肺炎球菌ワクチンの定期接種が行われていた米国では 2 歳以下および 65 歳以上の肺炎球菌性髄膜炎が減少していたが，日本ではようやく 2013 年 4 月から小児への定期接種（公費負担）が開始されて患者数の減少がみられており，2014 年 10 月からは 65 歳以上の高齢者への定期接種も開始された．米国では 65 歳以上の高齢者の 70％が接種されているにもかかわらず，日本では約 10％とまだ低いのが現状である．近年ではペニシリンを初めとする多くの薬剤に耐性を示す多剤耐性肺炎球菌が急増しており，治療困難例も増加しているが，23 価肺炎球菌多糖体ワクチン PPSV23（ニューモバックス NP）による予防効果は薬剤感受性に影響されないため多剤耐性肺炎球菌に対しても有効であることが利点とされている．高齢者施設の入所者に発症する肺炎のうち肺炎球菌性肺炎の頻度が一般

人口に比べて非常に高いことがわかり，施設入所者を対照に実施された無作為化比較試験が2010年に発表された．この結果，23価肺炎球菌ワクチンは高齢者施設で発症する肺炎球菌性肺炎を63.8%，肺炎全体を44.8%抑制し，さらに肺炎球菌性肺炎での死亡もワクチン群で0%，プラセボ群で35.1%と死亡率も低下させることが証明された．なお日本呼吸器学会・日本感染症学会は，65歳以上の高齢者に対して13価肺炎球菌結合体ワクチンPCV13（プレベナー13）とPPSV23の両方接種を推奨しているが，定期接種（公費負担）の対象になっているのはPPSV23のみである．

3. インフルエンザ・肺炎球菌ワクチンの併用

高齢者に対してインフルエンザワクチンと肺炎球菌ワクチンの両方を接種することにより，単独接種よりも肺炎による入院や死亡率が低下することがわかっており，さらに入院や重症化を減らすことによる医療費削減効果も期待される．今後日本でも両方接種がますます推奨されるようになる可能性がある．

Pearls

迅速抗原検出キットについて

インフルエンザと肺炎球菌に対しては迅速抗原キットがあり，共に簡単な手技で20分程度で結果が判明するため簡便であり，日常診療で広く使用されている．肺炎球菌尿中抗原迅速キットは，抗菌薬がすでに投与され，喀痰培養で原因菌の検出が困難な場合でも陽性所見が得られる利点があり，髄液検体にも有用性が報告されている．留意事項は，ワクチン接種後約5日間は偽陽性がある，肺炎球菌性肺炎治癒後も1〜3カ月は陽性が続くことがある，*Streptococcus mitis* による偽陽性がある，などである．インフルエンザ迅速抗原キットは，発症12時間以内では偽陰性率が高いため，12時間以降に検査するほうがよい．

文献

❶ 鍋島篤子，池松秀之，山家 滋，他．痴呆の進行および歩行困難が出現した高齢者インフルエンザA/H3N2の1例．感染症学雑誌．1997; 71: 944-8.
❷ 日本神経学会，日本神経治療学会，日本神経感染症学会，監．細菌性髄膜炎ガイドライン2014．東京: 南江堂; 2015．
❸ 日本呼吸器学会，日本感染症学会合同委員会．65歳以上の成人に対する肺炎球菌ワクチン接種

に関する考え方 2015 年 1 月.
- ❹ Maruyama T, Taguchi O, Niederman MS, et al. Efficacy 23-valent pneumococcal vaccine in preventing pneumonia and improving survival in nursing home residents: double blind, randomized and placebo controlled trial. BMJ. 2010; 340: c1004.
- ❺ Christenson B, Lundbergh P, Hedlund J, et al. Effects of a large-scale intervention with influenza and 23-valent pneumococcal vaccines in adults aged 65 years or older: a prospective study. Lancet. 2001; 357: 1008-11.

〈江口　桂〉

認知症患者における全身の疾患の定期検査などはどのようにすればいいですか？

　高血圧，糖尿病，高脂血症の血管性危険因子が，認知症ないし Alzheimer's disease（AD）：アルツハイマー病の危険因子として示されている．これらは脳血管障害の危険因子でもあり，積極的な介入による脳血管障害発症のリスク軽減により認知症の出現，進行を抑制できる可能性がある．したがって，市区町村の高齢者健診なども利用しながら定期的な血圧測定や血糖値，コレステロール値のコントロール状況を把握することが重要である．脈拍の不整がある場合は，心房細動かどうかを確かめる必要がある．

　認知症の経過の中で廃用症候群（筋萎縮，拘縮，心拍出量低下，低血圧，尿失禁，便秘など）や，老年症候群（転倒，骨折，脱水，浮腫，食欲不振，体重減少，低栄養，貧血，難聴，視力低下，関節痛，不整脈など）などの身体合併症が増加していく．特に進行したアルツハイマー病では，嚥下障害による誤嚥性肺炎，排尿障害による尿路感染症や褥瘡感染などの感染症の合併が多くなるが，認知症高齢者は訴えが明確でなかったり，臨床症状が典型的でないことも多い．肺炎，尿路感染症から敗血症性ショックなどすでに重篤な状態となって救急搬送されることもしばしば経験する．これらは，血液検査などを定期的に行っていれば必ずしも的確に診断できるものではなく，日常的なバイタルサインのチェック（体温，血圧，脈拍，体重など）も重要である．

　アルツハイマー病患者などへよく使われる donepezil（アリセプト®），抑肝散には電解質異常（低カリウム血症）がみられることがある．抑肝散には甘草が含まれており，偽アルドステロン症により低カリウム血症をきたすことがあるので電解質のチェックはしたほうがよい．また認知症患者では胃瘻からの経管栄養が行われていることも多いが，経管栄養剤の中にはナトリウムの含有量が少ないものが多く（エンシュアリキッド®，ラコール®など），このような栄養剤を投与していると低ナトリウム血症をきたすことがある．

　血液検査や超音波，CT，MRI などの画像検査は非侵襲的であり，認知症高齢者に対しても施行自体を躊躇することは少ない．一方で上部・下部消化管内視鏡では，日常診療で判断に迷うことが多い．

　胃内視鏡検査を施行する理由としては，貧血，食思不振，便潜血陽性や warfarin（ワーファリン®）などの抗凝固薬を投与する前の評価などが多いであろう．と

くに認知症患者は高齢者が多いこともあって悪性腫瘍の頻度が高い．胃癌の治療成績は良好になってきており，癌が胃の粘膜下層までにとどまっている早期胃癌で発見できれば，治癒率は90％を超えるようになっている．そのため高齢者であっても胃内視鏡で積極的に癌をみつけるメリットは大きいであろう．また高齢者には萎縮性胃炎が多く，胃の蠕動運動の低下，胃排出能の低下がみられ，食欲不振，吐き気などの原因につながっていることがある．大腸内視鏡のように特別な前処置が必要ない胃内視鏡は，認知症患者であっても比較的施行可能なことが多い．

また最近は進行大腸癌であっても腹腔鏡下手術などにより低侵襲手術が可能になってきている．大腸内視鏡検査を受けることで大腸癌による死亡率が低下することが示されており，高齢者であっても大腸内視鏡検査を受けるメリットも大きくなってきている．

しかし認知症患者では鎮静薬の投与が必要となることが多く，鎮静をかけて検査が行われた後，覚醒が不十分であると誤嚥性肺炎を生じるリスクが高まる．また大腸内視鏡は，胃内視鏡とは異なり多量の下剤服用などの前処置が必要であり，検査中の疼痛，体位変換など患者の負担が大きい．一般に高齢になるほど結腸は長くなり，大腸憩室の頻度も多くなる．それに伴って内視鏡挿入困難例が増加する．検査に伴うリスク，とくに大腸穿孔の可能性もあるため，胃内視鏡よりもさらに適応を慎重に検討する必要がある．

このように内視鏡検査では，高齢者に対しては検査の施行自体の判断，適応を考える必要に迫られることが多い．しかし，具体的な判断基準はなく，ADLの状態，経口摂取の状況，腎不全や心不全の有無や前処置が行えるのか，家族のサポートが得られるのかなどを総合的に判断して主治医が判断しているのが現状であろう．患者本人だけでなく家族へも検査を行うメリットとリスクを十分に説明し，了解を得られた場合のみ行うべきである．検査の必要性を理解できない，検査中や検査後の安静などの指示が守れない患者では無理に検査を行うことを控える場合もある．また体重減少や通過障害をきたしているような症例ではすでに進行癌となっている例が多く，とくに悪液質に近い状態となっているような全身状態が悪い患者では，必要性を十分に検討し，侵襲の少ないCT検査などにとどめておくなどの判断が必要なこともある．

また高齢者では，脳梗塞や狭心症，心筋梗塞などに対して抗血小板薬，抗凝固薬が投与されていることが多いが，内視鏡検査にあたってはこれらの薬剤を一時休薬する必要があることも多い．休薬による血栓・塞栓症発症のリスクは，ステ

ント留置の時期，主幹動脈の狭窄程度，人工弁があるか，など様々な要因によって異なる．

　厚労省は市区町村が実施する「胃がん検診の指針」を改定し，2016年4月からは胃部X線検査だけでなく，胃内視鏡検査も選択できるようになった．また大腸カプセル内視鏡が2014年1月に保険収載された．認知症高齢者に対する内視鏡検査は，適応の判断が難しいこともあるが，今後ますます施行例が増えていくと思われる．

Pearls

　アルツハイマー病などの経過中に急激な認知機能障害の進行を認めた場合，他の身体疾患の合併を疑って検査の追加が必要となることがある．転倒歴がある場合は慢性硬膜下血腫を発症している場合もあり，新たな脳血管障害や摂食障害などによる脱水症，電解質異常がせん妄の原因となることがある．脳アミロイドアンギオパチー（CAA）による脳出血や，CAA関連炎症による白質脳症が高次脳機能の低下につながっていることもある．甲状腺機能低下症やビタミン欠乏なども認知症をきたす治療可能な疾患であり，疑った場合は検査を怠ってはならない．

文献

1. 日本神経学会, 監. 認知症疾患治療ガイドライン 2010. 東京: 医学書院; 2010.
2. 特集　超高齢化社会に向けた大腸内視鏡検査. INTESTINE. 2015; 19: 45-66.
3. 抗血栓薬服用者に対する消化器内視鏡診療ガイドライン. 日本消化器内視鏡学会雑誌. 2012; 54.

〈江口　桂〉

23 認知症患者の口腔ケアのポイントは？

1. 口腔ケアだけではなく，アセスメント・歯科治療も重要

　適切なケアを提供するためには，的確なアセスメントが前提であり，これは口腔ケアにおいても例外ではない．また，褥瘡への対応でも同様であるが，予防のためのケアがメインであっても，時に外科的な治療的介入が必要なこともあるように，口腔ケアだけでは不十分で歯科治療が必要となることも多い．

　特に，認知症患者においては，歯科への通院が困難となり，歯科との関わりが途切れてしまうと口腔環境が急激に悪化しやすく，歯痛や顎顔面の腫脹などを生じて，ようやく歯科診療が依頼されるケースが多い．すでに口腔ケアのみでは対応が困難な手遅れ状態で，なんらかの歯科治療が必要となるが，治療への非協力などを理由に応急的な対応にとどまることが多いのが現状である．なんらかの理由で歯科治療に協力的でない患者に対して，歯科治療を全身麻酔下で行うことがあるが，認知症患者では病状が進行する可能性があるため，適応には制限がある．

　口腔は直視可能であり，認知症患者の看護・介護を担う者が，口腔ケア前に口腔の「清浄度」と「湿潤度」を中心に，COACHによるアセスメント表❶ 図1 などを用いて，主観的にアセスメントすべきである．単に歯みがきなどの口腔ケアを漫然と行うのではなく，アセスメントするという姿勢が必要である．まれではあるが，口腔がんや顎骨壊死（⇒Pearls参照）が発見されることもある．

　しかしながら，歯列の舌側など，観察しにくい部位がある他，歯科用X線写真，歯周病検査などの専門的アセスメントに基づく歯科治療の必要性の有無の判断には，歯科医師による診察が必要となる．したがって，認知症のステージにかかわらず，定期的な歯科受診が大切である．

2. 口腔ケア・歯科との関わりのポイント

　認知症の進行度も考慮した4つのポイントについて述べる．

1 初期から定期的に歯科を受診

　認知症の発症によって自発的な清潔行動が障害され，う蝕の多発や歯周病の進

COACH 【口腔アセスメントチャート】
Clinical Oral Assessment CHart

	◯ 問題なし 現状のケア方法を継続	△ 要注意 改善がなければ専門職へのアセスメントの依頼を検討	× 問題あり 治療，専門的介入が必要
開口	・ケア時に容易に開口する	・開口には応じないが，徒手的に2横指程度開口可	・くいしばりや顎関節の拘縮のため開口量が1横指以下
口臭	・なし	・口腔に近づくと口臭を感じる	・室内に口臭由来の臭いを感じる
流涎	・なし	・嚥下反射の低下を疑うが流涎なし	・あり（嚥下反射の低下による）
口腔乾燥度・唾液	・（グローブをつけた）手指での粘膜の触診で抵抗なく滑る ・唾液あり	・摩擦抵抗が少し増すが，粘膜にくっつきそうにならない ・唾液が少なく，ネバネバ	・明らかに抵抗が増して，粘膜にくっつきそうになる ・唾液が少なく，カラカラ
歯・義歯	・きれいで歯垢・食物残渣なし ・動揺する歯がない	・部分的に歯垢や食物残渣がある ・動揺歯があるがケアの妨げにならない程度	・歯垢や歯石が多量に付着 ・抜けそうな歯がある
粘膜	・ピンクで潤いがある ・汚染なし	・乾燥・発赤など色調の変化あり	・自然出血・潰瘍・カンジダを認める ・気道分泌物・剥離上皮・凝血塊などが目立って強固に付着
粘膜 舌	・適度な糸状乳頭がある	・糸状乳頭の延長（舌苔），消失（平滑舌）	
粘膜 口唇	・平滑（亀裂なし）	・亀裂あり，口角炎	
粘膜 歯肉	・引き締まっている（スティップリング）	・腫脹，ブラッシング時に出血	

図1 COACH（clinical oral assessment chart）（岸本裕充．口腔アセスメントチャート．In: 岸本裕充，編．口腔アセスメントカード．東京: 学研メディカル秀潤社; 2013. p.2❶より引用）

「×問題あり」の項目があれば，治療，専門的介入を依頼する．「△要注意」の項目があり，改善がなければ，専門職へのアセスメントの依頼を検討する．
「清浄度」は「口臭」，「歯・義歯」と「粘膜」，「湿潤度」は「口臭」と「口腔乾燥度・唾液」との関連が深い．

行を認める．口腔衛生状態の急激な悪化や予約の日時に受診できなくなるなど，歯科で初期の認知障害を発見できる場合もある．歯科診療所は全国に6万件以上あり，地域で最も充実した医療資源の1つであることから，認知症初期集中支援チームへの歯科の参画が期待されている．

認知症が進行すると，歯科で検査や診療を受けていることへの認知ができなくなり，開口を拒否するなど，治療が難しくなることが多い一方で，家族や介護者では口腔ケアや義歯の着脱に応じないにもかかわらず，歯科医師・歯科衛生士なら応じる（特に患者の「かかりつけ」では），という事例も多い．歯科診療所への通院が困難となれば，患者の病状や医療器材の面で歯科治療の内容に制限はあるものの，訪問歯科診療を受けることもできる．歯科受診では，抜歯やう蝕の充填，義歯の調整などの歯科治療だけではなく，専門的なアセスメントや清掃，う蝕の進行を予防するためのフッ素塗布なども受けられることを強調したい．

後述する義歯や歯科用インプラントも含め，認知症の進行や全身状態の悪化を念頭におき，先を読んだ戦略的な歯科治療が必要となる．訪問歯科診療では一般に撮影が困難な「歯科用パノラマX線写真」を予め撮影しておくと，う蝕や歯周病だけではなく，埋伏歯や根尖病巣の有無，上顎洞の状況なども確認可能で，その撮影が困難となった時に非常に有用である．

2 日常の口腔ケアの質を高める

理解力が高く，会話が成立する軽度の認知症患者においても，自発性の低下，手指の巧緻性の低下，視空間認知障害などにより口腔のセルフケアが不十分になりやすい．歯みがきをしているかどうかだけでなく，歯垢を除去できているかのアセスメントが重要である．

以下，ある程度セルフケアが可能な患者への対応例を列挙する．
* ゆったりとした気分で口腔ケアを行えるよう，できるだけ静かな環境が望ましい．
* 洗面台を整理し，不必要なものを片付けて，口腔ケアに必要な器具だけにする（例：洗顔剤やハンドクリームのチューブは歯磨剤と紛らわしい）．
* 実施する時間を決め，その時間になったら始めるように声かけや身振りで促す．
* 口腔ケアに用いる器具（歯ブラシやコップなど）を直接本人に手渡して，「はい」などといいながら，動作を開始するきっかけをつくる．
* 口腔ケアを開始したら，注意がそれないように環境に配慮し，口腔ケアが途中で止まってしまわないよう声かけや，実際に一部介助して器具（歯ブラシや

コップなど）を手渡しながら，続けられるように誘導する．
* 手がうまく使えない場合，歯ブラシの柄やコップの把持部をもちやすい形状に工夫する．
* 歯磨きの力が強すぎたり，ペースが速すぎる場合には，歯や歯肉を傷つけないよう軟らかい毛の歯ブラシを用いるようにする．
* 上を向いてのガラガラうがいは誤嚥のリスクがあるため，頰を膨らませてのブクブクうがいを推奨する．
* 本人の器具と他人の器具の収納場所を完全に分離する．

　認知症が進行し，セルフケアが困難になれば，う蝕・歯周病の予防だけでなく，誤嚥性肺炎の予防を視野に入れた口腔ケアが必要となる．

　誤嚥性肺炎の原因は，睡眠中の不顕性誤嚥である場合が多いため，就眠前の口腔ケアがベストである．仰臥位で歯みがきをすると，歯垢が飛散して咽頭へ落下しやすいため，以下のいくつかを組み合わせるとよい．1) 側臥位で口腔ケアをする，2) 吸引できる歯ブラシやスワブを使用する 図2 ，3) 歯みがき後の咽頭部の吸引（ディスポの排唾管 図2 が便利）や，口腔咽頭部の拭掃で「汚染物の回収」を意識する，4) ブクブクうがいは難しいが，嚥下機能が保持されていれば，トロミ水をケア後に嚥下させる．

　ケア時の視野や作業空間の確保，器具や指を噛まれないようにするために，指サック型のバイトブロック（デンタルブロック 図3 ；オーラルケア社）は便利である．口腔ケア後の保湿には，抗菌作用のあるヒノキチオールが配合されているリフレケアH（EN大塚製薬）の塗布が有用である．

3 義歯の使用の是非

　残存歯数が多い，もしくは歯を喪失していても義歯を装着して咬合できる状態にあることは，認知症の進行予防に重要とされる[2]．認知症を発症する前であれば，歯の欠損部を義歯（インプラント含む）で補綴する意義がある．認知症が重症化してから新たに装着することは受容できない場合が多く，認知症を発症後に生じた歯の欠損には，それまで使用していた義歯に追補するのが無難である．認知症の高齢者が義歯を使用しないことで，低栄養につながるとの報告もある[3]．

　認知症が進行し，義歯であることを認識できないと，誤飲・誤嚥のリスクもあるため，義歯の装着を中止せざるを得ないが，歯科での義歯の微調整で改善できる痛みなどであるにもかかわらず，義歯の装着が中止されてしまうケースが少なくないため，認知症を発症後でも義歯の使用を継続することを目標としたい．

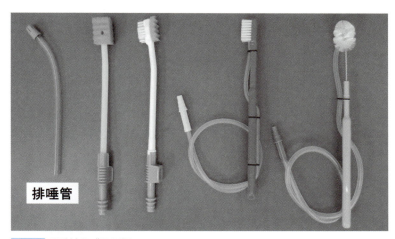

図2 吸引付きブラシ類

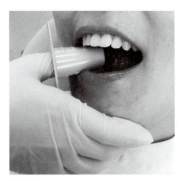

図3 デンタルブロック

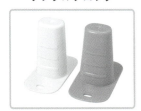

デンタルブロック

着脱しやすいことが大切！
∴開口したままでは嚥下しにくい

4 歯科用インプラント

　歯科用インプラント（＝人工歯根，以下，単に「インプラント」と略）を顎骨に埋入している高齢者は増加しており，認知症が進行した場合の対応が問題となっている．

　インプラントによる歯の補綴に2つの様式がある．顎骨に埋入されたインプラントにネジやセメントでクラウンやブリッジを連結している「固定式」の場合には，基本的には自分の歯と同様に歯みがきをすればよい．インプラントに，磁石やアタッチメントという留め金を連結し，着脱式の義歯の安定を向上させる

「オーバーデンチャー」とよばれるタイプでは，一般に前者に比べて清掃が容易であることが多い．

インプラントが感染し，摘出が必要となった場合，抜歯よりも侵襲が大きいケースが多く，対応が難しいこともある．

したがって，インプラントを有する患者では，認知症の初期から中等症までの間に，「固定式」から，構造がシンプルで，清掃しやすい「オーバーデンチャー」への変更や，インプラントの摘出などの手術の必要性の有無について歯科で判断する必要がある．

Pearls

骨吸収抑制薬関連顎骨壊死

骨粗鬆症に対して使用されるビスホスホネート（以下，ビス薬と略）に代表される骨吸収抑制薬による顎骨壊死（ONJ）が問題となっている．認知症が進行した患者にビス薬が処方されることは少ないと思われるが，ビス薬は骨に強力に結合しており，中止してから数年を経過していても，口腔衛生状態の不良や歯周炎を放置することで，ONJを発症するリスクがある．当初は，抜歯がリスクと考えられていたが，歯周炎による慢性炎症もリスクであり，ビス薬の投与歴のある認知症患者では，歯科での定期的なチェックが望まれる．

文献

[1] 岸本裕充．口腔アセスメントチャート．In: 岸本裕充, 編．口腔アセスメントカード．東京: 学研メディカル秀潤社; 2013. p.2.
[2] Yamamoto T, Kondo K, Hirai H, et al. Association between self-reported dental health status and onset of dementia: a 4-year prospective cohort study of older Japanese adults from the Aichi Gerontological Evaluation Study (AGES) Project. Psychosom Med. 2012; 74: 241-8.
[3] Sadamori S, Hayashi S, Fujihara I, et al. Nutritional status and oral status of the elderly with dementia: a 2-year study. Gerodontology. 2012; 29: e756-60.

〈岸本裕充〉

24 非薬物療法は有効ですか？科学的なエビデンスも含めて教えてください

1. はじめに

　非薬物療法はBPSDに対して一定の効果が期待されており，認知症の根治的治療薬がない現在，BPSDの治療も非薬物療法が主となる．これまで施設における介入の効果研究が多く報告されてきているが，最近ではBrodatyら[3]が地域における家族による非薬物的介入も患者のBPSDを改善すると報告した（effect size 0.34, 95% CI 0.20-0.48; Z=4.87; P＜0.01）．個々の介入技法の各症状に対する効果に関する報告も増えてきている．米国精神医学会の治療ガイドラインでは，認知症の治療介入で標的とされるものとして行動，刺激，感情，認知に大別しており，本稿ではまず，一般的な介護的かかわりについて述べ，ついで行動，刺激，感情，認知のそれぞれに焦点をあてた個々の介入技法について述べる．

2. 介護的関わり

　患者本位の介護 person-centered care が基本となる．まず患者がどんな認知症性疾患であるかを知り，その疾患で障害されやすい機能や，出現しやすいBPSD，その対策を検討する．例えば同じ食行動異常でも，アルツハイマー型認知症の食べたことを忘れて要求を繰り返すのと，前頭側頭型認知症で常同的に特定で食べ物に固執するのとでは異なる．さらに患者の病前性格，過去の職業や役割，家族関係，身体的問題を把握し，BPSDの背景にある要因を検討する必要がある．例えば，周囲の状況を誤認し，手もち無沙汰から，興奮して帰宅要求を繰り返す患者に対しては，自尊感情を保てるような役割を提供しつつコミュニケーションを促し，本人にとってなじみのある環境を形成していく．実際にLivingstonら[4]は，施設における専門家の指導に基づいた person-centered care を主とした介入にて，焦燥性興奮が改善し，効果が6カ月後にも持続すると報告している（standardized effect size: SES=-1.8 to -0.3）．

3. 個々の非薬物療法

1 行動に焦点をあてたアプローチ

　　行動介入療法，運動，作業療法などが含まれる．行動介入療法は応用行動分析を理論的背景とし，BPSDの発症状況を検討し，先行条件（antecedents），行動（behaviors），結果（consequences）を追求し，環境を調整することでその改善を目的とするものでありperson-centered careに付随して行われることも多い．複数のRCTにおいて，異常行動やうつに対して効果が示され，効果は数カ月持続すると報告されている（Livingstonら[5]）．その一方で，重度認知症者の焦燥性興奮に対しての効果は否定的であるとする報告もあり（Livingstonら[4]），重症度によって有効性が異なる可能性がある．運動療法は，その種類や強度が定まっておらず，評価も様々である．認知症予防については多くの疫学研究で有効性が示されているが，BPSDに対しては今のところエビデンスは十分とはいえない．作業療法は個人と集団とがあり，内容も様々である．うつや焦燥性興奮を改善する可能性があり，本人のニーズに合った活動の場を提供することは，person-centered careの観点からも理にかなっている．Livingstonら[4]の報告では，集団活動プログラムは介護施設における焦燥性興奮を改善したが（SES=-0.8 to -0.6），個人での活動は効果を示さなかった．本人の興味，能力，役割に特化した作業活動（tailored activities program: TAP）が広範なBPSDに効果を示すというRCTも報告されており，個々に即したプログラムを提供することで効果が期待される．

2 刺激に焦点をあてたアプローチ

　　芸術療法（音楽療法など），感覚介入（マッサージ，感覚刺激，タッチセラピーなど），アロマセラピー，光療法などがある．音楽療法は音楽鑑賞から集団での合奏まで多彩である．複数のRCTにて，音楽療法やアロマセラピーが不安，興奮，易怒性などを改善すると報告されている．Livingstonら[4]は，施設入所者における焦燥性興奮に対し，音楽療法（SES=-0.8 to -0.5），感覚介入（SES=-1.3 to -0.6）は効果があるとした．ただしいずれも効果は持続せず，タッチセラピーは効果がみられなかった．光療法は高照度の光を一定時間照射することにより，睡眠覚醒リズムの改善や，夜間の行動異常の減少を目的とする．Livingstonら（2014）のレビューではメタアナリシスが可能であったのは光療法（毎日30～

60分の高照度光照射)のみであったが，焦燥性興奮に対する効果は否定的であった．BPSDに対する効果には一定の見解は得られていない．

3 感情に焦点をあてたアプローチ

バリデーション法や回想法，心理療法が含まれる．バリデーション法は，複数の手法を統合したコミュニケーション技術を提供する治療法であり，行動面やうつ症状へ効果があるとする報告もあるが効果を否定する報告もあり見解は定まっていない．回想法は，過去の体験を振り返り，共感的，受容的に対応することで，認知症者の心理的安定や行動面の安定を得ることを目的としている．集団精神療法の一環として，国内では活発に実施されてきたが，有効性については意見が分かれる．いずれも介入技法が標準化されにくく現状では検証が困難である．個人心理療法はここ最近報告が増えてきている．Orgetaら[6]は6つのRCTを比較し，認知行動療法，対人行動療法，カウンセリングなどの心理療法がMCIおよび認知症者のうつに対して有効とした(standardized mean difference: SMD -0.22; 95% CI -0.41 to -0.03)．ただし不安に対する効果は限定的であり，他の症状に対する効果はみられなかった．

4 認知に焦点をあてたアプローチ

現実見当識法(reality orientation: RO)，認知刺激療法などが含まれる．集団で行う場合と個人で行う場合とがあり，いずれも主に認知機能の改善を目的として行われてきた．ROは，現実見当識を強化することで二次的に，誤った外界認識に基づいて生じる行動や感情の障害を改善する効果も期待されるが，メタアナリシスなどでBPSDへの効果を否定する見解が示されていることもあり，エビデンスは十分でない．認知刺激療法はROから発達し，現実的な知識の獲得よりも，脳に刺激を与えることによる認知機能の改善を目的とする手法である．Livingstonら[5]のシステマティックレビューでは，認知刺激療法がうつを改善し，効果は数カ月持続すると報告された(グレードB)．感情制御や破壊的行動に効果を認めたとする報告もあるが数は少ない．またこういった認知に焦点をあてたアプローチは，逆に患者の不満を誘発することもあり，実際に介入により異常行動が増加した報告もある．これはリハビリの過程で認知症者がコーピング能力を喪失し，ストレスを感じるようになると推察されており，現状では施行にはある程度の知識や経験を要する．一方で薬剤との併用効果も期待されており，今後さらなる検証が求められる．

4. 非薬物療法の効果と限界

　BPSDの非薬物療法にはいくつかの限界がある．1つ目は，認知症に対する非薬物療法が本質的にエビデンスを求める研究には向いていないという点である．個々の技法が標準化困難であることが多く，person-centeredの要素が重要であることから，一定の介入を一定の集団に行う研究をデザインすることが困難となる．2つ目は，治療標的とする症状の多様性である．BPSDには焦燥性興奮からうつ，不安，幻覚妄想まで多様な症状が含まれ，それぞれに効果の期待できる介入技法も異なってくる．汎用化されやすい技法もあるものの，概してうつや焦燥性興奮は評価尺度も定まっており効果を出しやすく，逆に幻覚妄想は報告も少なく有効な非薬物療法は定まっていない．3つ目は，居住環境，社会的資源などにより治療可能な患者が限定されるという点である．このため実際の治療場面では，実現可能性，費用などに基づいて技法を選択していく必要がある．また実際の臨床では，実現可能な複数の治療技法を組み合わせて行っていく方が現実的である．

　認知症に対する非薬物療法は基本的にperson-centeredな志向性を有している．またBPSD自体が心理的背景を有していることが多い．このためエビデンスのみでは十分ではなく，個々の症例を丁寧に観察し，患者や家族の生活に影響を与えている個々の症状を把握し，それぞれの症例に最善な介入技法を提案していくことが重要であろう．またその際には患者の生活の質や心理的苦痛の変化に気を配る必要がある．

Pearls

　BPSDは患者本人のQOLやADLに影響するのみならず，介護家族のうつ症状や介護負担のリスク要因となる．本稿で述べたように介護者を介して患者に介入するといった治療技法もBPSDを改善するが，介護者自身への心理教育，心理療法，レスパイトといった介入も介護家族の症状を改善するだけでなく，間接的に患者の症状をも改善する．このため患者への介入と並行して，介護者への支援を行っていくことが重要である．

文献

1. 三村 將. エビデンスのある認知症の非薬物療法. 高次脳機能研究. 2012; 32: 454-60.
2. 日本神経学会, 監. 「認知症疾患治療ガイドライン」作成合同委員会, 編. 認知症疾患治療ガイドライン 2010. 東京: 医学書院; 2010.
3. Brodaty H, Arasaratnam C. Meta-analysis of nonpharmacological interventions for neuropsychiatric symptoms of dementia. Am J Psychiatry. 2012; 169: 946-53.
4. Livingston G, Kelly L, Lewis-Holmes E, et al. A systematic review of the clinical effectiveness and cost-effectiveness of sensory, psychological and behavioural interventions for managing agitation in older adults with dementia. Health Technol Assess. 2014; 18: 1-226.
5. Livingston G, Johnston K, Katona C, et al. Systematic review of psychological approaches to the management of neuropsychiatric symptoms of dementia. Am J Psychiatry. 2005; 162: 1996-2021.
6. Orgeta V, Qazi A, Spector A, et al. Psychological treatments for depression and anxiety in dementia and mild cognitive impairment: systematic review and meta-analysis. Br J Psychiatry. 2015; 207: 293-8.

〈色本 涼　三村 將〉

認知症患者における性的要求（脱抑制を含み）などに対してどのような対応をしたらいいですか？

1. 性的不適切行動（sexually inappropriate behavior）

　性的不適切行動（sexually inappropriate behavior）とは，病後に出現した異常な性的欲求，性的な脱抑制や攻撃性，過度な卑猥な発言を特徴とする異常行動である．認知症では性的不適切行動が時に認められるが，その実態はいまだ十分には明らかではなく，治療法は確立されていない．十分に把握されていない背景には，性的な問題を取り上げることに躊躇する家族や医師の存在や，患者が医師の前では比較的理性を保つことが多い状況があげられる．典型的なパターンは，元々性的な問題を認めなかった高齢者が，認知症などの神経疾患の出現後に配偶者に対する過度な性的要求や過度な卑猥な発言を自宅で繰り返したり，入院中に看護師やリハビリスタッフに性的逸脱行動を起こすことである．

2. 性的不適切行動を起こす疾患と機序

　様々な認知症にて性的不適切行動が報告されている．比較的多く報告されている疾患は，行動障害型前頭側頭型認知症 behavioral variant frontotemporal dementia, Alzheimer's disease（アルツハイマー病），ハンチントン病，血管性認知症，dementia with Lewy bodies（レヴィ小体型認知症）である．また，ドパミンアゴニストによる衝動コントロール障害によって性的不適切行動が出現する薬剤惹起性の場合もある．

　衝動コントロール障害や脱抑制と深い関係にあることから[1]，神経基盤は前頭葉眼窩部や前頭葉眼窩部と連絡の多い腹側線条体が想定される．実際の臨床では前頭葉眼窩部に比較的限局した損傷例にて性的不適切行動を起こす例は時に観察される．しかし，性的不適切行動の神経基盤に関する研究はいまだに進んでいない．

3. 性的不適切行動に対する対応

　薬物療法は，抗うつ薬，抗精神病薬，抗てんかん薬，抗アンドロゲン作用をも

つ黄体ホルモンが試されている[2]．いずれも症例報告レベルであり，明確なエビデンスは乏しい．また，薬物療法以外の対応には，性的に刺激となる人から離れさせることや作業療法など他の活動に注意をもっていくことなどがあげられる．なかには人形を提供することで性的不適切行動が改善したという報告もある．

また，性的不適切行動によって被害を受けた家族やスタッフへの適切な対応も必要である．多くの場合，管理的な立場にいる職員が性的不適切行動の被害者となることはない．逆に，管理的ではない立場にいる職員が被害者となりやすい．入院中や入所中であれば看護師，リハビリスタッフ，介護職員に対して性的逸脱行為を起こす．男性の患者が若い女性スタッフに対して性的不適切行動を起こすことが多いため，彼女らが辟易してしまうことがある．しかし，彼女らは口外することを躊躇していることが少なくない．したがって，医師や施設管理者は患者の性的不適切行動やスタッフへの被害状況を適切に把握する必要がある．

Pearls

性的不適切行動（sexually inappropriate behavior）とは，病後に出現した異常な性的欲求，性的な脱抑制や攻撃性，過度な卑猥な発言を特徴とする異常行動である．行動障害型前頭側頭型認知症 behavioral variant frontotemporal dementia, アルツハイマー病，ハンチントン病，血管性認知症，レヴィ小体型認知症などに出現する．ドパミンアゴニストによる衝動コントロール障害によって性的不適切行動が出現する薬剤惹起性の場合もある．性的不適切行動は，衝動コントロール障害や脱抑制と深い関係にある．薬物療法は，抗うつ薬，抗精神病薬，抗てんかん薬，抗アンドロゲン作用をもつ黄体ホルモンが試されている．薬物療法以外の対応には，性的に刺激となる人から離れさせることや作業療法など他の活動に注意をもっていくことがあげられる．医師や施設管理者は患者の性的不適切行動やスタッフへの被害状況を適切に把握する必要がある．

文献
[1] Bartelet M, Waterink W, van Hooren S. Extreme sexual behavior in dementia as a specific manifestation of disinhibition. J Alzheimers Dis. 2014; 42 Suppl 3: S119-24.
[2] Joller P, Gupta N, Seitz DP, et al. Approach to inappropriate sexual behaviour in people with dementia. Can Fam Physician. 2013; 59: 255-60.

〈船山道隆〉

26 終末期における対応とは具体的にはどういったことなのですか？

1. 認知症終末期に起こる問題

　人が亡くなる前には様々な苦痛症状を生じうるが認知症も例外ではない．日本では緩和ケアといえばがんに対して行うものと捉えられることが多いが，米国のホスピスケア利用状況をみても60％は非がん疾患に対して行われており，認知症はがんの次に多い基礎疾患である　図1　．認知症終末期の緩和ケアはがんや他の慢性疾患に共通することも多いが，コミュニケーションや認知機能の問題により本人の意思確認が困難になるという特徴がある．

　認知症終末期には具体的にどのような苦痛症状があるかについては多数の前向き研究が行われているが，主には摂食の問題（86％），発熱（53％），肺炎（41％）などの感染症，それに伴う呼吸困難などがあげられる❶❷．日本においても主治医が終末期に緩和すべきと考えた症状は，呼吸困難（27.6％）と嚥下障害（27.6％）がもっとも多く，他には，食思不振（17.2％），発熱（6.9％），褥瘡（6.9％）が多かった．また，最期の1週間に出現した19の症状の有無についての調査では，嚥下障害（75.9％），発熱（65.5％），むくみ（62.1％），食思不振（62.1％），咳嗽（55.2％），褥瘡（51.7％），喀痰（51.7％）などが多くみられたと報告されている❸❹．

2. 認知症終末期患者における基本的方針の共有と看取りの場

　基本的方針にgold standardがあるわけではなく，各個人で様々な考え方をとりうる．多くの家族は患者本人に「できるだけつらい思いをさせたくない」と考えると同時に「できるだけよい状態で長く生きていて欲しい」とも考えている．しかし，"快適さ"と"延命"への治療はしばしば相反する．問題は選択する時点で家族にはその両者の重みが見通せていないことである．そこに医療者の役割，説明責任がある．なぜなら医療者は経験や知識によりある程度の予測がつくからである．基本的にどちらの価値観を大事にしたいのかを確認したうえで，単に"医学的に"ではなく，医療として生活者の視点で，それぞれの価値観に基づいたメリットとデメリットを説明することが求められる．

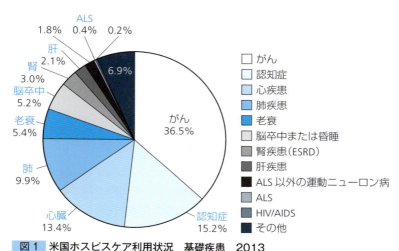

図1 米国ホスピスケア利用状況 基礎疾患 2013
(National Hospice and Palliative Care Organization in USA 2014)

また，在宅や施設でできることと病院でできることも異なるため，看取りの場の希望によっても，選択が異なってくる．終末期はADLが低下し，寝たきりとなる．在宅を希望していたとしても，公的サービスの導入を含め実際に介護が成り立つのかを検証する．在宅が難しい時には施設や病院が検討されるが，各施設で最期をどのように迎えることができる体制かを経済的問題も含めて確認したうえで看取りの場を選択できるように説明と支援が必要である．

3. 認知症終末期患者で具体的に考えておくべき問題

① 十分な経口摂取ができなくなったとき

大きな選択肢として経管栄養がある．経管栄養をしない場合の亡くなる過程は決して「餓死する」のではなく，この段階では体が食べることを受け付けなくなるということ，経管栄養をする場合は，十分な栄養や投薬を経管ルートから投与できる利点があるが，挿入時の合併症や不快感，逆流による誤嚥の増加や痰の増加，経鼻経管など閉塞や抜去の問題など，"快適にすごす"ことにならないデメリットもある．また一時的な延命効果が得られる可能性はあるかもしれないが，欧米の研究では末期認知症患者に対する経管栄養に延命効果や，QOLの向上などは認められなかったと報告されている[1]．

同様に「食事がとれないのであれば，点滴をして欲しい」と希望する家族も多いが，末梢点滴では単に主に水分しか補えないこと，かえって心臓に負担をかけむくみや痰を誘発すること，血管確保に伴う苦痛もあること，中心静脈栄養に伴うトラブルと予後に与える影響などまで理解して希望しているわけではないので，経管栄養以上に人為的な処置であること，合併症や管理の難しさについても説明が必要である．

2 感染症を繰り返すときどこまで治療するのか

終末期には誤嚥性肺炎を含め感染症を繰り返すことも多い．抗生剤を用いて一時的には改善するが，短期間で再発，再燃する．その間点滴が継続されたり，吸引などの処置が頻回に必要であったり，本人に苦痛を与える治療も含まれる．また，安易な抗生剤の投与で多剤耐性菌の出現を促すことにもなる．根本的な改善の可能性がない時に，どこまでこのような治療を継続するのか判断しなければならない．

3 重篤な合併症，併発症をきたしたときの治療方針

認知症自体は末期になっているときに，どこまで侵襲を伴う治療をするかについても，基本的に何を大事にするのかという方針に立ち返って判断すべきであろう．ここでは医療者には認知症そのものの期待される予後と，治療した場合，しない場合の予後を推測することが求められる．

4. 認知症においていつからを終末期ととらえるのか

終末期の定義は様々な考え方があり，かつ予測が困難であるため，一概に線を引くことはできない．参考になる項目として，米国ホスピスケアの導入基準 表1 がある．

この基準は the Functional Assessment Staging (FAST) tool では7c 以上という身体機能の基準と，医学的な合併症などの状態をみた基準の2つを示している．すなわち"更衣や入浴に介助が必要で，尿便失禁があり，意味のある語が発せられなくなったうえに，1人で移動すること，座ることができない，笑わなくなったとき"，および"過去1年間に誤嚥性肺炎，腎盂腎炎，敗血症，重度褥瘡，抗生剤投与を必要とする繰り返す発熱，高度の飲食摂取不良（経管栄養の場合は6カ月で10％以上の体重減少または血清アルブミン 2.5 g/dL 以下）"を基

表1 the National Hospice Organization

Table 1. Hospice Guidelines for Estimating Survival of Less Than 6 Months in a Patient with Dementia.☆

Hospice guidelines for estimating survival of less than 6 months in a patient with dementia require that the patient meet the following two criteria regarding the Functional Assessment Staging (FAST) tool and medical conditions.

1. The patient must be at or beyond stage 7c on the FAST tool and have all the features of stages 6a through 7c:

Stage 1: Has no objective or subjective difficulties
Stage 2: Has subjective complaints of forgetting
Stage 3: Has decreased job functioning that is evident to coworkers and difficulty traveling to new locations
Stage 4: Has decreased ability to perform complex tasks (e.g., planning dinner for guests, handling finances)
Stage 5: Requires assistance in choosing proper clothes for the day, season, or occasion
Stage 6a: Cannot dress without assistance, occasionally or frequently
Stage 6b: Cannot bathe without assistance, occasionally or frequently
Stage 6c: Cannot perform mechanics of toileting without assistance, occasionally or frequently
Stage 6d: Is incontinent of urine, occasionally or frequently
Stage 6e: Is incontinent of bowel, occasionally or frequently
Stage 7a: Has speech limited to fewer than six intelligible words during an average day
Stage 7b: Has speech limited to one intelligible word during an average day
Stage 7c: Is unable to ambulate independently
Stage 7d: Cannot sit up independently
Stage 7e: Cannot smile
Stage 7f: Cannot hold up head independently

2. The patient must have had at least one of the following medical conditions in the past year:

Aspiration pneumonia
Pyelonephritis or other upper urinary tract infection
Septicemia
Pressure ulcer, multiple, stage 3 or 4
Recurrent fever after treatment with antibiotics
Eating problems, defined as food or fluid intake that is insufficient to sustain life (i.e., in tube-fed patients, weight loss of >10% during the previous 6 months or a serum albumin level of <2.5 g per deciliter)

☆Data are from the National Hospice Organization.

準としている．このような状態を担ったときには終末期を具体的に意識した対応を考える必要がある．

5. 認知症における意思決定支援

　医療における様々な選択は自己決定を基本とするが，認知症の難しさは意思決定能力が低下することである．どのように選択するのが正しいのか，本人の意思が明確でない中で決めていかなければならない．多くの場合は家族に判断をゆだねられるが，命を左右しかねない判断など家族自身も当惑し，悩むことも多い．また家族は通常本人の意思を最も推測できる立場であるが，同時に介護問題や経済的問題など利害関係も生じうる．

　認知症は診断した時点でおおよその予後が規定される疾患であるが，告知の時に予後まで言及されることは少ない．その後も徐々に機能が衰えていくため，重大な医療行為に対する意思確認の機会を逸することも多い．また，たとえ意思確認していたとしても，意思決定能力のあった時点での過去の意思を現時点での意思としてよいのか，という倫理的課題もある．しかし，現実にはなんらかの方針を決定せざるをえず，よりよい意思決定となるように支援するしかない．

　具体的にできることとしては，医療者は本人・家族を含め今後どのぐらいの時期にどのようなことが予想されるかを説明し，将来的にどのような選択が迫られる可能性があるかを理解してもらうよう努力する．そして，できるだけ病初期から，もしもの時にどうして欲しいかという本人の基本的な人生に対する考え方をよく聞いておく．単に選択肢を聞くのみならず，なぜそのように思うのかを理解し，それまでの人生の歩み方，性格傾向と矛盾がないのか，介護環境や誤解に基づいた事実に影響されていないか，本心からの意思表示であるかを判断する．できればそれを文章にしたり，カルテに残しておく．そして，いつでも書き換えてよいことを説明し，数年ごとに内容に変更がないかを確認する．

　実際に判断をしなければならないときには，家族には，「家族がどうした方がよいと思うか」ではなく，「本人であったらどう判断すると思うか」を考えてもらう．そうすることで家族がギルティーを感じることが軽減される．また，現在の状況がはたして本人が予想していた範囲内のことであるのか確認し，以前に本人が将来を想像して意思表示をしていたことをそのまま当てはめてよいのかを再考する．

　本人の意思確認が困難で，単身者であったり，事前の意思表示の扱いや家族の意向に疑義があるときには，本人に関わる医療介護チームで方針を検討することもありえる．この場合はできるだけ多職種で様々な視点から検討し，必ず記録に

残す．施設によっては倫理コンサルテーションへ依頼したり，病院倫理委員会に意見を聞くこともありえる．

Pearls

終末期認知症患者は自らが意思決定をすることが困難となるため，意思決定に関わるものは家族も医療者も含めて，予後の限られた終末期において，何を大事にするのかという視点が求められる．大事にする優先順位を整理したうえで，選択肢を検討する．プロフェッショナルに求められるのは判断材料となるエビデンスがどの程度あるかを把握することである．詳細は参考文献を一読することをお勧めする．

文献

1. Mitchel SL. Advanced Dementia. N Engl J Med. 2015; 372: 2533-40.
2. Vandervoort A, Van den Block L, van der Steen JT, et al. Nursing Home Residents Dying With Dementia in Flanders, Belgium: A Nationwide Postmortem Study on Clinical Characteristics and Quality of Dying. J Am Medical Directors Assoc. 2012; 14: 485-92.
3. 平原佐斗司, 苛原 実, 木下朋雄, 他．「非がん疾患の在宅ホスピス・緩和ケアに関する多施設共同研究」2006年度在宅医療助成勇美記念財団研究．http://www.zaitakuiryo-yuumizaidan.com/data/file/data1_20100507092236.pdf
4. 平原佐斗司．末期認知症の緩和ケア．日本認知症ケア学会誌．2012; 11: 462-9.

〈荻野美恵子〉

27 在宅療養をしている認知症患者に対しては，日頃どのような注意をすればいいのですか？

　認知症患者は軽度でも重度であっても，適切に自分の訴えを出せるとは限らず，家族や関係スタッフの洞察力と気づきがとても大切である．主治医の役割は患者の心身の状態を把握し，思いを推し量り家族など介護者へ適切な対応策を指導し穏やかな生活環境を作り出すことであろう．よしんば，そして，食べられなくなった時の看取りへのアプローチへの先導役にもなる．関係者間の情報を共有し，治療方針や変化時の対応方法を示し，医療介護の連携調整のためにケアカンファレンスや退院前カンファレンスには可能な限り主治医として参加して，ネットワークを構築することが求められている．

1. デイサービス，ショートステイなどの利用時の注意，介護保険の利用と助言

　デイサービスなどの施設では急変があるとケアワーカーの手が取られ運営が止まってしまうので，安定した状態での利用が原則である．したがってバイタルサインがこの範囲なら利用してよいと条件を求められる．これに対して明確なバイタルサインの基準はないが，一応体温が35.0〜37.4度内，収縮期血圧が70〜160 mmHg内であればサービスの利用は可能であるなどの具体的指示を出し，判断に迷う場合は電話連絡を指示する．

　フレイルを呈している在宅認知症患者では，デイサービスで長時間座位をとると迷走神経反射を起こし低血圧によるショックをきたすことがある．救急搬送されることもあり，日頃からの介護事業者との連携をもつ必要がある．ショートステイで多い事故は，利用中の転倒や誤嚥性肺炎，下腿浮腫の悪化などであり，対応を求められた際には助言をする．

2. 全身合併症に対する注意

　認知症を起こしやすい医学的背景としての生活習慣病管理の薬剤投与の際は，薬剤コンプライアンス継続の度に合剤を利用してなるべく最小限の薬剤数にするように工夫する．剤型として，貼付剤，口腔崩壊錠，水溶性の薬剤なども考慮すべきであろう．

悩ましいのは発熱であるが，誤嚥，尿路感染症，その他の順番で原因候補を上げて検討する．スパイクフィーバーであれば誤嚥性肺炎を真っ先に疑うが微熱程度であれば唾液や水の誤嚥，膀胱炎などを疑う．微熱程度では冷罨法で十分である．しかし高熱では食事中の誤嚥も考えて，必要時血液検査や抗生物質投与を検討する．

誤嚥性肺炎の予防では，まずは口腔ケアが重要である．歯科医や保健所にいる歯科衛生士の指導を受けることを勧める．また，2016年の医療保険改定で管理栄養士による嚥下困難者への栄養指導が認められたので，居宅療養管理指導として算定ができる．半消化態栄養剤や市販のソフト食などを利用し，家族の負担軽減にも繋げる．

寝たきりになると排泄のトラブルが生じる．膀胱の形状から残尿をきたし膀胱炎を起こしやすくなるので，なるべく端座位を15分でも取るように指導する．円背による逆流性食道炎を起こしやすくなる．デイサービスの昼食で度々嘔吐するなどの症状があれば，胃噴門部が横隔膜に絞扼されて胃潰瘍を生じることがある．

車いすなどに長時間座位を強いられると，下腿のリンパ浮腫が生じてくる．フレイルを呈する高齢者全般にみられる現象だが，皮膚表面に傷がつくとそこからリンパ液が漏れ出て，細菌感染を起こしやすくなる．浮腫予防の対応を家族やケアマネジャーに指示することが必要である．弾性ストッキングやマッサージ，足湯などのケアや利尿薬の一時的投与を行う．気をつけたいのは下腿浮腫は心不全や腎機能低下を合併している場合があるので適宜血液検査を実施しておく．在宅高齢者では電解質の異常，低ナトリウム血症や低カルシウム血症を起こしていることもしばしばある．

家庭内の事故で転倒は多く，その際に骨折は起こしやすい．在宅高齢者はほぼ骨粗鬆症は必発であろうから，転倒リスクが高い円背をきたしているような高齢者には積極的な骨粗鬆症治療も求められる．すでに椎体骨折の既往がある場合にはヒトPTH注（旭化成）を行う．大腿骨頸部骨折のリスクが高い場合にはビスフォスネート製剤の投与をしている．

3. 不眠不穏や徘徊などのトラブルに対応する

認知症患者では昼夜逆転で家族が寝る時間でも起きてゴソゴソと何かをしていて家族との生活リズムがずれることがある．認知症患者にはなるべく向精神薬

や催眠剤を使用しない方向性だが，大声を上げる，夜中もうろうろして困るなどBPSDに家族が悩まされる場合には，転倒リスクなどを説明したうえで薬剤を使用する．ラメルテオン（ロゼレム®）を半量やゾルピデム酒石酸塩（マイスリー®）などの睡眠導入剤から始めてみて，効果が不十分であればフルニトラゼパム1 mgから開始する．漢方薬の抑肝散が奏効する場合もある．

　大声を出すなどの異常興奮，奇声を発する場合には，まずは抑肝散を投与する．効果がなければ，塩酸チアプリド半量やハロペリドール0.75 mgやフマル酸クエチアピン25 mgなどを半量から開始するが，過鎮静に十分気をつける．

4. 虐待，ネグレクトに気をつける

　介護者は認知症患者の気持ちが理解できずに，度重なる失禁や行動の失敗に苛立ち虐待に至ることは容易に推測できる．昨今，独身で無職の息子による虐待が目立つようになっている．原因不明の体重減少，身体の痣や急に動けなくなるなど不自然な変化には注意したい．もし疑われたら単独で行動せず，ケアマネジャーや地域包括支援センターや行政の担当者と慎重に協議行動することが求められる．

5. 家族支援

　家族支援の目的は認知症に対する知識・技術の習得，意識の変容をもたらし患者を取り巻く環境を整えることで穏やかに過ごせるようにすること❶，にあるとされる．家族への労いはとても大切な思いやりである❷．心配りは家族から医師への信頼を得るためにも必要である．そのためにも家族間の調整も含め訪問看護の協力は欠かせない．

6. 看取り

　認知症患者終末期には経口摂取が不能になりいわゆる枯れていくように亡くなることが，家族も穏やかに看取ることができる理想の形である．そのためには臨終過程を繰り返し説明し，ケアスタッフとも看取りの方向性を確認するケアカンファレンスを開いておく．例えば，あわてて救急車をよばないことなどを確認する．家族に冊子を渡し読んで覚悟を決めてもらうこともできる❸．食べられな

くなることが自然の摂理による生命の終焉として理解してもらうことが大切になる．しかし家族の気持ちは揺れるので時には妥協もある．手を尽くしても命を保てないことを納得するために500 mL程度の皮下輸液を行う場合もある[4]．

臨終間際に出現する死前喘鳴は，家族にとって最も辛い事象である．入院中であれば吸引カテーテルで口腔鼻腔から吸引して除去するが，それも苦しそうな印象を与えてしまう．当診では「ふぁんふぁんブラシ（株式会社オーラルケア）」で咽頭をぬぐうことで上咽頭に貯留する唾液などの除去をしている．

7. 在宅医療を始める時の注意など

在宅医療を開始する時には，患者と文書で訪問診療同意書を交わす必要がある．その他療養計画を示した文書，緊急時の連絡方法や連携医療機関などを記載した文書も配置する．患者の医療費の負担額は保険証に記載されている負担割合で異なるが，低所得者では医療費限度額認定証I，IIを有している場合があり確認をする．その場合1医療機関の月上限が8000円の定額である．介護保険証の確認は必要である．

在宅療養で介護保険サービスを利用する場合には必ずケアマネジャーによるケアプランが作成されている．訪問介護やデイサービスなど訪問，通所サービス事業者との連携を図るためにケアカンファレンスを必要時行うが，主治医としてなるべく参加することが望ましい．医療の方針を確認する，内服薬の目的などをケアスタッフに理解してもらうとより良好なケアを受けられる．なぜなら認知症患者では医師の指導を利用した促しが多く行われるからである．

Pearls

右馬埜節子，著「認知症の人がスッと落ち着く言葉かけ」（講談社）は認知症ケアに関わる介護職のみならず医療職にも大変役立つ言葉かけに関する指南書である．記憶が失われる引き算の世界にいる認知症の人と上手に付き合うためには私たち自身が引き算をしながら相手を理解し，言葉がけをすることが求められる．ウソも方便という言葉もあるが，認知症の方が納得しやすい雰囲気，交渉を行うことで安全安心な環境を作り出せると思える．著者は長年行政の介護に携わり多くの認知症の人々に接して体得したケアの方法が具体的に述べられている．職員全員に購入を勧めている．

もう一冊，宮澤由美，著「社会とともに歩む認知症の本」(新日本出版社) では現代社会が抱える認知症の問題を，疾患としてではなく社会現象として捉え，地域で取り組むべき課題を述べている．地域社会全般で認知症の状況を理解するのに役立つ．

文献
❶ 藤崎あかり, 他. 認知症高齢者をケアする家族をどう支えるか. 日本医師会雑誌. 2016; 144: 2251-3.
❷ 繁田雅弘. 認知症の人と家族・介護者を支える説明. 大阪: 医薬ジャーナル社; 2013.
❸ 永井康徳. 非がんの看取り. 治療. 2016; 98: 46-50.
❹ 中村洋一. 在宅診療の輸液〜大量皮下輸液の特徴と方法〜. In: 有賀悦子, 編. 緩和ケアネットワークミーティング. 東京: 真興交易 (株) 医書出版部; 2007.

〈中村洋一〉

カプグラ症候群の case approach

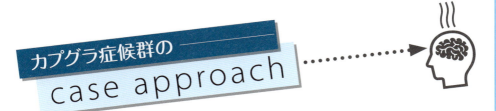

● 介護者を同じ姿をした偽物だといいます．どういった病態が考えられるのでしょうか？　その意義と対応も教えてください．

● 1．カプグラ症候群（capgras syndrome）と妄想性人物同定障害（delusional misidentification syndrome）

　同じ姿をした偽物であると訴える症候はカプグラ症候群とよばれる．最初の報告例は統合失調症の患者であった．1923 年 Capgras ら❶は，血統妄想，誇大妄想，被害妄想などの妄想が出現している中で，人物を同じ姿をした偽物と確信している症例を報告した．この例の特徴は，子供や夫，医者，看護師，職員，患者，警察官など周囲の人々の多くが同じ姿をした偽物となるだけではなく，自分自身にもそっくりな偽物が存在し，さらに，すりかえられた子供が 2000 人になるなどと人物が複数化することである．以後，よく知っている人がそっくり別人にすりかわっているという変身の体験を，後に報告者の名をとってカプグラ症候群とよぶようになった．カプグラの例に限らず，カプグラ症候群を呈する統合失調症は，離人症，させられ体験，体系化された妄想など典型的な統合失調症の症状を合併することが多く，背景には自我意識障害が想定される．そのため，カプグラ症候群の相手を偽物であると強く訴えて行動化したり，カプグラ症候群の相手から命令される幻聴が聞こえたり迫害されたり被害妄想を抱いたりすることがあり，しばしば興奮や暴力に至る．

　脳器質疾患においてもカプグラ症候群は出現する．疾患は多岐にわたり，レヴィ小体型認知症，アルツハイマー型認知症，頭部外傷，てんかん，脳血管障害，脳腫瘍，脳炎，AIDS，偽副甲状腺機能低下症，ビタミン B12 欠乏症などで報告されているが，その中でもレヴィ小体型認知症での出現頻度が最も高い．脳器質疾患に出現するカプグラ症候群は一般的に体系化された妄想を伴わず，カプグラ症候群となった対象から命令されたり迫害されたりすることはなく，相手が偽物であると強く訴えることも少なく，興奮することや暴力に至ることも少ない．背景には，軽度の意識障害，注意障害，見当識障害，視覚認知障害，エピソード記憶障害，意味記憶障害を認めることが多い．

　カプグラ症候群に関連する症状として他者を別の他者の変装であると確信するフレゴ

リの錯覚がある．精神疾患の場合はたいてい自分を迫害する，あるいは恋心を抱いてくるなどという妄想を伴う．一方で脳器質疾患に伴うフレゴリの錯覚は他者を別の他者と誤認するものの，妄想を伴うことは少ない．カプグラ症候群，フレゴリ症候群に加えて相互変身症候群，自己分身症候群をまとめて，妄想性誤認症候群として論じる論調がある．

2．カプグラ症候群の神経基盤と機序

(1) 神経基盤

　カプグラ症候群をはじめとする人物誤認が脳器質性疾患で出現し損傷部位が明らかな現在までの79例の中[2]では，右前頭葉の損傷が21例と最も多く，その他の部位でも前頭葉と側頭葉の報告が多い．最近は，カプグラ症候群が右半球の障害に関連するという見解がみられる[3]．一方で，Nagahamaら[4]の報告では，レヴィ小体型認知症においてカプグラ症候群を含む同定障害を呈する群のSPECTでの血流は他の症状を呈した群と比較すると，左側の海馬，島，腹側線条体/側坐核，下前頭回の弁蓋部で有意低下を認めている．

(2) 機序

　脳器質疾患に出現するカプグラ症候群にいくつかの仮説が提案されているが，いずれの立場も推測の域である．

　Ellis & Young[5]の相貌認知視覚経路離断仮説（相貌失認の鏡像モデル）では，相貌の情報処理に関わる2つの並行な処理経路が仮定される．視覚皮質から下縦束を通り側頭葉へ至る「腹側経路」はovert（顕在的，意識的）な相貌の認知に関わる．一方で，視覚皮質から下頭頂小葉を経由して大脳辺縁系へと至る「背側経路」は相貌のconvert（潜在的，無意識的）な認知に関わる．この二重経路モデルに従うと，カプグラ症候群は背側経路の障害として説明される．「背側経路」が損傷されると，既知の相貌によって通常なら喚起される馴染みであるという無意識的な感情が喚起されなくなる．ところが「腹側経路」は正常であるので，相貌のovertで非情動的側面は正しく処理される．その結果，患者には「自分の前にいるこの人物の顔は，人物Aの顔の特徴を備えているが，それに伴うべき親しみの感情が湧いてこない」といった葛藤が生じる．結果として，「この人物はAにそっくりのにせものである」という判断が，このような葛藤を解決するための戦略として採用されることになるのである．この仮説は様々な議論に用いられるが批判も多い．

　Devinskyの右半球損傷説[3]では，右半球損傷により自己監視，刺激に対しての親近感，感情負荷などが損傷され，右半球からの抑制から解放された左半球が過活動し，過剰な誤った説明をするために妄想性誤認症候群が出現すると説明している．しかし，Nagahamaら[4]の報告は，右半球損傷説とは矛盾する結果である．

秋山ら[6]情報の統合不全説では，脳器質疾患による人物誤認は形態的相貌経路と情動的相貌経路の2つの経路が統合される前頭葉での情報統合不全の関与を想定している．しかし，前頭葉以外の損傷や機能低下においてもカプグラ症候群をはじめとする人物誤認は出現する．

3．カプグラ症候群の対応

(1) 薬物療法

カプグラ症候群に限らないが，レヴィ小体型認知症に対するドネペジルの投与によって認知面や行動面の改善，介護者の負担の軽減が認められている[7]．レヴィ小体型認知症の精神症状や行動異常に対して抑肝散の効果の報告もある[8]．

幻視や異常行動に対する抗精神病薬の使用は注意を要する．そもそもレヴィ小体型認知症では抗精神病薬への過敏性があるため，たとえ従来の定型抗精神病薬よりも副作用が軽減された非定型抗精神病薬であっても，副作用が出現しやすい．

(2) 薬物療法以外の対応

カプグラ症候群などの異常体験やそれに伴う異常行動には波があり，認知レベルが落ちた時に出現しやすい．異常体験がない時に食事，入浴，整容などの日常生活の支援を行うとよい．われわれ支援者は幻視を一方的に否定せず，それに付き合う気持ちで対応するとよい．著しい異常行動や事故につながる場合は否定しなくてはならないが，その場合も本人の訴えを受け止め，本人の自尊心を傷つけないように否定する工夫が必要である．支援者の多くは患者よりも年齢が若い．認知症であっても当然ながらプライドがあるため，われわれは年配への尊敬の念をもって接することが大事である．

カプグラ症候群の pitfall and Pearls

同じ姿をした偽物であると訴える症候はカプグラ症候群とよばれる．レヴィ小体型認知症を中心とする脳器質疾患に伴うカプグラ症候群は体系化された妄想は認めず，カプグラ症候群となった対象から命令されたり迫害されたりすることはなく，相手がにせものであると強く訴えることも少ない．興奮することや暴力に至ることも比較的少ない．背景には，軽度の意識障害，注意障害，見当識障害，視覚認知障害，エピソード記憶障害，意味記憶障害などの認知機能の低下を伴うことが多い．レヴィ小体型認知症の場合，カプグラ症候群を呈する時間帯と呈さない時間帯がはっきりしているので，症状出現時には安全面に気をつけながらしばらく見守るとよい．

文献

1. Capgras J, Reboul-Lachaux J. L'illusion des《Sosies》dans un délire systematisé chronique. Bull. Soci Clin Med Ment. 1923; 11: 6-16.
2. Signer SF. Localization and lateralization in the delusion of substitution. Psychopathology. 1994; 27: 168-76.
3. Devinsky O. Delusional misidentifications and duplications: right brain, left brain delusions. Neurology. 2009; 72: 80-7.
4. Nagahama Y, Okina T, Suzuki N, et al. Neural correlates of psychotic symptoms in dementia with Lewy bodies. Brain. 2010; 133: 557-67.
5. Ellis HD, Young AW. Accounting for delusional misidentifications. Br J Psychiat. 1990; 157: 239-48.
6. 秋山知子, 加藤元一郎, 村松太郎, 他. 情動に修飾される人物同定障害. 高次脳機能研究. 2004; 24: 253-61.
7. Mori E, Ikeda M, Kosaka K, et al. Donepezil for dementia with Lewy bodies: a randomized, placebo-controlled trial. Ann Neurol. 2012; 72: 41-52.
8. 小阪憲司. レビー小体型認知症と漢方治療. 最新精神医学. 2010; 15: 373-5.

〈船山道隆〉

日常診療におけるポイント，BPSDを中心とする対応 IV

病理学的な背景から認知症を理解する V

基礎的な展開とこれからの展望 VI

認知症の総論，用語の整理，症候，社会資源 I

診断 II

治療 III

認知症診断において病理解剖にはどういった意義があるのですか？

1. 認知症の確定診断には病理学的検索が必須である

　認知症は臨床診断であり，その中に含まれる多くの原因疾患，特に神経変性疾患の確定診断には病理学的検索が必須である．しかしながら，認知症をきたす疾患は多岐にわたり，加齢に伴って認知症の要因はより複雑になる．Alzheimer's disease（アルツハイマー病）と dementia with Lewy bodies（レヴィ小体型認知症）など複数の病態が重なっていることは高齢認知症患者では珍しくないが，これらの重複疾患の正確な診断も病理学的検索により可能である．一方で，うつ病や甲状腺機能低下症による認知機能障害は病理学的検索を行っても形態学的異常は認められない．また，正常圧水頭症は臨床所見，画像所見が診断に重要であり，病理学的に形態学的異常を認めることは少ない．しかしながらこれらの疾患でも，神経変性疾患を除外するために病理学的検索は重要である．

　認知症の病理学的背景は，変性疾患，血管障害，炎症，腫瘍，代謝性障害，外傷，脱髄など多彩である．神経変性疾患では，その背景にあるタウ，アミロイドβ，α-シヌクレイン，TDP-43，プリオンなどの蓄積蛋白を指標に，診断精度の向上や病態の解明，治療法の開発が進められている．特殊染色やモノクローナル抗体を用いた免疫染色を施行することによって，特定の蓄積蛋白や封入体などの異常構造物の存在を検出することも病理学的検索で可能である．

　認知症の背景病理の多くは老化を基盤とし，病理学的変化の進展がある閾値を超えた時に臨床症状が出現する．この連続的な病理学的変化は，がんの病理が0か1かであることとは大きく異なる．また，臨床像と病理所見が1対1に対応しない，例えば臨床的にアルツハイマー病の臨床診断基準を満たすような症例が必ずしも病理学的にアルツハイマー病ではないこと，一方でアルツハイマー病の病理所見を呈するが生前に認知症が明らかでない症例も存在する[1]．嗜銀顆粒性認知症や神経原線維変化優位型認知症は高齢認知症患者においてはまれではないが，臨床的にアルツハイマー病と鑑別することは困難であり，現時点では病理学的検索によってのみ正確な診断が可能である．

2. 認知症の病理解剖は病態解明につながる

　認知症患者の病理解剖は死因の究明だけでなく，認知症の病態解明も目的とするべきである．脳には機能局在があり，特定の機能が特定の部位に存在する．認知症の臨床診断にあたっては，神経症候，臨床経過，画像所見の経時的かつ総合的な検討が必要であり，これらの検討所見と病理学的所見を網羅的に対比することが病態解明には重要である．病変の分布や障害の程度，形態学的変化を観察し，臨床症候との関連を明らかにできれば，臨床診断の精度向上，病態の解明につながる可能性がある．

　認知症を含めた神経変性疾患の病態解明，治療法の開発は神経病理学的検討の蓄積が基盤となって発展してきた．病理学的な検討によりみいだされたそれぞれの疾患に特徴的な封入体や異常構造物（例えばアルツハイマー病における神経原線維変化や老人斑，レヴィ小体型認知症におけるレヴィ小体，認知症を伴う筋萎縮性側索硬化症における海馬歯状回顆粒細胞の封入体，ピック病のピック球など）の分子実態は蛋白生化学，分子遺伝学的な研究から次第に明らかにされつつあり，現在でも最先端の研究テーマとなっている．

Pearls

　剖検で得られる病理像は個々の患者の死亡時の所見を呈しているにすぎず，そこから患者の臨床経過や画像所見の経時的変化を推定することは困難である．一方で，神経学的診察，MRIなどの画像所見は時系列に沿った患者の変化を的確に捉えることが可能である．神経学的所見，画像所見，病理所見はそれぞれを1対1で対応できるほど単純ではないが，臨床所見と病理所見を対比して詳細に検討した症例を蓄積する地道な研究の積み重ねが，診断精度の向上，病態の解明，治療法の開発に寄与することはいうまでもない．

文献

1) McKhann G, Drachman D, Folstein M, et al. Clinical diagnosis of Alzheimer's disease: report of the NINCDS-ADRDA Work Group under the auspices of Department of Health and Human Services Task Force on Alzheimer's Disease. Neurology. 1984; 34: 939-44.
2) McKeith IG, Dickson DW, Lowe J, et al. Diagnosis and management of dementia with Lewy bodies: third report of the DLB Consortium. Neurology. 2005; 65: 1863-72.

〈岩崎 靖〉

2 病理解剖の際には，どういったことに注意すればいいですか？

1. 病理解剖の際には臨床情報が重要である

　病理学的検索による認知症の形態学的診断の特異度は高いが，病理所見のみから臨床的な認知症の存在の有無や程度を推定することは困難である．神経原線維変化や老人斑は加齢に伴って健常者にも出現してくる構造物であり，病理学的にAlzheimer's disease（アルツハイマー病）が疑われても，その確定診断には患者の年齢や認知症に関する臨床情報が必要である[1]．また，脳血管性認知症は血管障害の部位や発症時期と認知症の症状や経過との関連が臨床的に確認できなければ，病理所見のみでの診断は困難である．

　アルツハイマー病やdementia with Lewy bodies（レヴィ小体型認知症）など多くの認知症の臨床経過は長期にわたるが，最後の主治医が看取った際には寝たきり状態で，それまでは他の病院で治療されていたなどの理由で認知症の経過や画像所見が不明という症例を経験する．認知症の病理診断において臨床所見や経過は重要であり，病理解剖の際，後のCPC（Clinicopathological conference）の際に詳細に検討する必要がある．認知症が疑われる患者の病理解剖やCPCに当たっては，主治医はできるだけ詳細な臨床経過や画像所見を収集，提示しなければならない．

2. 剖検時には肉眼所見を記載し，写真撮影する

　中枢神経系の病変分布を検討にするために，剖検時の肉眼所見の観察はきわめて重要である．取り出した脳は重量を測定して，マクロ写真を撮影する．大脳上面（穹窿面），脳幹と小脳を含めた脳底面，大脳の左右両面を，脊髄については頸髄，胸髄，腰髄をそれぞれ前面，後面で撮影する．言葉による記述は客観性に乏しいが，写真撮影しておけば後に再検討することも可能であるので，萎縮や異常が疑われる部位は拡大写真も適宜追加する．取り出した脳を撮影台の上に長時間置くと固定後にも変形が残るので，手早く処理する必要がある．

　写真撮影後に，脳組織をホルマリン液につけて固定する．橋底部と脳底動脈との間にたこ糸を1本通して，その両端を固定用バケツの把手に結びつけてホルマ

リン液の中に脳を吊すようにして固定する．固定中の脳の変形を防ぐため，ホルマリン液は十分量入れて，脳がバケツの側面や底面に接しないように注意する．ホルマリン固定後の脳では，脳脊髄液が抜けて生前の脳室拡大が目立たなくなる場合があり，固定中の変形のために萎縮部位がわかりにくくなることもある．

3. 診断に必要な部位をサンプリングし，凍結組織を保存しておく

　認知症患者の病理解剖は開頭のみになる場合も多いが，できれば全身解剖を行い，脊髄も採取することが望ましい．脊髄は腹側から取り出し，後根神経節をつけた状態で採取する．レヴィ小体型認知症など自律神経系の障害を伴う症例では脊椎両面に沿って上下に走行する交感神経幹も採取しておく必要がある．

　認知症を含めた神経変性疾患では，脳内に蓄積した異常蛋白のウエスタンブロット解析や，病態関連遺伝子の解析のために，凍結脳を保存しておくことが重要である．これらの解析のために必要な脳組織はごく少量であるが，ホルマリン固定してしまうと解析は著しく困難となる．凍結する部位は前頭葉の先端部および小脳半球の一部が推奨され，マクロ写真の撮影後に小片を切り出して液体窒素やドライアイスで凍結した後に，小瓶に入れてマイナス80℃で保存する．

4. プリオン病の病理解剖

　プリオン病が疑われる症例では剖検台や床に水を流さない乾式で病理解剖を行う．使用した器具は焼却するか，オートクレーブ処理や次亜塩素酸溶液に浸すなどのプリオン感染の失活処理が必要になる．プリオン病の剖検を行っている専門機関に遺体を搬送して剖検を行ってもらうことも可能であるが，ガイドラインに従った病理解剖は一般病院でも可能である．詳細はプリオン病剖検・病理検査ガイドラインを参照していただきたい[2]．

Pearls

　一般病理医は認知症について詳しくない場合も多い．認知症だけでなく神経疾患の解剖の際には，必ず主治医が臨床診断と経過を担当病理医に伝え，診断に不可欠な組織の採取を依頼する必要がある．蓄積蛋白の解析が必要な症例で凍結組織を保存していない，認知症を伴う筋萎縮性側索硬化症で脊髄を採取していないなど，せっかく病理解剖を行っても診断のための重要な組織がサンプリングされていない事態は避けなければならない．

文献

1. Mirra SS, Heyman A, McKeel D, et al. The Consortium to Establish a Registry for Alzheimer's Disease (CERAD). Part II. Standardization of the neuropathologic assessment of Alzheimer's disease. Neurology. 1991; 41: 479-86.
2. 日本神経病理学会．プリオン病剖検・病理検査ガイドライン 2008．http://www.jsnp.jp/pdf/news_26.pdf

〈岩崎 靖〉

認知症の病理所見にはどのようなものがありますか？

1. 認知症の多くは異常タンパク質蓄積病である

　認知症は解剖学的系統性，つまり，萎縮や変性の分布によって分類されることもあるが，その多くは異常な修飾を受けたタンパク質が細胞内や細胞外に蓄積する「タンパク質蓄積病」である❶．異常な蓄積は神経細胞だけでなく，グリア細胞にも認められる．これら神経細胞およびグリア細胞に由来する封入体の種類と分布は，認知症の病理診断に直結する．そこで本稿では，蓄積するタンパク質の種類によって認知症を分類し，各々の病理学的特徴について述べる．さらに，血管性認知症についても概説する．

2. アルツハイマー病

　Alzheimer's disease（AD）：アルツハイマー病の病理診断に必須の構造物が老人斑と神経原線維変化である．老人斑は膜貫通型タンパク質であるアミロイド前駆体タンパク質から産生されたβアミロイドが細胞外に蓄積したものである 図1A ．βアミロイドはクモ膜下腔や脳表の動脈にも沈着し，中膜平滑筋の変性，消失を引き起こす 図1B ．この病態をアミロイドアンギオパチーという．一方，神経原線維変化は神経細胞内の線維性構造物であり，電顕的には規則的なねじれを示す細管（paired helical filament）が集合している．その構成成分は過剰にリン酸化されたタウタンパク質である 図1C ．リン酸化タウの蓄積は神経細胞体だけでなく神経突起にも及んでおり，ニューロピルの糸くず状の構造（neuropil threads）として観察される．

　AD病変の評価にはBraakらの基準が国際的に広く用いられている❷．これは老人斑の程度を少数（A），中等数（B），多数（C）の3段階，神経原線維変化の広がりを6段階（Ⅰ〜Ⅵ）で表示するものである．老人斑がstage Cで，神経原線維変化がstage Ⅳ以上の症例は病理組織学的にADとみなしうる．

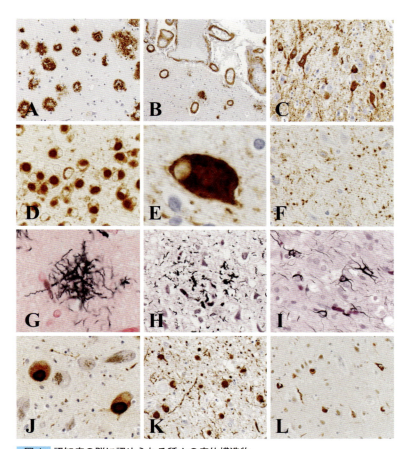

図1 認知症の脳に認められる種々の病的構造物
A: 老人斑, B: 脳血管のアミロイド沈着, C: 神経原線維変化, D: Pick 小体, E: 風船様細胞, F: 嗜銀顆粒, G: Tufted astrocyte, H: Astrocytic plaque, I: Coiled body, J: 脳幹型 Lewy 小体, K: 皮質型 Lewy 小体, L: TDP-43 陽性神経細胞内封入体. A, B: βアミロイド免疫染色, C-F: リン酸化タウ免疫染色, G-I: Gallyas 染色, J, K: リン酸化αシヌクレイン免疫染色, L: TDP-43 免疫染色.

3. タウオパチー

　リン酸化タウがAD脳に出現する神経原線維変化の一成分であることがみいだされたのは1986年のことである．その後，AD以外の複数の神経変性疾患にお

いてタウの異常蓄積が示され，これらの疾患群はタウオパチーと総称されるようになった．現在，タウオパチーに属する疾患は細胞内に蓄積するタウの生化学的性状によって，3リピートタウオパチー，4リピートタウオパチー，(3+4) リピートタウオパチーに分類される．このうち，3リピートタウオパチーに属する疾患は Pick 病（Pick 小体を伴う）のみである．一方，4リピートタウオパチーには進行性核上性麻痺（progressive supranuclear palsy: PSP），大脳皮質基底核変性症（corticobasal degeneration: CBD），嗜銀顆粒性認知症が属する．(3+4) リピートタウオパチーの代表は AD である．現在ではリン酸化タウに対する抗体に加え，3リピートタウ，4リピートタウを認識する抗体が市販されているので，剖検脳を免疫染色することで蓄積しているタウの種類が判別できる．Pick 小体は小型球状の封入体で，Pick 病では大脳に広範に出現するが，歯状回の顆粒細胞に多く認められる 図1D ．神経細胞内のタウ蓄積は PSP では皮質下を主体に，CBD では大脳皮質と皮質下の双方に認められる．さらに CBD では大脳皮質に風船様細胞（ballooned neuron）が観察される 図1E ．嗜銀顆粒は樹状突起に由来する米粒あるいは棍棒状の構造物で，しばしば糸状あるいは瘤状の棘を伴っている 図1F ．

　タウオパチーではタウの異常蓄積は神経細胞のみならずグリア細胞にも認められる．アストロサイトにおけるタウの蓄積としては，tufted astrocyte と astrocytic plaque が代表的である．tufted astrocyte は側枝を有さない細い突起が中心部から放射状に配列する形態を示すものであり，中央部に明るい卵円形核が認められることがある 図1G ．astrocytic plaque はアストロサイトの突起の遠位部にタウが蓄積したものであり，側枝を有する短い突起様構造物が集合し1つの斑を形成し，中心部は空虚である 図1H ．老人斑とは異なり β アミロイドの沈着は認められない．これらアストロサイト由来の封入体は PSP と CBD の鑑別に有用である．つまり，astrocytic plaque は大脳皮質に認められ CBD に特異的であり，一方，tufted astrocyte は PSP では皮質下を主体に認められ，この両者が1例の中で共存することはない．さらに両疾患ではオリゴデンドロサイトにもタウ蓄積が認められ，coiled body とよばれている 図1I ．

4. シヌクレイノパチー

　Parkinson's disease（PD）：パーキンソン病は中脳黒質を主体とする神経細胞脱落とレヴィ小体の出現を特徴とする．小阪らは，レヴィ小体の出現を主病変と

する神経疾患をレヴィ小体病と総称し，レヴィ小体の広がりによって，脳幹型，移行型，びまん型の3型に分類した．びまん型がびまん性レヴィ小体病（diffuse Lewy body disease: DLBD）に相当し，脳幹型はPDに，移行型は認知症を伴うPDにほぼ対応する．一方，McKeithらが提唱したdementia with Lewy bodies（DLB）はDLBDを含む疾患概念であり，病理組織学的に脳幹型，辺縁型，新皮質型に分類されている．

　脳幹や間脳に出現するレヴィ小体を脳幹型，大脳皮質や扁桃核に出現するものを皮質型という．脳幹型は神経細胞の胞体内に認められる円形，好酸性のコア（芯）と周囲の明瞭なハローからなる封入体である．皮質型は脳幹型に比べると不正円形で小さく，ハローも脳幹型ほどはっきりしない．

　1997年に家族性PDの原因遺伝子としてαシヌクレインが同定されたのをきっかけに，レヴィ小体の主要構成成分としてαシヌクレインタンパク質が同定された．さらに，1998年には多系統萎縮症（multiple system atrophy: MSA）に特異的に出現するオリゴデンドロサイト内の封入体（glial cytoplasmic inclusion: GCI）がαシヌクレイン陽性であることが判明し，レヴィ小体病（PDおよびDLB）とMSAを包括しシヌクレイノパチーという疾患概念が誕生した．

　これまで免疫組織化学を用いた研究などにより，レヴィ小体には90種以上，また，MSAのGCIにも30種以上にのぼる物質の存在が報告されている．しかし，封入体の構成成分として最も重要なものはαシヌクレインであり，それらはリン酸化されている[3]．リン酸化αシヌクレインに対する抗体を用いると，レヴィ小体に加え，より微細な神経突起由来の異常構造物が観察され，その形態学的特徴から，Lewy dot，Lewy thread，Lewy axonと呼称される　図1J　図1K　．

5. TDP-43プロテイノパチー

　封入体の形成という観点から見ると，運動ニューロン病である筋萎縮性側索硬化症（amyotrophic lateral sclerosis: ALS）にはBunina小体とスケイン（skein）という2つの特徴的な構造物が認められる．Bunina小体は下位運動ニューロンの細胞質に認められる小型円形の好酸性封入体であり，免疫組織化学的にユビキチン陰性であり，超微形態などから粗面小胞体あるいはゴルジ装置に由来すると考えられている．Bunina小体はALSに特異的であるが，Bunina小体が認められる症例はALS全体の85〜90％である．一方，スケインはユビキチン陽性の線

維性構造物であり，ALS では 100％の症例に認められる[4]．なお，ALS ではユビキチン陽性の封入体が海馬顆粒細胞や線条体にも認められ，同様の構造物は前頭側頭葉変性症（frontotemporal lobar degeneration: FTLD）の大脳皮質にも出現する．つまり，スケインを含むユビキチン化封入体は ALS に特異的ではない．

2006 年，ALS および FTLD に出現するユビキチン陽性封入体の構成成分として TDP-43 が同定された．TDP-43 は転写調節因子であり，抗 TDP-43 抗体により正常脳では神経細胞やグリア細胞の核が微細顆粒状に染色される．一方，TDP-43 陽性封入体を有する神経細胞では核の染色性が消失している 図1L．さらに，グリア細胞にも TDP-43 陽性の封入体が認められる．これらの疾患は現在，TDP-43 プロテイノパチーと総称されるようになった．

なお，FTLD は蓄積タンパク質によって，FTLD-tau，FTLD-TDP，FTLD-FUS，FTLD-UPS，FTLD-ni に分類される[5]．FTLD-UPS ではユビキチンや p62 に陽性となる封入体が認められるが，それらは tau，TDP-43，FUS 陰性である．FTLD-ni は封入体がまったく認められないもので，このタイプはまれである．

6. 血管性認知症

血管性認知症は脳虚血や脳出血が原因で生じる認知症である．病変としては，(1) 大脳皮質と白質を含む粗大病変，(2) 大脳白質のびまん性脱髄性病変（Binswanger 病），(3) 多発性病変（多発性脳梗塞やアミロイドアンギオパチーによる多発性脳出血など），(4) 海馬や視床背内側核など記憶回路の単発小病変に分類される．Binswanger 病ではしばしば軽度の脳室拡大を伴い，大脳白質は髄鞘染色でびまん性の淡明化を示す．しかし，白質変性は決して一様ではなく，小梗塞を含み多少の強弱がある．脳内小動脈，特に深部白質に線維性硝子様肥厚を示す血管が認められる．従来，AD と血管性認知症が同時に認められる場合を混合型認知症とよんできたが，最近では 2 種類以上の認知症を合併している状態にも使われることがある．

Pearls

　レヴィ小体病では脳のみならず，脊髄，交感神経節，唾液腺，消化管神経叢，心臓，副腎，皮膚にも種々の程度にαシヌクレインの蓄積を認める．つまり，運動障害や認知症の発現時には末梢自律神経系にもαシヌクレインの蓄積が生じている可能性が高い．レヴィ小体病におけるαシヌクレインの蓄積がどこに最初に起こり，どのように広がるかは興味深い．少なくともPDではαシヌクレインの蓄積は末梢自律神経系を含め多中心性（multicentric）に始まるように思われる．

文献

1. 若林孝一．神経変性疾患における病理像の見方，考え方．臨床神経．2013; 53: 609-17.
2. Braak H, Alafuzoff I, Arzberger T, et al. Staging of Alzheimer disease-associated neurofibrillary pathology using paraffin sections and immunocytochemistry. Acta Neuropathol. 2006; 112: 389-404.
3. Wakabayashi K, Tanji K, Odagiri S, et al. The Lewy body in Parkinson's disease and related neurodegenerative disorders. Mol Neurobiol. 2013; 47: 495-508.
4. Piao YS, Wakabayashi K, Kakita A, et al. Neuropathology with clinical correlations of sporadic amyotrophic lateral sclerosis: 102 autopsy cases examined between 1962 and 2000. Brain Pathol. 2003; 13: 10-22.
5. Bigio EH. Making the diagnosis of frontotemporal lobar degeneration. Arch Pathol Lab Med. 2013; 137: 314-25.

〈若林孝一〉

臨床診断と病理診断はどの程度一致しますか？

1. 認知症の臨床診断と病理診断の関連性

　臨床診断と病理診断の一致について，Jellingerらは1050例の高齢者連続剖検例を用いて検討している❶．この研究では，平均年齢83.4±6歳でMini Mental State Examination（MMSE）20点以下の症例を対象としている．このうちAlzheimer's disease（AD）：アルツハイマー病と臨床診断された例は62.9%（probableもしくはpossible）であり，そのうちアルツハイマー病理は93%と高率に認められた．しかし，いわゆる「純粋型」はそのうち42.4%のみで半数に満たず，残りの症例は27.7%で脳血管障害を，10.6%はレヴィ小体病理を合併する点が特徴的であった　図1 ．すなわち，高齢者でアルツハイマー病と生前診断されている患者の背景病理はアルツハイマー病に加え他の病態も合わせもっている可能性が高いことがわかる．

　一方Snowdenらは若年発症の認知症クリニックの228例の連続剖検例（クリニックの特性で臨床診断の42%が前頭側頭型認知症（FTLD）で，平均発症年齢はそれぞれアルツハイマー病が56歳，FTLDが57歳，DLBが66歳である）について臨床・病理診断の一致について報告している❷．この検討ではFTLDは感度100%，特異度97%，アルツハイマー病は感度97%，特異度100%という非常に高い臨床・病理の一致率が得られている．さらに前頭側頭型認知症においては注意深く臨床所見を観察すればタウやTDP-43などの蓄積蛋白を含めた背景病理のサブタイプを予測できる可能性が指摘されている．

　これらのことから，若年発症症例は単一の病態であることが多く，臨床・病理診断も一致しやすい一方，高齢者の場合は，その背景病理が単一の「純粋型」でないことが珍しくなく，その結果，臨床症状も多様な病理を反映して複雑となり診断が困難となる傾向があるといえる．認知症診療を行ううえで，高齢者では背景病理が複数存在することを念頭におくことがより正しい臨床診断を下すうえで不可欠である．

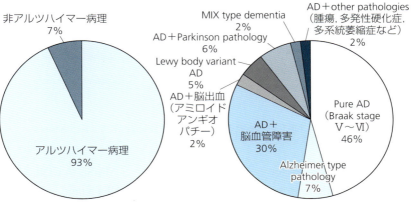

図1 高齢者認知症連続剖検例の病理診断 (Jellinger KA. J Alzheimers Dis. 2006; 9: 61-70[1]より改変)

2. アルツハイマー病の臨床-病理関連

　アルツハイマー病の代表的な神経病理所見の一つである老人斑は，神経細胞毒性の強いアミロイドβ蛋白質（Aβ）が神経細胞外に沈着したものとそれを取り囲む腫大した神経突起やグリア細胞から構成される．さらに，Aβの蓄積がアルツハイマー病発症の引き金であるとするアミロイドカスケード仮説が広く受け入れられてきた．しかし，このAβの蓄積とアルツハイマー病の罹病期間や重症度は関連しないことが知られている．すなわち，Arriagadaらは10例のアルツハイマー病患者の剖検脳の選択部位において，老人斑の数と神経原線維変化（neurofibrillary tangle: NFT）の数を計測した結果，NFTの数が認知機能スケールの重症度および罹病期間の長さと正の相関を示すのに対し，老人斑の数とは相関関係がないことを示している[3]．この結果の解釈として，preclinicalの段階ですでにAβの蓄積は上限値に達している可能性があり，アルツハイマー病発症後は臨床症状の進行にもかかわらず，Aβの蓄積量はほぼ一定に推移することが神経病理学的に示されている[4]．以上より，臨床的にアルツハイマー病が発症する段階ではすでにAβの蓄積は頭打ちとなっており，これが引き起こす神経細胞やシナプスの減少が認知症の程度と関連すると考えられている．

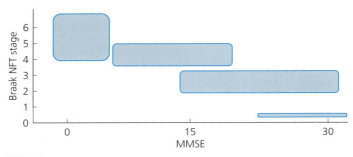

図2 Braak NFT stage と MMSE の相関（Jellinger KA. J Alzheimers Dis. 2006; 9: 61-70[1] より改変）

　一方，前述の Jellinger ら[1]は Braak NFT stage と MMSE や CDR（Clinical Dementia Rating）のスコアを比較している．Braak NFT stage と MMSE のスコアには相関があり，Braak NFT stage が進むにつれ MMSE は低下するという負の相関を認めている 図2 ．すなわち，タウ病理の進展は臨床症状の進行と合致しているといえる．

3. レヴィ小体型認知症（DLB）の臨床-病理関連

　DLB については McKeith らによる臨床・病理の診断基準が広く用いられている[5]が，臨床的にアルツハイマー病との鑑別が困難な例も多くまた病理学的にも様々な程度でアルツハイマー病理を合併している．この診断基準の中では，臨床-病理対応として DLB らしさの程度（Low, Intermediate, High）について，それぞれレヴィ小体病理の分類（脳幹優位型，辺縁型，新皮質型）とアルツハイマー病理の分類（NIA-Reagan 基準と Braak stage）に対応させている 表1 ．レヴィ小体病理が新皮質により多く存在し，アルツハイマー病理の合併が少ない症例ほど，臨床的な DLB らしさをもっているということになる．Fujimi らは，この診断基準の信頼性を久山町研究の連続剖検例を用いて検討している．DLB のコアとなる症状である認知機能の動揺や幻覚，パーキンソニズムの出現は McKeith らの分類の intermediate＋high 群で low 群と比較して有意に高いという結果であった[6]．また Fujishiro らは生前の診断が probable DLB であった症例の多くがレヴィ小体病理は新皮質型でアルツハイマー病理は NFT Braak stageⅢ～Ⅴであったことから，病理診断基準の有用性を示した．ただし，新皮質型の症例においても NFT Braak stage がⅣの場合，DLB の臨床症状が明らかではない

表1 DLB の臨床症状と病理所見との関連 (McKeith IG, et al. Neurology. 2005; 65: 1863-72[5] より改変)

	アルツハイマー病理		
	NIA-Reagan Low (Braak stage 0〜Ⅱ)	NIA-Reagan Intermediate (Braak stage Ⅲ〜Ⅳ)	NIA-Reagan High (Braak stage Ⅴ〜Ⅵ)
レヴィ小体病理			
脳幹型	Low	Low	Low
辺縁型（移行型）	High	Intermediate	Low
新皮質型	High	High	Intermediate

症例も存在していたことより，McKeith らが提唱している「low」へ分類（表1）を変更する必要性も指摘している[7]．さらに Tiraboschi らは 64 例の DLB の剖検シリーズで臨床-病理の一致を検討しているが，生前に DLB と診断されていた症例は 80％であった．DLB と診断されていた症例ではより多くの DLB の中核症状が出現しており，一方アルツハイマー病と診断されていた 17％の症例では，臨床的には DLB の中核症状の出現が少なく，病理学的にはレヴィ小体病理の拡がりが少なく neuritic plaque が多い傾向が認められている[8]．

すなわち，中核症状が複数みられる DLB らしい臨床像はレヴィ小体病理に直結しており，アルツハイマー病理が合併するとその程度によって臨床像が修飾され診断も難しくなるといえる．DLB の診療に当たる際に背景のアルツハイマー病理を念頭におくことも重要である．

Pearls

脳の予備能があれば認知症は発症しない？

Snowdon らによる Nun study はノートルダム修道会に所属する修道女の認知機能を縦断的に評価した重要な研究である．この研究の中でシスターベルナデッタの例はまさに，臨床診断と病理診断の乖離を示した具体例である．彼女は元々学校教師をしており 85 歳で亡くなった．認知機能評価は 81 歳，83 歳，84 歳で受けているがいずれも高得点で，認知機能障害はみられなかったという．ところが，神経病理学的には神経原線維変化の最も高度な段階にあたる Braak stage Ⅵ であり，老人斑も新皮質に多数認められたと記載されている[9]．つまり高度のアルツハイマー病の病理所見をもっていたのにもかかわらず，臨床的には認知機能が保たれ，他界直前まで知的活動を続けていたのだ．

文献

1. Jellinger KA. Clinicopathological analysis of dementia disorders in the elderly--an update. J Alzheimers Dis. 2006; 9: 61-70.
2. Snowden JS, Thompson JC, Stopford CL, et al. The clinical diagnosis of early-onset dementias: diagnostic accuracy and clinicopathological relationships. Brain. 2011; 134: 2478-92.
3. Arriagada PV, Growdon JH, Hedley-Whyte ET, et al. Neurofibrillary tangles but not senile plaques parallel duration and severity of Alzheimer's disease. Neurology. 1992; 42: 631-9.
4. Price JL, Ko AI, Wsw MJ, et al. Neuron number in the Entorhinal Cortex and CA1 in preclinical Alzheimer disease. Arch Neurol. 2001; 58: 1395-402.
5. McKeith IG, Dickson DW, Lowe J, et al. Diagnosis and management of dementia with Lewy bodies; Third report of the DLB consortium. Neurology. 2005; 65: 1863-72.
6. Fujimi K, Sasaki K, Noda K, et al. Clinicopathological outcome of dementia with Lewy bodies aplying the revised criteria: The Hisayama Study. Brain Pathology. 2008; 18: 317-25.
7. Fujishiro H, Ferman TJ, Boeve BF, et al. Validation of the Neuropathologic Criteria Third Consortium for Dementia with Lewy bodies for prospectively diagnosed cases. J Neuropathol Exp Neurol. 2008; 67: 649-56.
8. Tiraboschi P, Attems J, Thomas A, et al. Clinicians' ability to diagnose dementia with Lewy bodies is not affected by β-amyloid load. Neurology. 2015; 84: 496-9.
9. Snowdon DA, Nun S. Healthy aging and dementia: findings from the Nun Study. Ann Intern Med. 2003; 139: 450-4.

〈多田美紀子　田中章景〉

認知症における脳生検の意義はどういったものですか？

1. 認知症における脳生検の適応とアプローチ

　認知症の臨床像を呈する症例において，脳生検が考慮される．生検を行うかどうかは，侵襲的生検の臨床的リスク（合併症）と，病理組織診断に基づく特異的な治療法によりもたらされる利益とのバランスによる．認知症の診断技術や治療法は日々進歩しており，脳生検の適応は今後も変わることが予測され，定期的にアップデートする必要がある．認知症では，臨床像や画像を検討し，脳外科チームおよび神経病理医と緊密に相談しながら，以下の3つの状況で脳生検の適応を考慮する．

- 特異的治療に反応する疾患が存在すると考えられ，他に診断する方法がない．
    炎症疾患（特に神経サルコイドーシス），免疫疾患（中枢神経限局性血管炎：PACNSなど），感染症，腫瘍
- 経験的治療法において，可能性のある疾患が悪化するリスクがある．
    感染症の可能性がある場合の免疫抑制剤投与など
- 診断されることの利益が侵襲的生検のリスク（合併症）を上回る．

2. 認知症に対する脳生検へのアプローチ

　現在，脳生検の適応を決定するアプローチとして絶対的なものはなく，各施設が各症例において，適宜，脳生検の適応を考慮している．以下の順序に従い，アプローチするとよい．

- 急性発症あるいは非定型認知障害を呈する認知症を対象とする．
- ルーチンの血液検査と生化学検査（アンモニアを含む），ESR，CRP，血清（梅毒，HIV，自己抗体），胸部単純X線画像，脳波，MRI（T1，FLAIR，DWI，T2など），髄液（Aβ，tau，14-3-3，S100，ウイルスの抗体や核酸PCRなど）を検索する．
- 腫瘍病変があれば，腫瘍の生検や経験的治療を考慮する．
- voltage gated potassium channel や N-methyl-D-aspartate receptor，抗神経抗体が存在すれば，腫瘍随伴症候群を検索する．

- 新型異型 Creutzfeldt-Jakob disease（クロイツフェルト-ヤコブ病）の臨床像と視床枕徴候があれば，扁桃生検を考慮する．
- 高齢発症で，急速進行，ミオクローヌスがあり，皮質・大脳基底核のシグナル変化を MRI で認め，脳波や髄液 14-3-3 に異常があれば，クロイツフェルト-ヤコブ病を考え，長期経過など非定型像があれば脳生検を考慮する．
- 髄液 Aβ_{42}低値で，MRI でシグナル変化を伴わない脳萎縮があれば，非定型 Alzheimer's disease（アルツハイマー病）の可能性．
- MRI でシグナル変化があれば，代謝性疾患を考え，白血球酵素，長鎖脂肪酸などを検索し，皮膚や結膜，筋，扁桃などの生検を検討する．
- 診断できない場合，dopamine transporter scan，遺伝，脳波の長期記録，全身の CT，脳および全身の fluorodeoxyglucose-positron emission tomography，神経生理学検査，眼科的検索，血液スメアー，銅セルロプラスミン，ポルフィリンの検索を考慮する．
- 炎症性疾患や感染症，腫瘍の可能性があり，診断がつかない場合，特に髄液異常や MRI のシグナル変化があれば，脳生検を考慮する．

3. 脳生検の部位

　病変部位により生検方法を考慮する．病変が深部白質では定位針生検でしか生検はできない．皮質病変であれば，必ず血管を含んだ髄膜軟膜と皮質および皮質下白質を含むようにする．生検組織として 1 cm^3 あれば，組織診断できる可能性が高い．

4. 組織の標本作製

　生検組織は採取後速やかに検査室へ運び，微生物検索や分子生物学的検索の標本を採取する．標本は組織検索のためにホルマリンで固定するが，一部は電子顕微鏡検索のための固定（グルタールアルデヒドやカルノフスキー固定液など）を行う．

　症例の中にはプリオン病であるリスクがある．採取された組織は，プリオン病ガイドラインに従い，ホルマリン固定組織をギ酸処理するなどして標本を作製する．ホルマリン固定組織がある程度大きければ，一部組織を切り出し，ギ酸処理を行わないパラフィン包埋ブロックを作成しておくとよい．後にプリオン病が否

定されれば，ギ酸処理されていない標本での検索を行うことができる．ギ酸処理した標本ブロックしか作成できない場合は，ユビキチン免疫組織化学で非特異的過染色となることに注意する．また，固定時間が短いため，FUS 免疫組織化学では，細胞内の FUS 抗原が保持され封入体の存在を確認することが難しくなる．

5. 認知症の病理組織学的検索

　一番最初に，プリオン病の有無を確認する．H & E 染色にて海綿状変化と反応性星状膠細胞の増生，抗 PrP 抗体免疫組織化学にて PrP^{Sc} 沈着を確認する．プリオン病が否定されれば，Gallyas 染色，メセナミンボディアン染色，ビルショウスキー染色，免疫組織学（Aβ ペプチド，リン酸化タウ，3 リピートタウ，4 リピートタウ，リン酸化 α シヌクレイン，リン酸化 TDP-43，ユビキチン，FUS，α インターネキシンなど）を行い，老人斑や封入体の有無を検索し変性疾患を診断する．また，炎症細胞浸潤が存在すれば，髄膜脳炎や血管炎，脱髄疾患，非特異的炎症疾患を疑う．他に，代謝性疾患を示唆する所見として，神経細胞胞体内に PAS やアルシアンブルー陽性蓄積，subunit c of mitochondrial ATP synthase の蓄積，Gb3 陽性マクロファージの浸潤などを検索する．感染症が疑われれば，グラム染色，抗酸菌染色，PAS 染色，グロコット染色などを追加検索する．腫瘍では，悪性リンパ腫（血管内リンパ腫を含む）やグリオーマ，転移性脳腫瘍なども考慮に入れ検索する．

6. 脳生検の合併症

　合併症は 9.0%（6.5〜11.9%）に起こり，創部の感染症・膿瘍と出血，クモ膜下出血，脳実質内出血，けいれん，片麻痺，下肢麻痺，硬膜下水腫，髄液瘻などがある．創部感染症と脳実質内出血やけいれんが多い合併症である．

7. 病理組織診断と脳生検後の治療

　脳生検を行っている施設により異なるが，診断が付いた症例は平均 54.0%（45.1〜62.8%）であり，診断が付かなかった場合の最も多い所見は，非特異的炎症反応と反応性星状膠細胞増生や線維性グリオーシスであった．
　成人の原因不明の神経疾患での脳生検では，51% が診断可能でその診断は，悪

性リンパ腫とクロイツフェルト-ヤコブ病が多く，他に脱髄疾患や脳炎，アルツハイマー病，PACNSがあった．30.5％の症例が治療されている．

　小児の原因不明の神経疾患では，53.8％が診断可能でその診断は，血管炎が多く，他に結核や麻疹，アスペルギールス，嚢虫症，トキソプラズマなどの感染症，炎症性脱髄疾患があった．67.1％の症例が治療されている．

　画像で診断できないもののPACNSが疑われた症例では，74.7％が診断され，PACNSや悪性リンパ腫，血管内リンパ腫と診断されている．PACNSは，積極的な免疫抑制療法で効果が期待される．

　原因不明の慢性髄膜炎の症例では，30.3％が診断され，8.3％のみ治療されている．

　非定型認知症として生検された症例では，60.8％が診断可能であった．その診断は，アルツハイマー病とクロイツフェルト-ヤコブ病，炎症性疾患が多く，まれにピック病，皮質基底核変性症，他のタウオパチー，レヴィ小体型認知症，多発性硬化症，ウィップル病，進行性多巣性白質脳症，皮質下梗塞と白質脳症を伴う常染色体優性遺伝性脳動脈症，腫瘍随伴性脳症があった．14.2％のみが生検後に治療を受けている．

　PACNSを疑う症例や小児の原因不明の神経疾患における脳生検は，治療可能な疾患を診断するうえで積極的に考慮すべきである．残念ながら認知症における脳生検では，診断には有用であるが，治療の面で積極的に脳生検を勧められる状況にはない．

Pearls

　一般的な脳生検に関して文献[1]，認知症の脳生検に関して文献[2]を一読することを勧める．認知症に関しては，今後，有効な治療法が開発されれば，治療を行ううえで必要な確定診断のための脳生検の必要性が高まる可能性がある．定期的な脳生検の適応に関してアップデートが必要である．

文献

1. Bai HX, Zou Y, Lee AM, et al. Diagnostic value and safety of brain biopsy in patients with cryptogenic neurological disease: A systematic review and meta-analysis of 831 cases. Neurosurgery. 2015; 77: 283-95.
2. Schott JM, Reiniger L, Thom M, et al. Brain biopsy in dementia: clinical indications and diagnostic approach. Acta Neuropathol. 2010; 120: 327-41.
3. Magaki S, Gardner T, Khanlou N, et al. Brain biopsy in neurologic decline of unknown etiology. Human Pathology. 2015; 46: 499-506.
4. Schuette AJ, Taub JS, Hadjipanayis C, et al. Open biopsy in patients with acute progressive neurologic decline and absence of mass lesion. Neurology. 2010; 70: 419-24.

〈福田隆浩〉

認知症における脳以外の生検も有用ですか？

1. はじめに

　認知症の確定診断には剖検による病理診断が必須であるが，認知症治療においてはより早い段階での診断および治療介入が求められている．その試みとして機能画像を含めた画像診断や脳脊髄液などを用いたバイオマーカーの測定，遺伝子検査などを組み合わせた早期診断への取り組みが現在進行形で行われている．

　認知症性疾患の中で，脳以外に疾患特異的な病理所見がみられるものとしてはレヴィ小体型認知症や神経核内封入体病（封入体は神経のみに出現するのではなく，以下核内封入体病とする）があげられ，早期臨床診断における取り組みの中で末梢組織を用いた生検病理所見の有用性が注目されている．本稿ではこれらの疾患における末梢組織を用いた生検病理診断について概説する．

2. レヴィ小体型認知症における皮膚生検

　ここで扱うレヴィ小体型認知症とは，あくまでも病理学的に大脳新皮質を含めた全身の神経系にリン酸化αシヌクレインの蓄積病理を認める疾患とし，いわゆる1年ルールといわれるような運動機能障害と認知機能障害の出現時期の差などの臨床像に関わる議論は割愛させていただく．

　我々の施設では，剖検時に中枢神経系だけではなく，全身諸臓器でのリン酸化αシヌクレインの蓄積を評価してきた．具体的には，嗅粘膜，食道，心室，副腎，皮膚をルーチンで評価し，リン酸化αシヌクレインが一定の割合でこれらの部位に蓄積することを確認している．これまでには外科検体として採取された消化管や嗅粘膜などを副次的に検索する試みが行われてきた．しかし，侵襲性や感度，施行頻度などの問題からあまり普及してはいない．皮膚生検は侵襲性や手技の簡便さなどの観点から実用的であり，当施設では徐々に施行件数が増えている．

　レヴィ小体型認知症剖検例での腹部皮膚のシヌクレイン陽性率については，当施設の検討から4割程度であることがわかっている[1]．少しでも検出感度を上げるために，当施設では発汗試験を参考に皮膚生検部位を選定する努力をしている．これまでの経験からは，発汗試験で著明低下部位や正常部位よりも中等度の低下

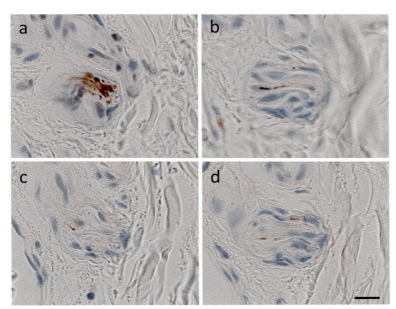

図1 神経線維を認識する抗体によって神経線維を同定し (a)，最低3種類の抗シヌクレイン抗体を用いて神経線維内のシヌクレイン陽性所見を慎重に判定する．提示例では3種類とも陽性であった (b〜d)．(Bar＝10μm)

がみられる部位の方が，生検部位として相応しいようである．

実際の皮膚生検診断では，パンチ生検で採取された皮膚検体に含まれる神経線維を同定し，シヌクレインに対する免疫染色を行って，その神経線維内に陽性所見があるかを判定している．皮膚に含まれる神経線維は少量であり，極力偽陰性を減らすためにも，当院では少なくとも3種類の抗シヌクレイン抗体を用いて慎重に陽性所見の有無を評価している 図1 ．発汗試験で著明に低下している部位では，神経線維自体が著減していることが多く，偽陰性となる可能性が高まってしまう．また，できる限り検出感度を上げるために複数個所で評価し，微細な陽性所見を見逃さないよう慎重に評価する必要がある．

3. 核内封入体病における皮膚生検

核内封入体病は，発症年齢により幼児型，若年型，成人型に分類される[2]．幼児・若年型と成人型では臨床像が異なり，後者では認知症が中核症状をなすため，

本稿では主に成人型核内封入体病を扱うこととする．

　成人型では，認知症の他にも末梢神経障害，膀胱直腸障害，運動失調などを呈し，認知症を主訴に受診されたとしても丁寧な診察によりこれらの症状を見逃さないことが大切である．また，病歴を詳細に聴取すると，多くの場合に感染などを契機に階段状に症状が悪化しているというエピソードが存在する点も診断の一助となる．最近ではMRIにおける拡散強調像でのU-fiberに沿った高信号を伴うびまん性白質病変が特徴的であることがわかっている[3]．上記臨床像と特徴的な画像所見から本疾患の強く疑われる症例が近年増加している．

　本疾患はそもそも病理学的にエオジン好性円形核内封入体を全身諸臓器に認めることを前提とする疾患群であり，生前確定診断には病理学的診断根拠を欠かすことはできない．これまでには直腸や腎生検が行われてきたが，侵襲性の観点から一般的にはなっていない．レヴィ小体型認知症の場合と同様の理由から皮膚生検の実用性は高く[4]，当施設で検索した生検例はすでに40例を超えている．

　皮膚生検の採取部位として，上腕や大腿，腹部で病理所見に部位差はみられないが，整容上の観点から腹部を選択することが多い．核内封入体は，全身諸臓器の様々な細胞に観察される．このため当施設では採取された皮膚に含まれる線維芽細胞，汗腺細胞，脂肪細胞の少なくとも3つの異なる細胞を検索し，エオジン好性円形核内封入体が観察されることを確認している．核内封入体には様々な蛋白が蓄積しており，それらの蛋白はユビキチン-プロテアソーム系の活性化を引き起こしている．このため，ユビキチン，あるいはユビキチン結合蛋白であるp62に対する免疫染色を行うことによって封入体を明瞭に認識することができる　図2　．電顕的観察では，封入体は限界膜を有さない線維状構造のランダムな集合体として認められる　図2　．このような構造は，当院の疾患コントロールの検討においては観察されず，本疾患に特異性の高い構造物であると考えられる．本疾患の剖検報告例は少なく，中枢神経系と皮膚の病理所見の対応はいまだ十分に検討されていない．皮膚生検を診断に用いる場合には，通常染色，免疫染色だけではなく，電顕的な観察を加え，多面的かつ慎重に検討することが重要である．

4. おわりに

　本稿では認知症における皮膚生検について主に診断的有用性に重点をおいて概説した．しかし，生検病理所見は診断にのみ有用なわけではない．体内で起き

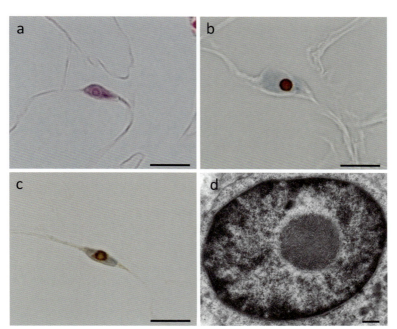

図2 皮膚の脂肪細胞内にエオジン好性円形核内封入体を認める（a, HE染色）．p62（b），ユビキチン（c）抗体を用いた免疫染色によって封入体を明瞭に観察することができる．電顕的には封入体は線維状構造のランダムな集合体であることがわかる（d）．〔Bar＝10μm（a-c），500 nm（d）〕

ている病的な現象をリアルタイムに検証できるという強みがあり，生検材料はいわば究極の疾患モデルといえ，そこで得られた病理学的知見は直接的に病態解明に繋がり得る．現在では，遺伝子工学や分子生物学の急速な進歩がみられ，それらの知見と組み合わせることで病態解明に寄与することが期待される．

Pearls

核内封入体病はいまだ病態機序が解明されていないが，封入体の形成される足場に nuclear body が関与していることがわかり注目を集めている[5]．nuclear body は，様々な細胞の核内に一般的に観察される径 100〜500 nm 程度の球形構造体で，DNAの修復や転写などを調節することで細胞が様々な外的ストレスに対

応するための役割を果たしており，同構造が病態へどのように関わっているのかについて関心がもたれる．

文献
1. Ikemura M, Saito Y, Sengoku R, et al. Lewy body pathology involves cutaneous nerves. J Neuropathol Exp Neurol. 2008; 67: 945-53.
2. Takahashi-Fujigasaki J. Neuronal intranuclear hyaline inclusion disease. Neuropathology. 2003; 23: 351-9.
3. 徳丸阿耶．いま，注目の疾患2014 中枢神経（症例2）エオジン好性核内封入体病．画像診断．2013; 34: 10-2.
4. Sone J, Kitagawa N, Sugawara E, et al. Neuronal intranuclear inclusion disease cases with leukoencephalopathy diagnosed via skin biopsy. J Neurol Neurosurg Psychiatry. 2014; 85: 354-6.
5. Takahashi-Fujigasaki J, Arai K, Funata N, et al. SUMOylation substrates in neuronal intranuclear inclusion disease. Neuropathol Appl Neurobiol. 2006; 32: 92-100.

〈中野雄太　藤ヶ崎純子　村山繁雄〉

7 アルツハイマー病におけるアミロイド血管症と血管炎との関連について教えてください

1. アミロイドアンギオパチー

　脳アミロイド血管症（cerebral amyloid angiopathy: CAA）は，アミロイドが脳血管に沈着する疾患であり，高齢者の脳葉型脳出血の原因として知られている．沈着するアミロイドには，アミロイドβ蛋白（Aβ），シスタチンC，プリオン蛋白，トランスサイレチン，ゲルゾリン，ABri/Adanなどがある．CAAは孤発性と遺伝性に分類され，多くは高齢者に発症する孤発性Aβ型CAAである[1]．孤発性Aβ型CAAでは，くも膜下腔や大脳皮質の小〜中動脈および細動脈の血管壁にAβが沈着する．図1A　図1B．老人斑の主要な構成成分がAβ42であるのに対してCAAでは主にAβ40が沈着する．頻度は加齢に伴って増加し，60

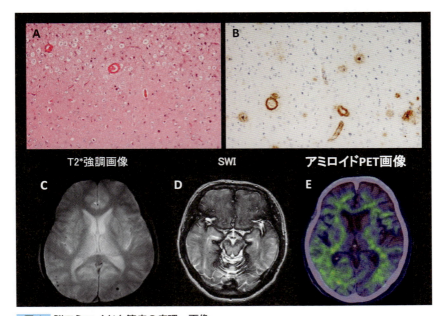

図1　脳アミロイド血管症の病理・画像
A: 大脳皮質の脳アミロイド血管症（HE染色），B: Aβ免疫染色陽性の大脳皮質の小動脈と老人斑，C: 微小出血，D: 脳表ヘモジデリン沈着症，E: 大脳皮質へのアミロイド沈着

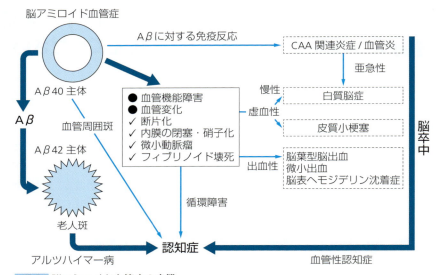

図2 脳アミロイド血管症の病態
Yamada M. J Stroke. 2015; 17: 17-30[2]より改変.

歳以上の約半数にみられ，Alzheimer's disease（AD）では80〜90％に認める．病変の分布は，大脳皮質では後頭葉優位であり，大脳白質，基底核，視床，脳幹，脊髄ではまれである．代表的な遺伝的危険因子としてアポリポ蛋白E（apolipoprotein E: ApoE）の遺伝子型がある．ε4アリルはADだけでなく，CAAの危険因子でもあり，ε2アリルはCAAに伴う脳出血に関連することが報告されている．CAAに関連する血管変化には，血管壁の断片化（double barreling sign），内膜の閉塞・硝子化，微小動脈瘤，フィブリノイド壊死などがあり，特に微小動脈瘤やフィブリノイド壊死は脳出血の原因となる．このため，高度なCAAでは再発あるいは多発する脳葉型脳出血，微小出血 図1C および脳表ヘモジデリン沈着症 図1D などの出血性病変，大脳白質病変や皮質小梗塞などの虚血性病変，CAAに関連する炎症や血管炎による白質脳症が生じる 図2 ．これらの病変に伴い，意識障害，認知機能障害，片麻痺，視野障害，失語，髄膜刺激症状を呈する．CAAの臨床診断にはBoston診断基準が提唱されており，確定診断には病理学的診断が必須である．画像検査では，T2*強調画像やsusceptibility-weighted images（SWI）による微小出血の検出が，臨床診断に有用性であることが報告されている．一方，PiB（Pittsburg Compund-B）-PETはCAAを検出

するが，老人斑との区別が困難であるため特異性が低い **図1E**．ADにおけるCAAの病態機序としては，Aβの脳からの排出障害が推測されている．神経細胞から産生されたAβは，間質液が動脈の中外膜，血管周囲腔に沿って頸動脈周囲のリンパ組織に流出する経路（privascular lymphatic drainage pathway）によって除去される．つまり，Aβの増加や加齢による排出機能の低下によりこの経路にAβが沈着すると考えられている．現時点でCAAに対する根本的な治療法はない．高血圧は脳出血の誘因となるため適切な降圧療法を行うことが推奨される．また，抗血栓療法や抗凝固療法は脳出血を誘発する危険性がある．

2. アミロイドβ関連血管炎

　血管壁に沈着したAβに対する免疫反応により，血管炎や血管周囲の炎症細胞浸潤を認めることがあり，炎症性脳アミロイド血管症（炎症性CAA）とよばれる．1974年にReidらがCAAに伴う巨細胞性肉芽腫性血管炎を報告して以降，多くの症例が報告されてきた．2005年にScoldingらは，CAAに伴う肉芽腫性血管炎を『アミロイドβ関連血管炎（Aβ-related angiitis: ABRA）』という独立した疾患群として提唱した[3]．一方，Engらは，血管炎はないが，CAAの血管周囲に多核巨細胞を伴う炎症細胞浸潤を認める症例をCAA関連炎症(CAA related inflammation: CAA-RI) として報告した[4]．つまり，炎症性CAAには病理学的に血管炎（ABRA）と血管周囲炎（CAA-RI）があり，ABRAの方が高頻度にみられる．CAA-RIとABRAが同じ病理スペクトラムである可能性はあるが，確定していない．炎症性CAAの臨床的特徴として，(1) 急性〜亜急性の意識障害，精神症状，認知機能障害，頭痛，痙攣などで発症，(2) 頭部MRIで非対称性の大脳白質病変，浮腫を伴う腫瘍性病変，微小出血，髄膜の局所的なGd造影効果 **図3**，(3) 髄液検査でリンパ球優位の細胞数増多や蛋白増加，(4) ApoE ε4/ε4が多い，(5) 副腎皮質ステロイド療法や免疫抑制薬（シクロホスファミド，アザチオプリン，メトトレキサートなど）によって改善する，などがある．Chungらにより炎症性CAAの診断基準が提唱されており，確定診断にはCAAと同様に病理学的診断が必須である．炎症性CAAとCAAの比較では，発症年齢はCAA（平均年齢: 77歳）に対してABRA（平均年齢: 67.3歳），CAA-RI（平均年齢: 68.3歳）と若年である[5]．また，頭部MRIでCAAは脳葉型脳出血の頻度が高いのに対してABRAとCAA-RIは髄膜のGd造影効果や大脳白質病変の頻度が高い．病理組織学的にABRAはくも膜下腔や大脳皮質の小動脈にCAAの所見を認

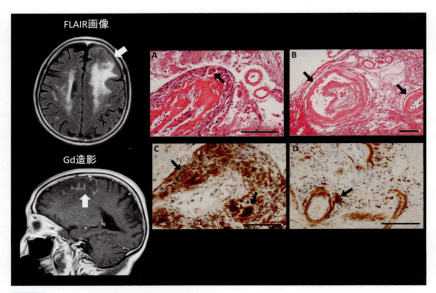

図3 アミロイドβ関連血管炎の病理・画像
FLAIR 画像: 左前頭葉白質の浮腫を伴う高信号域
Gd 造影: 髄膜の造影効果
A: くも膜下腔の脳アミロイド血管症およびマクロファージや多核巨細胞を伴う炎症細胞の血管壁への浸潤（HE 染色），B: 血管壁の断片化（Double barreling sign）（HE 染色），C: CD68 陽性マクロファージの血管壁へ浸潤，D: Aβ 免疫染色陽性のマクロファージと多核巨細胞
（木村成志，三木知子，山口　潔，高尾昌樹，他．アルツハイマー病診療のスキルアップを考える; この症例をどう診るか 2014．老年精神医学雑誌．2015; 26（増刊-Ⅰ）: 7-26 の図 1，2，4，5 を改変）

め，血管壁に多核巨細胞を伴う炎症細胞が浸潤する 図3A ．さらに，血栓形成による血管閉塞や血管壁の断片化 図3B などの破壊的変化を認め，CD68 陽性のマクロファージおよび多核巨細胞のよる Aβ 貪食像もみられる 図3C 図3D ．一方，CAA-RI はくも膜下腔や大脳皮質の小動脈に CAA を認め，血管周囲に炎症細胞が浸潤するが，血管炎の所見はない．炎症性 CAA に最も特徴的な髄膜の Gd 造影効果はくも膜下腔の炎症性変化を表し，大脳白質病変はくも膜下腔の血管障害による虚血性変化や血管性浮腫を反映していると考えられている．炎症性 CAA の病態機序としては，血管壁に沈着した Aβ に対する免疫反応が炎症を惹起することで発症すると推測されている．さらに，脳脊髄液から Aβ に対する自己抗体が検出され，治療反応性や疾患活動性のマーカーとして注目されている．

また，ADに対するAβ免疫療法により，MRIで血管性浮腫や脳微小出血を反映する病変が出現することがあり，アミロイド関連画像異常（ARIA）とよばれ，炎症性CAAとの類似性が指摘されている．

Pearls

炎症性脳アミロイド血管症は，副腎皮質ステロイドや免疫抑制薬により治療可能な疾患であるため早期診断が求められる．早期診断のポイントは，特徴的な画像所見である．高齢者において急性あるいは亜急性の認知機能障害，頭部MRIで非対称性の大脳白質病変，浮腫を伴う腫瘍性病変，微小出血，髄膜の局所的なGd造影効果を認めた場合は，本疾患を考慮する必要がある．

文献

1. Gahr M, Nowak DA, Connemann BJ, et al. Cerebral amyloidal angiopathy--a disease with implications for neurology and psychiatry. Brain Res. 2013; 1519: 19-30.
2. Yamada M. Cerebral amyloid angiopathy: emerging concepts. J Stroke. 2015; 17: 17-30.
3. Scolding NJ, Joseph F, Kirby PA, et al. Abeta-related angiitis: primary angiitis of the central nervous system associated with cerebral amyloid angiopathy. Brain. 2005; 128: 500-15.
4. Eng JA, Frosch MP, Choi K, et al. Clinical manifestations of cerebral amyloid angiopathy-related inflammation. Ann Neurol. 2004; 55: 250-6.
5. Salvarani C, Hunder GG, Morris JM, et al. Aβ-related angiitis: comparison with CAA without inflammation and primary CNS vasculitis. Neurology. 2013; 81: 1596-603.

〈木村成志〉

Treatable dementia という言葉がありますが，どういった疾患がありますか？

1. Treatable dementia とは

　認知症は，一旦正常に達した知的機能が後天的な脳の器質的障害によって持続性に低下し，日常生活や社会生活の遂行に支障をきたすようになった状態である．認知症をきたす代表的疾患としては，Alzheimer's disease（AD）：アルツハイマー病，脳血管障害，dementia with Lewy bodies（DLB）：レヴィ小体型認知症，前頭側頭葉変性症などが有名である．これらの疾患では，循環障害，アミロイドβ蛋白（Aβ）や異常リン酸化タウ，α-synuclein，TDP-47 などのタンパク質の蓄積などにより，神経細胞が変性・減少する．一般的に，これらの神経変性疾患では，異常蛋白の蓄積や神経変性は，認知機能の低下が出る（発症時）時期より，かなり以前から始まっており，発症時点では神経細胞変性がかなり進行してしまっている．現時点で，これらの疾患の多くは，病因や治療について研究は盛んにされているにもかかわらず，根本的な治療法は確立されていないので，認知機能低下で発症すると，それ以後は症状が進行性に悪化することが多い．

　しかしながら，認知症をきたす疾患の中には，適切に診断・治療を行うと，回復が見込めるものもあり，treatable（治療できる，治療可能な）dementia（認知症）とよばれている．

2. Treatable dementia をきたす疾患

　認知症を呈する疾患では，AD が最も有名で，全体の約 70％を占め，これに脳血管性認知症，DLB などが次ぐ．これらの疾患に対し，treatable dementia は，頻度的には少なく，全体の一割弱程度であるが，適切に診断できれば，回復が見込める可能性があるので，必ず念頭におき，鑑別診断を行うことが肝要である．

　Treatable dementia をきたす代表的な疾患を 表1 に示し，以下各々解説する．

1 正常圧水頭症（normal pressure hydrocephalus: NPH）

　一般的に水頭症は，脳腫瘍や脳出血などの占拠性病変によって，脳内における

表1 Treatable dementia の原因

1）正常圧水頭症
2）慢性硬膜下血腫
3）脳腫瘍
4）代謝性疾患
　　肝性脳症，尿毒症，低血糖，肺性脳症，甲状腺機能低下症，
　　ビタミン欠乏症（B1，B12 など）
5）うつ病
6）薬剤性

脳脊髄液の循環障害が生じ（非交通性水頭症），脳内に過剰に髄液が貯留した状態を示している．これらの場合，通常脳圧が亢進し脳ヘルニアを誘発する．一方，NPH では，脳室拡大を呈する水頭症であるが，髄液圧が正常範囲内である．詳細な病因は解明されていないが，髄液の吸収・循環障害と，それに引き続く脳実質障害により神経障害をきたすものと考えられている．クモ膜下出血や髄膜炎などに続発する二次性と，明らかな原因のない特発性に分類される．症状としては，認知機能低下，歩行障害，尿失禁の 3 徴が有名である．歩行障害はほぼ全ての患者でみられ，開脚・小歩が特徴である．認知機能低下としては，思考緩慢，記銘力低下が主である．診断には，画像診断が重要で，脳室拡大所見に加え，特に MRI 冠状断における円蓋部の脳溝・クモ膜下腔の狭小化が特徴である．疑わしい患者では，腰椎穿刺で髄液を 30 mL ほど抜いて，神経症状の改善の具合を観察する（髄液排除試験）．治療はシャント手術が有効で，脳室-腹腔シャント（VP）あるいは，腰椎-腹腔シャント（LP）が選択される．手術での改善率は 3 年後で約 80％とされている[1]．

2 慢性硬膜下血腫

最も代表的な treatable dementia であり，認知症の鑑別診断では，第 1 に鑑別すべき疾患である．頭部打撲に伴い，脳表の bridging vein が破綻し，脳膜と脳表の間隙に，血液が貯留することにより血腫が徐々に増大し，脳を圧迫し，頭痛，記銘力低下，歩行障害，麻痺などの症状を呈する．男性に多く，飲酒家に多い．通常外傷後 3 週間から数カ月後に発症するが，軽い打撲でも発症し，しばしば患者は，外傷のことを覚えていない．診断は，CT あるいは MRI で容易に診断できる．治療は脳外科手術（血腫吸引）で改善する．

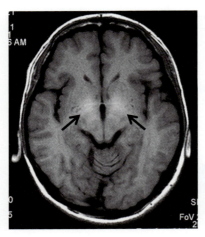

図1　肝性脳症患者におけるMRI T1強調画像所見
両側淡蒼球が高信号となっている（矢印）．
本画像は，20歳代の成人発症Ⅱ型シトルリン血症患者のものである．

3 脳腫瘍

　脳腫瘍も発生部位によっては，認知機能を低下させたり，髄液の循環障害を起こして，水頭症を引き起こし，認知機能が低下する．前頭前野や大脳辺縁系などの特に認知機能に関連する部位の障害では，認知機能が障害されやすい．

4 内科的疾患

　内科的疾患，特に代謝異常症に起因する認知機能低下も有名である．肝不全に伴う肝性脳症（肝性昏睡）では，脳症の程度が軽い段階では，性格変化のみであるが，進行すると認知機能低下，見当識障害，異常行動，傾眠などの意識障害が出現する．またミオクローヌスや，手の振戦が認められ，特に羽ばたき振戦が有名である．血漿中のアンモニアが上昇するが，常に上昇しているわけではないので，数回測定することが重要である．脳MRIでは，T1強調画像で，淡蒼球が高信号を呈することが多い　図1　．肝性脳症の多くは，劇症肝炎や肝硬変などの重症肝疾患に併発するが，肝臓以外の原因として，肝外門脈-体循環シャントによる肝性脳症があり，これはシャント血管の塞栓や結紮などにより症状は改善する[2]．また日本人に多い肝脳代謝性疾患として，成人発症Ⅱ型シトルリン血症があり，患者では，ピーナッツ，豆類，乳製品などの高蛋白・高脂質食を好む特異な食嗜好で有名である．本疾患は，肝細胞のミトコンドリア蛋白であるシトリン欠損に起因し，肝移植がきわめて有効である[3]．

他代謝性疾患としては，低血糖，尿毒症，肺性脳症，ビタミン欠乏症，甲状腺機能低下症などが，treatable dementia の原因として鑑別が必要である．

ビタミン欠乏症では，特にビタミン B1 と B12 欠乏症が認知機能を低下させる．ビタミン B1 欠乏は，Wernicke 脳症をきたし，意識障害，運動失調，眼球運動障害を呈する．後遺症として作話・健忘症などの Korsakoff 症候群をきたす．発症誘因には，アルコール多飲，妊娠悪阻，低栄養などがある．ビタミン B12 欠乏症では，脊髄・末梢神経が障害される亜急性連合性脊髄変性症が有名であるが，視神経障害や認知機能障害も合併する．胃切除後の患者に発症しやすい．

内分泌疾患では，甲状腺機能低下症で，認知機能低下を認める．甲状腺機能低下症では，動作とともに精神活動も緩慢になり，集中力低下，傾眠，記憶障害などを呈する．認知機能低下の他に，巨舌，嗄声，下腿浮腫，アキレス腱反射弛緩相延長，手根管症候群を呈する．甲状腺ホルモンの補充で，症状の改善が期待できる．

5 うつ病

うつ病では，思考制止が前面に出ると，記憶力の低下を訴える．注意力や判断力も低下し，表情は乏しく，動作も緩慢になる．このような認知症様状態は，仮性認知症といわれ，適切な診断と治療で回復が望める．AD 患者に比べて，見当識はよく保たれており，不安・焦燥が強い．また AD では病識に欠けることが多いが，うつ病では逆に認知症症状を強く訴える．

6 薬剤性認知機能低下

高齢者では，複数の医療機関から多数の薬剤が処方されていることが多々あり，加齢に伴い肝機能，腎機能が低下していることも関連し，薬剤代謝が障害され，薬剤誘発性の認知機能障害を呈することがある．多くはせん妄であり，薬剤の減量や中止で改善することが多いが，長期服用例では，症状が不可逆となり，改善しないこともある．ベンゾジアゼピン系薬剤，抗精神病薬や，Parkinson disease（パーキンソン病）に用いられる抗コリン薬により，認知機能障害が生じることがある．他にニューキノロン系やカルバペネム系の抗菌剤では，$GABA_A$ 受容体に結合して GABA に拮抗するため，せん妄を生じることがある[1]．

Pearls

　Treatable dementia を見逃さないための診療上のポイントは，認知症疾患の中でも頻度的は決して高くはないが，常にその存在を忘れずに鑑別診断を行うことに尽きる．Treatable dementia の中で，比較的頻度の高い慢性硬膜下血腫や正常圧水頭症は，詳細な病歴聴取と，歩行障害のパターンなどで疑い，必ず CT あるいは MRI の画像をチェックすれば，診断は困難ではない．また認知症患者でも，必ず一般血液検査，甲状腺機能，アンモニアなどを測定する．MRI で T1 強調画像も加えることで，淡蒼球の高信号所見があれば，肝性脳症を疑う　図1　．

文献

1. 水澤英洋，西澤正豊，池田研二．その他の認知症の原因疾患，認知症疾患．In: 日本認知症学会，編．認知症テキストブック．東京: 中外医学社; 2008．p.339-59．
2. 宮崎大吾，矢崎正英，池田修一．門脈-大循環性脳症，シャント脳症，猪瀬型肝脳疾患．In: 神経症候群（第2版）V．その他の神経疾患を含めて．別冊日本臨床．新領域別症候群シリーズ No. 30．東京: 日本臨床社; 2014．p.354-9．
3. 矢崎正英，池田修一．シトルリン血症．In: 神経症候群（第2版）V．その他の神経疾患を含めて．別冊日本臨床．新領域別症候群シリーズ No. 30．東京: 日本臨床社; 2014．p.360-4．

〈矢崎正英〉

Treatable dementia の診断と治療はどのように進めますか？通常はどこまで検査をすべきですか？

1. Treatable dementia とは

　認知症は，一旦正常に達した知的機能が後天的な脳の器質的障害によって持続性に低下し，日常生活や社会生活の遂行に支障をきたすようになった状態である．Alzheimer's disease（AD）：アルツハイマー病やdementia with Lewy bodies（DLB）：レヴィ小体認知症などの主な認知症疾患では，神経細胞の変性が病因に強く関与しており，現時点で進行を停止させる有効な治療法は開発されていない．しかしながら，認知症をきたす疾患の中には，適切に診断・治療を行うと，回復が見込めるものもあり，treatable（治療できる・治療可能な）dementia（認知症）とよばれている．このtreatable dementia をきたす疾患については，8 で述べた通りであるが，本稿では，どのように鑑別診断を行っていくかについて述べる．

2. Treatable dementia をきたす疾患の鑑別方法

　8 で述べたとおり，認知症を呈する疾患では，treatable dementia は，頻度的には少なく，全体の1割程度である．しかしながら，適切に診断できれば，回復が見込める可能性があるので，必ずその存在の可能性を念頭におき鑑別診断を行う．問診・身体診察が重要であることは，いうまでもないが，treatable dementia の鑑別には他に，頭部の画像診断・血液検査が重要であり，患者来院後できるだけ早期に施行する．以下，鑑別診断上留意する点について記載し，要点を 表1 にまとめた．

1 問診・身体診察

　問診におけるポイントとしては，特に高齢者における転倒・打撲歴の有無は，慢性硬膜下血腫の可能性を疑わせる点で重要である．また飲酒歴や胃切除歴などは，ビタミン欠乏症などの可能性を考えさせる点で重要である．意識障害・見当識障害・認知機能のレベルが変動する場合も，肝性脳症などの代謝性脳症では起こりやすい．高齢者では，複数の診療科に受診していることは，珍しくなく，

表1 Treatable dementia の診療のポイント

1）**問診・診察**
外傷歴・転倒歴，飲酒歴，手術歴（胃切除など），尿失禁の有無，服用薬剤歴．
歩行障害の有無，振戦，甲状腺腫大，腱反射異常．

2）**画像検査（CT/MRI）**
硬膜下血腫，脳腫瘍の有無．
脳室拡大像に加えて，MRIの冠状断での高位円蓋部のクモ膜下腔狭小．
肝性脳症ではMRI T1強調画像で淡蒼球の高信号．

3）**血液検査**
大球性貧血，肝・腎障害，血糖，電解質，アンモニア，甲状腺機能．
ビタミンB1，B12など．
梅毒を含めた感染症検査．
動脈血ガス分析．

各々の科で多種多様な薬剤を処方されており，その服用歴のチェックも必要である．

身体所見では，ADでは通常初期の段階では，歩行障害は目立たない．慢性硬膜下血腫では，片麻痺やふらつき歩行を呈していたり，正常圧水頭症では，開脚・小刻み歩行となる．不随意運動の有無も重要である．特に肝性脳症では，羽ばたき振戦を合併しやすい．両手を挙上させ，手首を背屈させると出現しやすい．甲状腺腫大，巨舌，徐脈，アキレス腱反射の弛緩相延長は，甲状腺機能低下症を示唆させる．

2 画像診断

認知症診断において，頭部の画像検査は，ほぼ必須の項目である．頭部CTあるいはMRIでは，慢性硬膜下血腫は，比較的容易に鑑別が可能である **図1**．一般的に，急性期の脳出血は，CTでは高吸収を呈しているが，慢性硬膜下血腫では，大脳と等吸収であることも多く，注意が必要である．また脳腫瘍の多くも，CT，MRIで判別可能であるが，造影検査を加えると，さらにわかりやすくなる．正常圧水頭症は，脳室拡大と脳室周囲のCTにおける低吸収あるいは，MRIのT2強調画像における高信号が特徴であるが，しばしば脳萎縮に伴う脳室拡大所見と鑑別が困難である．この場合は，MRIにおける冠状断が有用で，高位円蓋部の脳溝・クモ膜下腔の狭小化と不釣り合いなシルビウス裂の開大が特徴である **図2**．

8 でも述べているが，肝性脳症では，淡蒼球を主体とした基底核に，MRIの

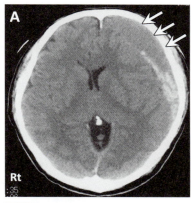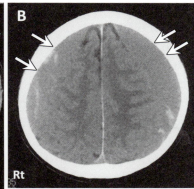

図1 慢性硬膜下血腫のCT画像
血腫部位を矢印で示す．血腫の大部分は，大脳皮質と等吸収であり，一見判別しにくいが，脳溝が認められない．また一部比較的新鮮な血液も含まれており，高吸収となっている．
本患者は70歳代の脊髄小脳変性症患者で，2カ月前に転倒し，その時頭部を打撲している．打撲当日のCTでは異常はなかった．また一週間前にも転倒している．

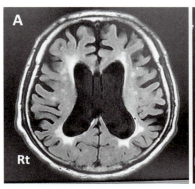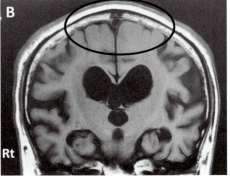

図2 正常圧水頭症患者のMRI所見
脳室拡大に加えて，冠状断画像において，高位円蓋部で脳溝やクモ膜下腔の狭小所見を認める（楕円で示す部位）．

T1強調画像で高信号所見がみられやすい．肝臓の代謝異常や，門脈−大循環シャントによる微量金属の沈着を反映しているものと考えられている．

　ビタミンB1欠乏で生じるWernicke脳症では，視床内側面や乳頭体がMRI T2強調画像で高信号となる．

3 血液検査

　血液検査も，treatable dementia の鑑別には必須である．血算では，大球性貧血がみられた場合は，ビタミン B12 欠乏の可能性がある（悪性貧血）．生化学検査では，肝障害（肝性脳症），腎障害（尿毒症），血糖異常に注意する．ただし，肝外門脈-大循環シャント脳症では，肝機能は一般に正常であり，血漿アンモニアを測定する．電解質異常，特に低ナトリウム血症や高カルシウム血症では，意識障害や見当識障害の原因となる．低ナトリウム血症がみられた場合，副腎不全やSIADH などの可能性も考慮する．高カルシウム血症では，副甲状腺機能異常症の可能性があるが，高齢者では悪性腫瘍の可能性があるので，さらなる精査が必要である．

　内分泌機能検査では，甲状腺機能低下症を鑑別する．また前述したように電解質異常がある場合は，副腎，下垂体，副甲状腺などの精査が必要になる場合がある．

　肺性脳症や，高血糖，腎障害に伴う見当識障害を疑う場合は，動脈血ガス分析を行い，炭酸ガス分圧，酸塩基平衡などをチェックする．

　梅毒などの神経感染症も，血液検査でスクリーニング可能である．

3. 主な treatable dementia の治療について

1 正常圧水頭症

　正常圧水頭症は，髄液圧が正常範囲内で生じる水頭症であり，髄液シャント術により症状の改善が見込める treatable dementia である．治療は腰椎腹腔（LP）シャントあるいは，脳室腹腔（VP）シャントが選択される．

2 慢性硬膜下血腫

　頭部外傷（通常軽度の）を起点に，脳表の bridging vein が破綻することで生じる．動脈出血ではないので，急激には血腫が増大しないため，受傷後数週から数カ月後に発症する．このため患者はしばしば頭部打撲などの受傷歴を自覚していない（覚えていない）ことも多い．治療は通常 burr hole を開けて，血腫を吸引・除去する．

3 内科的疾患やうつ病などの精神科疾患

　原因疾患の治療が優先される．甲状腺機能低下症の場合は甲状腺ホルモンを補

充する．ビタミン欠乏の場合もビタミン補充療法が最優先であるが，特にビタミンB12は，消化管からの吸収障害が背景にあるので，経口投与では効果は期待できず，経静脈的あるいは筋肉内投与が必要になる．肝性脳症の場合，高アンモニア血症を誘発している因子（脱水，高蛋白食，消化管出血，便秘など）があれば是正する．門脈-大循環シャント脳症で，肝外にシャント血管が同定できれば，カテーテルによる塞栓術や，外科的に結紮術を行うことで，アンモニア上昇を是正することができる[1]．うつ病が背景にある場合は，抗うつ療法を開始する．

Pearls

肝性脳症に低蛋白食は有効か？

アンモニア合成に必要な窒素の供給は，食事中の蛋白であるため，一般的に肝硬変などの慢性の肝性脳症患者には，低蛋白食が基本となる．ただし，難治な肝性脳症をきたす成人発症Ⅱ型シトルリン血症では，低蛋白食はむしろ病態を悪化させるので注意が必要である[2]．本症は肝臓のミトコンドリア蛋白であるシトリンの欠損により生じる遺伝性疾患で，本邦を含めたアジア諸国に患者が多い．シトリン欠損状態では，糖代謝で生じたエネルギーをうまく活用できず，エネルギー源を蛋白や脂質に求めている．本症ではピーナッツや乳製品を好む特異な食嗜好があるが，生体内の代謝異常に基づいて食嗜好が形成されている．肝性脳症の低蛋白食は，逆に炭水化物含量が多く，病態を悪化させるものと考えられている[2]．治療は炭水化物制限が基本で，悪化例には肝移植を施行するが，治療後には，認知機能・見当識障害は劇的に改善する．

文献

[1] 宮崎大吾, 矢崎正英, 池田修一. 門脈-大循環性脳症, シャント脳症, 猪瀬型肝脳疾患. 神経症候群（第2版）Ⅴ. その他の神経疾患を含めて. 別冊日本臨床. 新領域別症候群シリーズ No. 30. 東京: 日本臨床社; 2014. p.354-9.
[2] 矢崎正英, 池田修一. シトルリン血症. 神経症候群（第2版）Ⅴ. その他の神経疾患を含めて. 別冊日本臨床. 新領域別症候群シリーズ No. 30. 東京: 日本臨床社; 2014. p.360-4.

〈矢崎正英〉

プリオン病とはなんですか？

1. プリオン病とは

　プリオン病とは，脳における海綿状変化と異常プリオン蛋白蓄積を特徴とする致死性疾患の総称であり，同種間，異種間で伝播し得る．ヒトプリオン病は発症機序により，原因不明の孤発性 Creutzfeldt-Jakob disease（CJD）：クロイツフェルト-ヤコブ病，プリオン蛋白遺伝子変異により発症する遺伝性プリオン病，感染原因が特定される獲得性プリオン病に分類される．感染予防の観点から早期診断が重要である．また診断の確定には病理学的検索が必須である．

　元来プリオン（proteinaceous infectious particles: prion）とは感染性蛋白粒子を意味する造語であり，ヒト CJD を含めた伝達性海綿状脳症の病態として，核酸をもたない蛋白質が感染性を有し，かつ自律的に増殖するという仮説が立てられたことに由来する（プリオン仮説）．現在プリオン病では，正常プリオン蛋白が様々な要因によりβシート構造に富む異常な高次構造を獲得し，それらが鋳型として作用することで正常プリオン蛋白を次々と異常型へ変換し，中枢神経系を破壊しつつ伝播していく疾患過程が想定されている．

　本稿ではヒトプリオン病の病理像について，孤発性 CJD，特に古典的 CJD を中心に概説する．

2. 古典的 CJD

1 古典的 CJD の病理像

　大脳は著明に萎縮し 図1A ，その割面では，皮質および白質，基底核，視床は著明に萎縮し褐色調を呈する 図1B ．組織学的には，大脳皮質では海綿状変化，神経細胞脱落，グリオーシスの3徴に加え，腫大神経細胞（ballooned neurons）を認める 図1D 図1E ．古典的 CJD の海綿状変化は癒合傾向の乏しい小空胞の出現を特徴とする．海馬は相対的に保たれる．プリオン蛋白免疫染色では，大脳皮質や深部灰白質においてシナプス型と表現される細顆粒状の陽性像が認められる 図1F ．脳幹は比較的保存される．小脳では顆粒細胞が脱落し，プルキンエ細胞は保たれる 図1G ．脳 MRI 拡散強調画像で認められる大脳皮

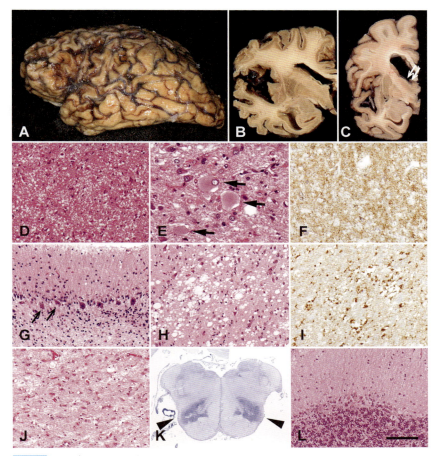

図1 ヒトプリオン病の病理所見

A, B: 孤発性 CJD（MM 1 型）．大脳は高度に萎縮しクルミ様の外観を呈する．脳重は 820 g（A）．脳回は鋭く立ち上がり，ナイフの刃様と表現される．大脳皮質，基底核の萎縮と褐色調変化が明らか（B）．

C: 孤発性 CJD（MM 2 視床型）．視床が高度に萎縮（二重矢印）．大脳皮質や基底核は相対的に保たれている．

D〜G: 孤発性 CJD（MM 1 型）．大脳皮質には，神経細胞脱落，グリオーシスに加え，癒合傾向の乏しい小空胞から成る海綿状変化を認める（D）．皮質深層の ballooned neurons（E，矢印）．シナプス型のプリオン蛋白の沈着（F）．小脳では顆粒細胞が高度に脱落し，プルキンエ細胞（G，矢印）は残存している．

H, I: 孤発性 CJD（MM 2 皮質型）．大脳皮質では癒合傾向のある粗大な空胞からなる海綿状変化を認め（H），プリオン蛋白は空胞周囲を主体に粗大に凝集する（I）．

J〜L: 孤発性 CJD（MM 2 視床型）．視床では高度の神経細胞脱落・グリオーシスを認める（J）．両側オリーブ核の高度のグリオーシス（K，矢頭）．小脳では顆粒細胞は保存され，プルキンエ細胞の高度脱落を認める（L）．

D, E, G, H, J, L: HE 染色，F, I: プリオン蛋白免疫染色（3 F 4 抗体），H: Holzer 染色．
Bar: 2 cm（A〜C），100 μm（D, F, H〜J, L），50 μm（E），4 mm（K）．

質高信号については，海綿状変化によるという説，異常プリオン蛋白蓄積の反映とする説などがあるが，結論には至っていない．

2 異常プリオン蛋白のタイピング

異常プリオン蛋白は蛋白分解酵素（プロテアーゼ）に対し抵抗性を示し，患者脳組織の蛋白分解酵素処理後ウェスタンブロットでは，健常人では出現しないバンドが認められる．このバンドパターンにより異常プリオン蛋白はタイプ1とタイプ2に大別される．古典的CJDではタイプ1の異常プリオン蛋白が蓄積する．

3. その他のヒトプリオン病

1 孤発性CJD

孤発性CJDには古典的CJDに加えていくつかの臨床病理病型があり，プリオン蛋白遺伝子のコドン129多型〔メチオニン（M）とバリン（V）の組み合わせによりMM，MV，VVの3種類がある〕と異常プリオン蛋白のタイプ（1型ないし2型）の組み合わせによる6亜型によく合致する[1]．この分類では古典的CJDはMM1型ないしはMV1型に相当する．

日本人ではコドン129多型はMM型が90％以上を占めることから，本邦の孤発性CJDでは古典的CJDに次いでMM2型の頻度が高い．MM2型は皮質型と視床型に大別される．MM2皮質型は比較的緩徐進行性の認知症を呈し，病理学的にも大脳皮質主体の変性を呈する．大脳皮質の海綿状変化は癒合傾向のある粗大な空胞からなり 図1H ，プリオン蛋白は空胞周囲を主体に粗大に凝集する 図1I ．MM2視床型では，後述の家族性致死性不眠症に類似した臨床病理像を呈する．視床 図1C 図1J および下オリーブ核 図1K の著明な変性が特徴的であり，大脳皮質は通常保たれる．小脳では古典的CJDとは対照的に，プルキンエ細胞が脱落し顆粒細胞は保存される 図1L ．本邦ではMV2型，VV2型はまれな病型であり，VV1型は報告がない．これらの病理像については成書を参照されたい[2]．

2 遺伝性プリオン病

本邦のヒトプリオン病の10～15％を占める．変異の頻度には人種差が影響し，本邦ではV180I，P102L，E200K，M232Rが多い．常染色体優性遺伝型式を示すが，浸透率が低く，しばしば孤発例のようにみえる．遺伝性CJD，ゲルストマ

ン・ストロイスラー・シャインカー病（Gerstmann-Sträussler-Scheinker disease: GSS），家族性致死性不眠症（fatal familial insomnia: FFI）に分類される．

P102L変異GSSは病初期には体幹失調を伴った歩行障害，下肢の異常感覚や腱反射消失を認め，進行期には認知症を伴い無動性無言に至る．遺伝性脊髄小脳変性症と鑑別を要することがある．失調や下肢の異常感覚は，脊髄後角，クラーク核，後索の異常プリオン蛋白沈着を伴う変性に由来する可能性が考えられている．小脳分子層のクールー斑やプラーク型異常プリオン蛋白蓄積が特徴である．FFIはD178N変異に加え，同一アリル上のコドン129多型がメチオニンである場合に発症し，同一アリルがバリンの場合は遺伝性CJDの表現型を呈する．睡眠障害，発汗，血圧の変動などの自律神経症状，興奮などの精神症状を呈し，進行期にはミオクローヌスや小脳失調が出現し得る．変性はほぼ視床と下オリーブ核に限局する．

3 獲得性プリオン病

硬膜移植後CJDなどの医原性CJD，牛海綿状脳症由来の変異型CJD，クールーに分類される．硬膜移植後CJDは過半数が本邦で発症しており，硬膜移植歴の他は臨床病理学的に古典的CJDと区別不能な非プラーク型と，進行が緩徐でプラーク型のプリオン蛋白沈着を伴う群に大別される．変異型CJDでは病理学的に花弁様プラークの出現が特徴的である．本邦からも英国に短期滞在歴を有する変異型CJDの報告がある．口蓋扁桃や消化管リンパ節にも異常プリオンの蓄積を認め，また輸血を介した感染も報告されており，二次感染が問題視されている．

4. おわりに

プリオン病における病理学的検索は，個々の診断確定や疫学データの精度向上のみならず，病態研究や治療法開発のために重要であるが，本邦では剖検率が低く問題である．プリオン病では，適切な感染対策を講じることで病理学的検索は可能であり[3]今後の剖検率の向上は大変重要な課題である．

Pearls

近年様々な神経変性疾患の病態モデルとして，異常凝集蛋白の鋳型作用による正常蛋白の凝集促進と凝集体の細胞間伝播を基盤とする，プリオン病類似の機序が提唱されている．このモデルは多くの変性疾患が系統的な進展様式を示すことと整合性があるが，例えば Parkinson disease（パーキンソン病）では定型的な進展様式から逸脱した症例も少なくなく，また ALS においても下位運動神経障害は必ずしも単一の髄節からその吻尾側へ連続的に進展しないことから，多発的に病変が形成され，各々の病変からその周囲へ伝播する機序（multifocal hits and local propagation）も提唱されている[4]．

文献

[1] Parchi P, Castellani R, Capellari S, et al. Molecular basis of phenotypic variability in sporadic Creutzfeldt-Jakob disease. Ann Neurol. 1996; 39: 767-78.
[2] 厚生労働科学研究費補助金難治性疾患克服研究事業「プリオン病及び遅発性ウイルス感染症に関する調査研究班」，編．プリオン病と遅発性ウイルス感染症．東京：金原出版；2010．
[3] プリオン病のサーベイランスと感染予防に関する調査研究班/日本神経病理学会 プリオン病剖検・病理検査推進委員会．プリオン病の安全な剖検と病理検査のために．http://www.jsnp.jp/pdf/purion201203.pdf
[4] Sekiguchi T, Kanouchi T, Shibuya K, et al. Spreading of amyotrophic lateral sclerosis lesions—multifocal hits and local propagation? J Neurol Neurosurg Psychiatry. 2014; 85: 85-91.

〈清水 宏　柿田明美〉

病理学的理解のための case approach

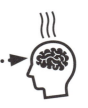

● 剖検が有用であった症例を教えてください

　剖検はどのような場合にも有用といえる．近年，剖検をする機会が減っていることは残念なことである．剖検依頼をしたことがない医師もあるようだが，医学が進歩すればするほど，剖検は重要になっている．それは，臨床診断が正しかったのかといったことだけを確認するためではない．高度に進歩している画像診断技術が，本当に病理学的変化を捉えていたのかといった検討もある．さらに，認知症はヒト脳を研究してはじめて理解できるものであるので，剖検による正しい診断（現状では剖検だけが，認知症の確定診断を得ることができる）と，その脳組織による将来における研究も大変重要だからである．

　症例を呈示する．主訴は「道に迷う」ということで，80 歳の時点で家族と受診した．79 歳で風呂の消し忘れがあったらしい．80 歳の時に，尿失禁，頭重感から正常圧水頭症を疑われ他院に入院したが，行動異常のため当院を紹介された．職業はアパート経営で，日常生活動作は自立していたが，リフォームを勝手に決め，家族が困惑するといったこともあったらしい．受診時には，神経学的所見で異常はないが，MMSE は 22 点であり，頭部 MRI はびまん性萎縮，側脳室下角開大 図1A ，右視床にラクナ梗塞を認めた．外来主治医は Alzheimer's disease（アルツハイマー病）と考え，コリンエステラーゼ阻害薬開始を開始した．その後は，緩徐に認知機能障害が進行して，徘徊，昼夜逆転，歩行障害が出現した．81 歳時には，要介護 4 の状況となった．意欲低下，介助歩行，便失禁（おむつ使用）を認めたと記録されている．82 歳の MRI では左頭頂を中心に陳旧性の出血を認め 図1B ．83 歳の時点では，場所や日付は解答できない状況となり 84 歳で死亡した．

　以下に脳病理所見の概要を示す．肉眼的には軽度の前頭側頭葉の萎縮を認めた 図2A ．海馬を含む割面で，海馬から海馬傍回の軽度萎縮と側脳室の開大を認めた 図2B ．顕微鏡による検討では，顕著な所見として多数の老人斑 図2C と神経原線維変化 図2D を認めたことである．老人斑はアミロイドβ蛋白から構成されるが，この蛋白を認識する免疫染色でも，多数の老人斑を認めた．老人斑はアルツハイマー病の中心的病理所見であるが，ただあればいいというものではない．老人斑を検討するときには，アミロイド沈着の周囲に，変性した神経突起を伴う老人斑 neuritic plaque（NP）というものがどの程度存在するのかが重視されてきた．よって NP の顕微鏡下での数を半定

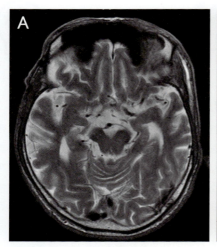 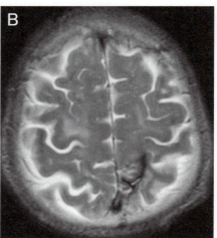

図1　頭部MRI T2強調画像
A（80歳）：びまん性萎縮に加えて側脳室下角の開大を認め，海馬から海馬傍回の萎縮が示唆される．B（82歳）：左頭頂に低信号病変を認め，陳旧性の皮質下出血所見と考えられる．

量的に4段階（none, sparse, moderate, frequent）に分類することと（CERADによる分類）❶が基本になる．加えて，アミロイドβの免疫染色により，老人斑の脳内での拡がりを5段階に分けた所見（Thal phase）❷を検討することになっている．本例では，CERADはfrequent　図2C，Thal phase 5であった．一方，神経原線維変化は神経細胞内にあるタウ蛋白がリン酸化し不溶性，凝集したものであるが，これは比較的一定の傾向をもって脳内に拡がっていくと考えられている．一般にBraakによるステージを検討することが普通で，Ⅰ～Ⅵまでの6段階に分けるが（　図3B　の上にある図）❸，本例では最も進んだⅥに相当した．本例では老人斑の程度と拡がり，および神経原線維変化の拡がりを組み合わせると，2012年からNational Institute of Aging（NIA）で用いられている診断基準においてもアルツハイマー病と診断された　図3C　❹．また，生前に認めた脳出血はアミロイド血管症によるものと考えられた．本例では他にラクナ梗塞（視床）を認めたが，レヴィ小体病や他のタウオパチーは認めなかった．本例は臨床的にもアルツハイマー病が念頭におかれ，臨床と病理診断が一致したケースである．

脳病理診断を新しいNIAの方法で記載すると，以下のようになる．
1　Alzheimer Disease Neuropathologic Changes: A3, B3, C3
　　1.1　Level of AD Neuropathologic Change: high
2　Lewy Body Disease: none

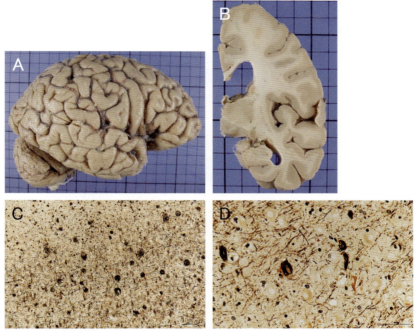

図2　脳病理所見
A: ホルマリン固定後の右半球．前頭葉と側頭葉に軽度萎縮を認める．B: 海馬から海馬傍回の軽度萎縮と側脳室の開大を認める．C: メセナミン銀染色による前頭葉皮質．多数の老人斑を認める．D: メセナミン銀染色による海馬．神経原線維変化を認める．

3　Cerebrovascular disease:
　　3.1　Arteriosclerosis, basal ganglia
4　Vascular brain injury:
　　4.1　Lacunar infarct, right basal ganglia
　　4.2　Cerebral hemorrhage, left occipital cortex, amyloid angiopathy
　　4.3　Microinfarct, right occipital（possible agonal stage）
5　Hippocampal sclerosis: none

　脳病理による認知症の検討は，多くの部位を検討しなければならないこと，様々な認知症性疾患に関連する蛋白に対する免疫染色を行うなど手間と時間がかかる．しかし，そういった検討によって，近年飛躍的に発展している前頭側頭葉変性症を中心とする疾患の分類や理解もある．また，剖検による脳病理学的検討によって，生前考えていた診断とは大きく異なる，あるいは思ってもいなかった疾患を発見することもある．

図3A CERAD（The Consortium to Establish a Registry for Alzheimer's Disease）によるアルツハイマー病の病理診断方法

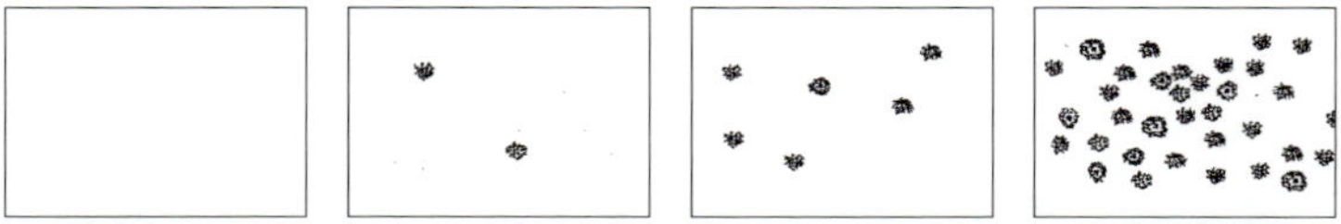

死亡時年齢	None	Sparse	Moderate	Severe
<50	0	C	C	C
50〜75	0	B	C	C
75<	0	A	B	C

老人斑スコア	認知症あり	認知症なし
0	normal	normal
A	possible	possible
B	probable	possible
C	definite	possible

図の上にあるように，100倍視野でみた際の老人斑（neuritic plaques）を半定量的に4段階に分類して，死亡時年齢と生前の臨床症候から診断をするものである．しかし，神経原線維変化を考慮していない（文献❶の図1，表1，2を参考に診断が容易になるように作成）．

神経原線維変化

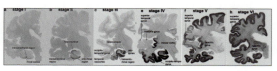

老人斑の頻度 CERAD		I/II	III/IV	V/VI
	Sparse	Low		
	Moderate		Intermediate	
	Severe			High

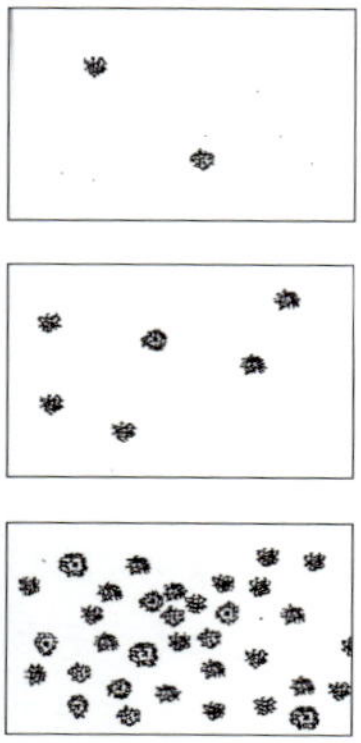

図3B その後，Braakによる神経原線維変化の拡がりを加味したNIA-Reagan criteriaが使用された

（文献❶❸❻から作成）．

老人斑のひろがりと頻度		B（Braak による神経原線維変化のひろがり）		
A（Thal）	C（CERAD）	0 or 1（none or I / II）	2（III / IV）	3（V / VI）
0（0）	0	Not	Not	Not
1（1～2）	0 or 1	Low	Low	Low
	2 or 3	Low	Intermediate	Intermediate
2（3）	Any C	Low	Intermediate	Intermediate
3（4～5）	0 or 1	Low	Intermediate	Intermediate
	2 or 3	Low	Intermediate	High

図 3C 現在は CERAD，Thal phase，Braak ステージを組み合わせた ABC score for level of AD neuropathologic change による方法がとられている

本例では，CERAD＝frequent，Thal phase＝5，Braak stage＝VIであり，図の○で囲まれた部位を結ぶと，アルツハイマー病らしさは「High」となる（文献❹の表 3 をもとに必要な用語を記入して作成）．

病理学的理解のための pitfall and pearls

　認知症の確定診断には剖検による脳病理診断が必須である．脳病理はしばしば敬遠されがちではあるが，系統だって行えばきちんと理解が可能なものである．認知症の病理診断には，関連する様々な蛋白と，それによる凝集体や神経封入体などとの関連があるために，基本的な病理診断の構成を知っておくとわかりやすい．米国でアルツハイマー病を中心とするスタンダードな診断手順を記載した論文と❹❺，やや古くなったが，前頭側頭葉変性症の診断手順を示した論文❼を参照するとよい．

文献

❶ Mirra SS, Heyman A, McKeel D, et al. The Consortium to Establish a Registry for Alzheimer's Disease (CERAD). Part II. Standardization of the neuropathologic assessment of Alzheimer's disease. Neurology. 1991; 41: 479-86.
❷ Thal DR, Rub U, Orantes M, et al. Phases of A beta-deposition in the human brain and its relevance for the development of AD. Neurology. 2002; 58: 1791-800.
❸ Braak H, Alafuzoff I, Arzberger T, et al. Staging of Alzheimer disease-associated neurofibrillary pathology using paraffin sections and immunocytochemistry. Acta Neuropathol. 2006; 112: 389-404.
❹ Montine TJ, Phelps CH, Beach TG, et al. National Institute on Aging-Alzheimer's Association guidelines for the neuropathologic assessment of Alzheimer's disease: a practical approach. Acta Neuropathol. 2012; 123: 1-11.
❺ 髙尾昌樹．剖検による神経病理診断―神経内科医の立場から―．診断病理．2016; 33: 267-82.
❻ Consensus recommendations for the postmortem diagnosis of Alzheimer's disease.

The National Institute on Aging, and Reagan Institute Working Group on Diagnostic Criteria for the Neuropathological Assessment of Alzheimer's Disease. Neurobiol Aging. 1997; 18: S1-2.
7) Cairns NJ, Bigio EH, Mackenzie IR, et al. Neuropathologic diagnostic and nosologic criteria for frontotemporal lobar degeneration: consensus of the Consortium for Frontotemporal Lobar Degeneration. Acta Neuropathol. 2007; 114: 5-22.

〈髙尾昌樹〉

基礎的な展開とこれからの展望 VI

認知症の動物モデルに関して教えてください

1. はじめに

　認知症に対する治療法を開発するには，まずは，ヒト認知症の病態をできるだけ忠実に表出したモデル動物を作製し，そのモデル動物で薬剤の投与を行い，その効果や副作用を評価することが必須である．そのため，多くのモデル動物が作製されてきた．そこで，今回，代表的認知症である Alzheimer's disease（アルツハイマー病）と血管性認知症に対するモデル動物をいくつか紹介する．

2. アルツハイマー病の動物モデルについて　表1

　アルツハイマー病の動物モデルとして，様々な実験動物が報告されている[1,2]．その際，その変異が家族性アルツハイマー病を引き起こす遺伝子が判明しているので，その遺伝子をマウスにおいて過剰発現させるとアルツハイマー病類似の病態を表す可能性が推測される．なかでも，アルツハイマー病脳に沈着し，その病

表1　想定されているアルツハイマー病の実験動物モデル

1）*APP* 遺伝子改変マウス 　PDAPP（APPV717F） 　Tg2576（APP$_{SWE}$） 　APP23（Thy1-APP$_{SWE}$） 　APP KI（APP^{NL-F}, APP^{NL-G-F}）（文献[3]参照）
2）*APP* 遺伝子，プレセニリン（*PS*）遺伝子，タウ遺伝子の改変を組み合わせたマウス 　APP$_{SWE}$/PS1M146V 　3xTgAD（APP$_{SWE}$, PS1M146V, TauP301L） 　5xFAD 　PS2/APP$_{SWE}$
3）タウ遺伝子改変マウス 　TgTau（P301L or R406W）
4）記憶学習障害と APP 蛋白の過剰発現 or 脳萎縮とを自然発症しているマウス 　SAMP8（APP ならびにリン酸化タウ蛋白の過剰発現） 　SAMP10（脳萎縮）
5）脳内アセチルコリン活性低下動物 　アセチルコリンのムスカリン性受容体阻害薬投与

態として重要な役割を担っているアミロイドベータ蛋白の前駆体のアミロイド前駆蛋白（amyloid precursor protein: APP）の遺伝子変異は，家族性アルツハイマー病を引き起こすので，この*APP*遺伝子を過剰発現させたトランスジェニックマウスは，20種以上作られてきた．その中で，Tg2576は，実際にアミロイドベータ蛋白が沈着しアルツハイマー病のよい動物モデルとして開発された[1][2]．また，同じく家族性アルツハイマー病を引き起こす遺伝子として，プレセニリン1/2が知られているが，その遺伝子の変異マウスも動物モデルとなりうる．そして，それらの複数の遺伝子増幅や変異を組み合わせた遺伝子改変マウス，例えば，トリプル遺伝子改変マウスの3xTg ADは，スウェーデン変異を伴うAPPと変異タウと変異プレセニリンを発現する遺伝子改変マウスであり，単独遺伝子改変マウスと比べ，より早期からアルツハイマー病類似の病態を表していることが報告された．このトリプル遺伝子改変マウスのモデルとしての優位性を指摘している論文がみられる一方で，遺伝子の過剰発現がもたらす弱点を克服するために，過剰発現させるのではなく，*APP*遺伝子の一部を置き換えた*APP*遺伝子のノックインマウスが作製され，よりヒトアルツハイマー病脳の病態に近い病態を示していることが報告された[3]．このノックインマウスが，今後のアルツハイマー病のモデルマウスとして主流になっていくものと考えられる．また，ApoE4がアルツハイマー病の危険因子であることから，従来の*APP*遺伝子改変マウスにApoE4発現を導入することでより表現形質を明らかにする試みもある．

　アルツハイマー病脳内には，アミロイドベータ蛋白とともに，リン酸化タウ蛋白が神経細胞内に沈着し，神経原性変化を生じる．そのタウ蛋白を過剰発現する遺伝子改変マウスの開発には，frontotemporal dementia with parkinsonism linked to chromosome 17（FTPD-17）という家族性のタウオパチーにおけるタウ遺伝子変異の解明が役立っている．この家系では，タウ遺伝子に多くの変異がみつかっているが，TgTau（P301L）やTgTau（R406W）などがモデルマウスとしてタウ病理の解明に役立つ可能性が考えられる．

　一方，そもそもアミロイドベータ蛋白は，認知障害のない老人脳にも沈着しているので，脳の老化が促進すると脳内アミロイドベータ蛋白の沈着亢進から認知障害をもたらすのではないか，とも考えられる．老化のモデルマウスも様々報告されているが，老化に伴い記憶学習障害を自然発症するsenescence-accelerated mouse prone 8（SAMP8）は，加齢に伴いAPPの発現亢進やアミロイドベータ蛋白に対する抗体陽性構造物が増加し，リン酸化タウ蛋白も出現することから，アルツハイマー病研究のモデル動物として報告されている[4]．さらに，こ

のマウスは酸化ストレスが亢進しており，この点でもアルツハイマー病の病態との類似性がみられる．また，同じ SAM マウスの 1 系統である SAMP10 は加齢に伴う記憶学習障害のみならず脳萎縮をきたすことから，このマウスも加齢に伴う神経細胞脱落の機序解明のために有用であると考えられる．

従来，アルツハイマー病脳内ではアセチルコリン活性の低下があることが指摘されており，そのため，その治療薬として，アセチルコリン分解酵素の阻害薬が認可され，その投薬により脳内アセチルコリン活性を上昇させ認知機能が改善することが報告されてきた．それゆえ，アセチルコリンのムスカリン性受容体阻害薬投与により，脳内のアセチルコリン系の機能の低下した動物も，認知機能障害のモデル動物になりうると考えられる．

3. 血管性認知症の動物モデルについて 表2

血管性認知症は，脳血管障害に伴って認知機能低下を示す症候群である．現在，血管性認知障害の神経病理学的原因としては，a）脳室周囲や深部皮質下白質におけるラクナ梗塞やビンスワンガー病としてみられる脳小血管病（cerebral small vessel disease），b）大血管の動脈硬化性病変によって大小の脳梗塞が多

表2 想定されている血管性認知障害を呈する実験動物モデル

1) 慢性広範性低灌流動物
   両側総頸動脈閉塞ラット/砂ネズミ/マウス
   一側総頸動脈閉塞マウス

2) 一過性広範性低灌流動物
   一過性 4 血管閉塞ラット
   一過性 2 血管閉塞砂ネズミ/マウス

3) 局所性低灌流動物
   中大脳動脈閉塞ラット/マウス

4) 塞栓性閉塞動物
   塞栓源注入ラット
   光活性化血栓塞栓ラット

5) 高血圧動物
   脳卒中易発症系自然発症高血圧モデルラット（SHRSP）
   高血圧サル

6) 血管症動物
   高ホモシステイン血症動物
   muscarinic acetylcholine receptor M5 KO マウス
   糖尿病ラット/マウス

発して発症する多発梗塞性認知症としての大血管病（large vessel disease），c）記憶に重要な部位の障害による戦略的部位における梗塞（strategic infarct），d）高度低灌流状態，e）微小出血を含む出血，f）遺伝性血管症が指摘されている[5]．このような血管性認知障害のヒトの疾患の具体的モデルとして，Jiwaらは，1）低拍出性心不全などの慢性広範性低灌流状態，2）一過性心停止などの一過性広範性低灌流状態，3）動静脈奇形などの局所性低灌流状態，4）局所的な大血管の狭窄などの塞栓性閉塞状態，5）一次性および二次性高血圧状態，6）糖尿病や脳アミロイド血管症などの血管症を，あげている[5]．そして，さらに，Jiwaらは，そのヒトの血管性認知障害を呈する状態に対する実験動物モデルとして，それぞれ，1）ラットやマウスの両側総頸動脈閉塞モデルなどの慢性広範性低灌流動物，2）ラットの4血管閉塞などの一過性広範性低灌流動物，3）ラット中大脳動脈閉塞モデルなどの局所性低灌流動物，4）血塊などの塞栓源注入ラットなどの塞栓性閉塞動物，5）脳卒中易発症系自然発症高血圧モデルラットなどの高血圧動物，そして，6）糖尿病ラットなどの血管症動物を指摘している[5]．その中で，比較的汎用されている動物モデルを紹介する．

(a) 両側総頸動脈閉塞した慢性広範性低灌流ラット

このラットでは，両側総頸動脈閉塞3日後に視索に，そして，7日後に脳梁に白質障害が生じる．白質障害だけでなく，アストロサイトの増生や血液脳関門の障害も伴い，小血管性認知症の特徴をよく描出している．このラットは頻繁に用いられているが，急性期の血流低下が比較的強く急性期組織障害も加わっていると考えられる．

(b) 両側総頸動脈閉塞した慢性広範性低灌流マウス

両側総頸動脈にマイクロコイルあるいはコンストリクターを装着することにより，慢性脳低灌流を誘導し，その後に白質障害が生じ，多発小梗塞を誘導できる．現在，複数の新規モデルが開発されており，血管性認知障害の慢性期状態の動物モデルとしてより相応しいものができている．

(c) 自然発症高血圧モデルラット（SHR）および脳卒中易発症系SHR（SHRSP）

自然発症の高血圧に基づき，血液脳関門障害やアストロサイトの増生や神経細胞脱落や白質障害を伴い，最終的に脳卒中を発症するこれらのラットもモデルとして適していると考えられるが，表現形質の描出に時間を要する．

4. まとめ

　以上，全てを網羅できていないが，アルツハイマー病と血管性認知症の代表的な動物モデルについて概説した．詳細は参考文献を参考にしていただきたい．ヒトの複雑な認知障害の病態解明のみならず治療薬の開発のためにも，目的，用途に応じて使い分け，あるいは，複数組み合わせることで，研究の成果があがるものと考えられる．

> ### Pearls
>
> 　脳の病態を理解するうえで，脳内組織間液の流れを理解することは必須で，アルツハイマー病脳の病態にも関係していると考えられる．2015年のNature Reviews Neurologyに掲載された総説論文（Tarasoff-Conway JM, et al. Nat Rev Neurol. 2015; 11: 457-70）は最新の知見に基づいた優れた総説である．認知症の病態の理解が深まるものと考えている．

文献

1. Kitazawa M, Medeiros R, LaFerla FM. Transgenic mouse models of Alzheimer disease: developing a better model as a tool for therapeutic interventions. Curr Pharm Des. 2012; 18: 1131-47.
2. Bilkei-Gorzo A. Genetic mouse models of brain ageing and Alzheimer's disease. Pharmacol Ther. 2014; 142: 244-57.
3. Saito T, Matsuba Y, Mihira N, et al. Single App knock-in mouse models of Alzheimer's disease. Nat Neurosci. 2014; 17: 661-3.
4. Morley JE, Farr SA, Kumar VB, et al. The SAMP8 mouse: a model to develop therapeutic interventions for Alzheimer's disease. Curr Pharm Des. 2012; 18: 1123-30.
5. Jiwa NS, Garrard P, Hainsworth AH. Experimental models of vascular dementia and vascular cognitive impairment: a systematic review. J Neurochem. 2010; 115: 814-28.

〈上野正樹〉

2 iPS細胞による研究の果たす役割に関して教えてください

1. はじめに

　iPS細胞は医療者であれば山中博士が開発し樹立した細胞群であるということは有名である．テレビや新聞のニュースをみていてもiPS細胞研究の結果報告が報道されることがあり，日本が誇る重要な知的財産である．iPS細胞は細胞を採取した患者と同じゲノムをもちながら，多能性と未分化能をもっている点で将来の治療につながる可能性が高いことから期待の寄せられる技術である．しかし，すぐにiPS細胞を患者から樹立するという方向性はまだみえない．パーキンソン病患者群では採血検体からiPS細胞を樹立し，iPS細胞バンクを作ろうという動きもみえているが，認知症患者群ではまだ企画される段階にもなっていない．本

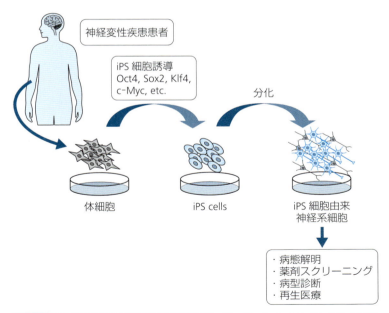

図1 iPS細胞を用いた認知症研究モデル (Ito D, et al. Ann Neurol. 2012; 72: 167-174)

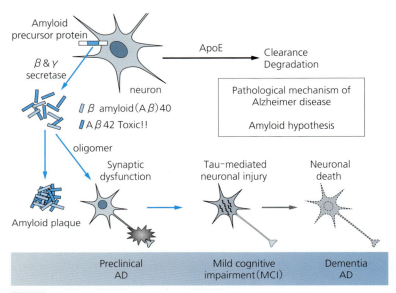

図2 アミロイド仮説によるニューロンの変性

稿では，認知症における iPS 細胞研究の現段階について述べ，将来の治療への発展について考察する．

2. iPS 細胞から神経系細胞が作成できる．

　胚性幹（ES）細胞からの神経系細胞の誘導法については 2000 年頃から開発されていた．ヒト ES 細胞についても 2004 年頃より分化誘導方法についての論文もみられるようになってきた．山中博士らの研究により iPS 細胞誘導法が樹立されると，ES 細胞の分化方法を用いて iPS 細胞からも神経系細胞が誘導できるようになった．神経系の発達と iPS 細胞からの神経系の細胞の発達は近似している．最初に外胚葉が生み出され，神経幹細胞が誘導される．その後神経幹細胞からニューロンが分化してくる．そしてそのニューロンの中でもどのようなタイプのニューロンを誘導するかどうかが重要視されている．よく誘導されるのはパーキンソン病で脱落が特徴的なドパミンニューロンであり，また，アルツハイマー型認知症で障害されるコリンニューロンである．これらのニューロンは分化の段階で各種誘導刺激を受けているため，それらの誘導因子を組み合わせることで様々

なニューロンを作ることができる❶ようになってきている．

　また，iPS細胞を樹立する方法についてもより安全な方向に向かっている．以前の樹立方法では，腹部などの皮膚から線維芽細胞を培養し，それらに山中4因子を導入してiPS細胞株にしていたが，末梢血のTリンパ球から誘導する方法も開発されている．これらのTリンパ球由来のiPS細胞はTiPSとよばれており，線維芽細胞由来のiPSとは異なる方法で神経系細胞への誘導法が確立された❷．現在，順天堂大学ではこのTiPS細胞樹立法を用いてパーキンソン病患者からiPS細胞バンクを作ることとしている．

3. iPS細胞由来神経系細胞でできること

1 病態解明

　iPS細胞から分化したニューロン群には，作成したヒトのそのもののゲノムが乗っており，そのヒトに発現している神経系細胞群が生成できていると考える．アルツハイマー型認知症の患者由来であれば，病理でみられるようなアミロイドβ（Aβ）タンパクの蓄積，老人斑の生成や神経原線維変化（NFT）の確認を目指すところである．そしてコリンニューロンが変性脱落する機構が培養系の中でみえてくる可能性がある．我々のグループでもプレセニリン遺伝子の変異が入っているiPS細胞から作成されたニューロンからは老人斑構成タンパクであるAβ42/40の生成亢進を確認している❸．残念ながらこの報告では，培養に費やした時間が短かったためかタウの蓄積についてまでは示すことはできなかったが，現在は，大脳皮質の神経細胞に特異的に分化させ長期培養することによりタウの蓄積の再現に成功している（Stem Cell Reports. 2015; 5: 1010-22）．

　このようにニューロンへの異常タンパク蓄積機構の解明を行っていく以外にも，ニューロンの変性を予防する機構の解明も有力である．実際，iPS細胞由来のアストロサイトは異常タンパク蓄積からみられる酸化ストレスを解消する❹ことも述べられており，ニューロンの障害機構の検討だけでなく，ニューロン保護を強めていくことも重要な治療戦略になっていく可能性が考えられる．この両方の点から今までは病理でしか確認できなかった神経変性の病態が *in vitro* で確認できるのかがiPS細胞研究の一つの特徴となっている．

2 薬剤スクリーニング

　iPS細胞から分化したニューロンやアストロサイトで，実際の病態がみえるよ

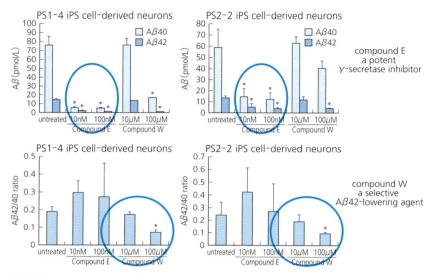

図3 アルツハイマー型認知症 iPS 細胞を用いた薬剤スクリーニング（Yagi T, et al. Hum Mol Genet, 2011; 20: 4530-9[3]より引用）

うになったとき，次につなげたいのは創薬の分野である．我々は，先ほどのプレセニリン遺伝子変異 iPS 細胞由来ニューロンに対し Aβ 発現量を抑える薬剤を投与すると Aβ の発現が抑えられたことを確認した[3]．このように，iPS 細胞由来ニューロンでみられたアルツハイマー型認知症病理が，薬剤により解消できることを確認できた．また，家族性アルツハイマー型認知症だけでなく，孤発性のアルツハイマー型認知症でも iPS 細胞から誘導されたニューロンに DHA を投与することで Aβ が低下することが確認されている[5]．

新規の薬剤の中でニューロンの変性刺激を和らげる可能性があるのはどれか，およびアストロサイトの保護作用を増強するような薬剤はどれか検討を行える点がある．

さらには，個人個人の iPS 細胞株が樹立できた場合，薬剤一つだけでなく，複数の薬剤により神経変性刺激を改善できるような組み合わせを検討する可能性も考えられるところである．

3 病型診断

　我々が臨床で出会う患者には確定診断がつかないものも多い．神経・精神症状として異常は認めていても疾患としては成熟しておらず，疑いのままであることがある．認知症でも軽度認知障害の場合，記銘力障害だけではアルツハイマー型認知症，レヴィ小体型認知症などの可能性が考えられる．iPS細胞から誘導されたニューロンへの異常タンパクの蓄積状況から病理がわかることによって新規の確定診断法に結びつく可能性が考えられる．

4 移植・再生医療の可能性

　iPS細胞研究以前のES細胞研究が華やかだった頃，強く意識されていたのが移植治療の可能性であった．パーキンソン病患者に対し中絶胎児の神経系細胞を移植することでパーキンソン病治療になったという報告がなされて以来，ES細胞からドパミンニューロンやコリンニューロンが誘導できることが知られるようになると，障害されたニューロンの機能を補充すべく移植を通して治療に役立たせたいという希望が膨らんでいた．iPS細胞が樹立されてもやはり障害された機能を回復させるかもしれない再生医療への期待は非常に高い．しかし，患者由来のコリンニューロンが作成できたとして，本当に記憶障害など高次機能障害を改善させるためにはどこに，どのように，どの量で移植を行うのかの検討がない．またコリンを増やすだけならば可能かもしれないが，やはり本来の神経回路を回復させることが重要と考えられ，まだ道は遠い印象である．

4. まとめ

　iPS細胞研究の発展で各種細胞群を誘導しての病態解明，薬剤スクリーニングおよび再生医療への希望が膨らむところである[6]．実際患者数も増えており社会的問題になっている現実を考慮に入れると，喫緊の課題でもある．

　しかし認知症はHeterogeneityの高い疾患である．患者群にも進行度や老人斑・NFTの領域があり，アルツハイマー型認知症だけでなく前頭側頭葉型認知症やレヴィ小体型認知症などのその他の疾患も存在する．研究対象となる神経細胞は多種類にわたる．

　もちろんiPS細胞を用いた移植を考える時どのような症状改善の可能性があるか想像することが重要である．一方でiPS細胞群は多能性と未分化能をもった細胞群である．たとえ試験管内で分化させていたとしても移植した時に腫瘍化する

可能性も残存する．治療を優先し，可能性を探ることも必要だという声もある中，将来の一般的な治療に応用できるようにするには安全性をまず確保するべきだという声もある．このような複数の課題を克服することも重要である．

以上から，現段階では認知症患者への移植より各種疾患に対する病態解明や薬剤スクリーニングに使用される方が現実的と考えられる．

Pearls

iPS細胞研究をやっていると，「患者の頭に移植してください」といわれる

新たな知見が得られるたびにプレスリリースがなされ，各種報道がみられる．その時に患者および家族は「私の頭にもiPS細胞を移植してください」ということがある．なかなか返答に困る質問である．どこかで研究材料として細胞を提供していただくことがあるだろうと思っているが，やはり現実に即して答えることにしている．「今の段階では全ての患者様のiPS細胞株を樹立する手段ができ上がっているわけではなく，もしiPS細胞株ができて神経系細胞ができたとしても，移植して新たに神経回路を構築して，頭の機能まで改善するかというと未知数です．今の段階では現実的ではないです．」とお伝えしている．

文献

[1] Imaizumi K, Sone T, Ibata K et al. Controlling the regional identity of hPSC-derived neurons to uncover neuronal subtype specificity of neurological disease phenotypes. Stem Cell Reports. 2015; 5: 1-13.
[2] Matsumoto T, Fujimori K, Andoh-Noda T, et al. Functional neurons generated from T cell-derived induced pluripotent stem cells for neurological disease modeling. Stem Cell Reports. 2016; 8: 422-35.
[3] Yagi T, Ito D, Okada Y, et al. Modeling familial Alzheimer's disease with induced pluripotent stem cells. Hum Mol Genet. 2011; 20: 4530-9.
[4] Thevenet J, De Marchi U, Domingo JS, et al. Medium-chain fatty acids inhibit mitochondrial metabolism in astrocytes promoting astrocyte-neuron lactate and ketone body shuttle systems. FASEB J. 2016: 30; 1913-26.
[5] Kondo T, Asai M, Tsukita K, et al. Modeling Alzheimer's disease with iPSCs reveals stress phenotypes associated with intracellular Aβ and differential drug responsiveness. Cell Stem Cell. 2013; 4: 487-96.
[6] Imaizumi Y, Okano H. Modeling human neurological disorders with induced pluripotent stem cells. J Neurochem. 2014; 129: 388-99.

〈吉崎崇仁　伊東大介〉

3 認知症をきたす疾患とその遺伝子，タンパクとの関連に関してまとめてください

1. 認知症と異常タンパク蓄積

認知症をきたす神経変性疾患の多くは，臨床病像の進行に一致して脳内の異常タンパクの凝集と神経細胞死が拡大する 図1 ．蓄積するタンパクや経路は疾患ごとに一定であり，凝集タンパクの種類から疾患を分類する，プロテイノパチーという概念が定着しつつある 表1 ．また，家族性認知症の解析により同定された遺伝子変異と異常タンパク凝集機序の関連が注目されており，認知症の大半を占める孤発例の病態解明に応用されている．本稿では代表的な認知症疾患に蓄積している異常タンパクについて概説する．

2. アルツハイマー病

Alzheimer's disease（AD）: アルツハイマー病では，細胞外の老人斑（senile plaques: SPs）と，細胞内の神経原線維変化（neurofibrillary tangles: NFTs）

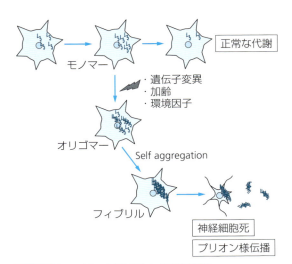

図1 タンパクの異常凝集と神経細胞死

表1 蓄積タンパクと認知症

蓄積タンパク		疾患名	凝集体	主な蓄積部位
アミロイドβ		アルツハイマー病	老人斑	細胞外
タウ	3R+4R	アルツハイマー病 神経原線維変化型認知症 FTDP-17（*MAPT*変異）	神経原線維変化	細胞質
	3R	ピック病 FTDP-17（*MAPT*変異）	ピック小体	
	4R	大脳皮質基底核変性症 進行性核上性麻痺 嗜銀顆粒性認知症 FTDP-17（*MAPT*変異）	astrocytic plaque tuft shaped astrocyte grain	
TDP-43		前頭側頭型認知症 FTDP-17（*GRN*変異）	ユビキチン陽性封入体	細胞質，核内
α-シヌクレイン		レヴィ小体型認知症	レヴィ小体	細胞質
		多系統萎縮症	グリア細胞質内封入体	
ハンチンチン		ハンチントン病	ポリグルタミン封入体	細胞質，核内
プリオンタンパク		プリオン病	アミロイド	細胞外

FTDP-17: frontotemporal dementia and parkinsonism linked to chromosome17

の蓄積とともに脳萎縮が進行する．SPの主要構成成分がアミロイドβ（Aβ）であり，NFTsの主要構成成分がタウである．ADの大部分は孤発例であるが，1～2％を占める若年性ADの家系解析から，amyloid beta precursor protein（*APP*），presenilin 1（*PSEN1*），presenilin 2（*PSEN2*）の優性遺伝性の変異が報告されている．これらの変異はAβ蓄積と関連する変異であることから，AD研究はアミロイドカスケード仮説に基づいて研究が進められてきた．

　大部分のAPPはαセクレターゼによりAβ配列内で切断され，病原性のない断片が産生される．一方，AβはAPPからβセクレターゼであるBACE-1によりN末端の細胞外ドメインを，*PSEN1*を活性中心とするγセクレターゼによりC末端側の膜貫通部ドメインを切断され産生される．Aβにはγセクレターゼの切断部位の違いによりAβ40とAβ42が生じ，Aβ42はAβ40に比べて強い凝集傾向をもつ．APPのβセクレターゼ作用部位近傍の変異であるSwedish変異（KM670/671NL）はAPPのBACE1に対する親和性を高め，総Aβ産生量を上昇させる．APPのC末端領域の変異はγセクレターゼによる切断部位を変化させ，より凝集性の強いAβ42産生をもたらし，Aβ42/40比を上昇させる．Aβ領域内の変異であるArctic変異（E693G）やDutch変異（E693Q）はAβの凝

集能を亢進させる．*PSEN1* や *PSEN2* の変異は，Aβ42 を上昇させると考えられている．高齢発症 AD のリスク遺伝子として，*apolipoprotein E*（*ApoE*）の ε4 アレルが知られており，ApoE が Aβ に結合して可溶性 Aβ の代謝や Aβ の凝集に影響すると考えられている．また，α セクレターゼである ADAM10 のバリアントも Aβ 産生を亢進され，AD の発症を促進する可能性が報告されている．

　AD を含むタウオパチーでは線維化，リン酸化したタウの蓄積がみられる．タウは *microtubule-associated protein tau*（*MAPT*）遺伝子にコードされた微小管結合タンパクであり，Exon2, 3, 10 の選択的スプライシングにより 6 つのアイソフォームが生じ，Exon10 の発現により決定される微小管結合部位のリピート数により 3R タウと 4R タウに分けられる．ヒト成人脳における 3R タウと 4R タウの発現比率は均等である．患者脳に蓄積しているタウのアイソフォーム比は疾患により異なり，AD では 3R タウと 4R タウが均等に蓄積している．AD 以外で 3R タウと 4R タウがともに蓄積する疾患は，神経原線維変化型認知症，外傷性脳障害，グアム・パーキンソン認知症複合，家族性英国型認知症とゲルストマン・シュトロイスラー・シャインカー病（GSS）などがあり，後 2 者では Aβ の蓄積も伴うことはタウと Aβ の関係を考えるうえで興味深い．

　Aβ とタウのどちらが AD の病態の根本かについての結論は出ていない．家族性 AD でタウの変異が報告されておらず，タウの遺伝子変異が Aβ 病理を誘導しないのに対して，APP の変異が老人斑と神経原線維変化の両方を形成しうることから，Aβ 病理はタウ病理に先行すると考えられているが，*PSEN* の変異は Aβ の沈着を伴わず単独でタウのリン酸化をもたらすことがマウスを用いた研究で示されている．最近のポジトロン断層法（PET）を用いた分子イメージング研究の結果から，Aβ ではなく脳内タウ蓄積が，病気の発症時期や臨床像と強く相関していることから，今後はタウオパチーとしての AD 研究が中心となると思われる．

3. 前頭側頭葉変性症

　前頭側頭葉変性症（FTLD）は前頭側頭型認知症，進行性非流暢性失語，意味性認知症，大脳皮質基底核症候群など多彩な症状を呈し，背景病理は均一ではない．一方で蓄積タンパクからみると FTLD は明確に分類され，関連した遺伝子変異や病理像はよく対応している．

　2006 年に FTLD および ALS 患者脳にみられるユビキチン陽性，タウ陰性封入

表2 家族性FTLDの原因遺伝子

遺伝子	頻度	変異数	臨床病型	病理所見
MAPT	13〜30%	>50	前頭側頭型認知症 進行性核上性麻痺 大脳皮質基底核変性症	神経細胞，グリア細胞内 リン酸化タウ陽性封入体
C9orf72	18〜24%	G_4C_2 リピート>30	前頭側頭型認知症 運動ニューロン疾患 アルツハイマー病 レヴィ小体型認知症	TDP-43病理 (type A, type B)
GRN	>5〜15%	71	前頭側頭型認知症 原発性進行性失語 大脳皮質基底核変性症 アルツハイマー病	TDP-43病理 (type A)
VCP	まれ	8	前頭側頭型認知症 封入体筋炎 骨パジェット病	TDP-43病理 (type A)
CHMP2B	まれ	5	前頭側頭型認知症 錐体外路疾患 運動ニューロン病	ユビキチン，p62陽性， TDP-43陰性核内封入体

体の主要構成タンパクとして transactive response DNA-binding protein of 43 kDa（TDP-43）が同定された．FTLDの約半数はTDP-43陽性封入体がみられるFTLD-TDPである．TDP-43はRNAの転写抑制や選択的スプライシングに関連した核タンパクであり，正常な細胞では大部分が核に局在しているが，患者脳では細胞質に局在が変化し，線維化，リン酸化したものが，部分的にユビキチン化，断片化して蓄積している．TDP-43の核におけるRNA制御機能不全や，TDP-43凝集体形成による毒性を介して細胞死が引き起こされると考えられている．

病理学的にFTLD-TDPを呈する家族性FTDの遺伝子変異は *C9orf72* 遺伝子や *GRN* 遺伝子変異が大部分を占め，*TARDBP* 遺伝子変異や *VCP* 遺伝子変異はまれである 表2 ．TDP-43をコードする *TARDBP* 遺伝子変異の多くはC末端領域に集中しており，RNA認識領域の変異はTDP-43の機能不全を，プリオン様ドメインの変異はTDP-43の凝集亢進をもたらすことが示されている．Chromosome 9 open reading frame 72 gene（C9orf 72）遺伝子のヘキサヌクレオチド（GGGGCC: G_4C_2）伸長は家族性FTDで最も高頻度（24.8%）にみられる変異であり，患者では30〜1000に伸長している．リピート配列を含むRNA凝集体（RNA foci）に伴うRNA結合タンパクの機能喪失や，開始コドン

を介さないリピート関連翻訳（RAN 翻訳）によって生じるジペプチド反復タンパクによる毒性が報告されている．一方で，G_4C_2 リピート数と変異保有者の疾患発症時期や重症度の相関は乏しく，健常群でも約 700 人に 1 人に G_4C_2 リピート伸長がみられるなど，C9orf 72 変異による TDP-43 蓄積発症には別の要因が関連している可能性もある．

Granulin（*GRN*）変異は家族性 FTD の 5〜20％，孤発例の 1〜5％にみられる．71 の変異の多くは，nonsense mediated decay を介して mRNA レベルで GRN 発現量が半減させ（ハプロ不全），神経変性に至る．*GRN* 遺伝子のホモ変異を有する成人発症神経セロイドリポフスチン症の症例が報告され，GRN の KO マウスでライソゾーム活性の低下が示されたことから，GRN 変異はライソゾーム機能低下による TDP-43 の代謝障害が疑われている．

FTLD の 45％を占める FTLD-tau では，脳内に線維化，異常リン酸化したタウが蓄積している．生理的にタウの微小管結合能はリン酸化により制御されているが，微小管結合部位の過剰リン酸化が患者脳に蓄積しているタウの共通病理である．微小管結合部位に存在するリジンのアセチル化（acK 280）が，*in vitro* でタウの微小管結合能低下や線維化促進することも報告されている．FTLD-tau は蓄積タウのアイソフォームにより，3R タウの蓄積がみられるピック病（Pick's disease: PiD），4R タウの蓄積がみられる進行性核上性麻痺（PSP），大脳皮質基底核変性症（CBD），嗜銀顆粒性認知症（AGD），神経原線維型認知症（NFT-dementia）に分類される．PiD は前頭葉を中心に神経細胞脱落とグリオーシス，3R タウに富む球状の嗜銀性神経細胞内封入体（Pick 小体）がみられるがグリア細胞のタウ蓄積は少ない．一方で，4R タウオパチーではグリア細胞にも豊富にタウの蓄積がみられ，astrocytic plaque は CBD，tuft shaped astrocyte は PSP に特徴的である．CBD と PSP は臨床像，病理像ともに類似しているが，患者脳に蓄積している 4R タウの生化学的な分析からは低分子領域のバンドパターンに違いがみられる．タウのアイソフォームごとの病変局在や細胞種の違いは，タウの 2 次構造の違いや翻訳後修飾を反映していると考えられるが，詳細な病態機序はいまだ解明されていない．PSP，CBD の遺伝的リスク因子として MAPT H1 ハプロタイプが知られている．

1996 年に，FTD 家系の連鎖解析から chromosome 17q21-22 に関連したパーキンソニズムを伴う前頭側頭型認知症（FTDP-17）の疾患単位が提唱された．原因遺伝子の一つである *MAPT* 遺伝子変異は 50 以上報告されており，①タウの微小管結合能に関連する変異，②Exon10 のスプライシング調節を介したタウア

イソフォーム比の変化に関連した変異，③タウの線維性凝集を促進する変異に分けられる．in vitro の検討から，4R タウは 3R タウよりも凝集傾向が強く，P301L 変異や N279K 変異など Exon10 に存在する変異は 4R タウが蓄積する．患者脳に蓄積しているタウアイソフォームは変異ごとにさまざまであり，孤発例との病理学的鑑別は難しい．

　FTLD-FUS（fused in sarcoma）は全 FTLD の 5％以下とまれであり，neurofilament inclusion body disease（NIFID），atypical FTLD-U（aFTLD-U），basophilic inclusions body disease（BIBD）に分類され，FUS 陽性封入体を特徴とする．FUS は 16 番染色体に存在する FUS 遺伝子にコードされた，526 アミノ酸からなる 53 kDa の核タンパク，hnRNP である．FUS の N 末端領域は転写活性をもち，C 末端領域には RNA タンパクの作用部位や transportin 1（TRN1）を標的とする FUS の核輸送シグナルが含まれている．TDP-43 と同様に，患者脳では，核から細胞質への局在変化がみられることから，FUS の RNA 結合タンパクとしての機能障害が病因として考えられている．

　その他，非常にまれながら，タウ，TDP-43，FUS 陰性の封入体を特徴とする FTLD-UPS（ubiquitin proteasome system）があり，エンドソーム関連タンパクである charged multivesicular body protein 2B（CHMP2B）変異が報告されている．

4. レヴィ小体型認知症

　アルファシヌクレイン（αS）は，140 アミノ酸からなる可溶性タンパクであり，神経終末に多く存在している．レヴィ小体型認知症やパーキンソン病の患者脳では，線維化，リン酸化，ユビキチン化された αS の不溶性凝集がみられる．特にセリン 129 のリン酸化（pSer129）は健常人ではみられず，診断に有用である．αS をコードする SNCA 遺伝子には重複の他，N 末端側に集中した A30P，E46K，A53T，H50Q，G51D の 5 種類の点変異が家族性パーキンソン病の原因として報告されている．このうち，E46K や A53T 変異はパーキンソニズムに加え認知症を伴うことが知られている．また，PSEN1 遺伝子 Exon12 の欠失やプリオン（PRNP）遺伝子の M232R 変異によるレヴィ小体型認知症症例が報告されている．また，AD 発症のリスク因子である APOE 遺伝子 ε4 アレルやグルコセレブロシダーゼ（GBA）遺伝子の変異もレヴィ小体型認知症のリスク因子とされている．

5. ハンチントン病

　ハンチントン病を含むポリグタミン病では，CAG リピートの異常伸長によりポリグルタミン（poly-Q）タンパクが過剰産生され，βシート構造に富むアミロイド様の不溶性線維の凝集を引き起こす．ハンチントン病では変異ハンチンチン（HTT）タンパクの N 末端断片により構成される細胞内凝集がみられ，ハンチンチン（*Htt*）遺伝子の Exon1 に存在する CAG リピートが 35〜40 以上に伸長している．poly-Q の伸長数は，表現促進現象や重症度に関連しており，poly-Q の伸長数が 65 を超える症例では小児期発症を呈する．培養細胞を用いた研究から，伸長 poly-Q が毒性をもたらす機序として，TATA-box 結合タンパクや cAMP 応答配列結合タンパクなどの Q/N リッチ配列をもつタンパクが封入体に取り込まれて機能を阻害されることや，HTT タンパクのオリゴマーによる細胞膜障害が報告されている．

6. プリオン病

　Creutzfeldt-Jakob disease（CJD）：クロイツフェルト-ヤコブ病を中心とするプリオン病は，正常型プリオンタンパク（PrP^C）がプロテアーゼ抵抗性の異常型プリオンタンパク（PrP^{sc}）に構造変換され，脳内に蓄積し神経細胞死に至る．ヒトのプリオンタンパクは 253 アミノ酸残基からなる膜タンパクで，N 末端側に 5 つのオクタペプチドリピートをもち，C 末端側に GPI アンカーが付加されている．PrP をコードする *PRNP* 遺伝子（20p12）にはコドン 129 のメチオニン（M），バリン（V），コドン 219 のグルタミン酸（E），リジン（K）の正常多型が知られており，とくにコドン 129 の多型（MM，MV，VV）と孤発性 CJD の臨床病型との相関が示されている．また，孤発性 CJD では 129 M/V はみられにくく，219 E/K の報告はないなど，これらの多型が孤発性 CJD に対して保護的に働く可能性が示唆されている．遺伝性プリオン病の *PRNP* 変異としては，本邦では V180I 変異，M232R 変異，E200K 変異による遺伝性 CJD，P102L 変異による GSS が多く，他に D178N 変異による家族性致死性不眠症（FFI）などが知られている．

Pearls

　認知症をきたす変性疾患の多くで特定の異常タンパクの凝集と神経変性が，特定の部位から拡大していく．凝集タンパクを重合核として，周囲の正常タンパクの構造変化を引き起こし，特定の経路を伝播していく「プリオン様伝播」が動物実験で証明されている．こうした考えは剖検脳の神経病理学，生化学的検討から得られた知見が基盤になっているが，分子イメージングの進歩に伴う生体内の異常タンパク蓄積の可視化により，異常タンパクの蓄積起点や伝播経路が明らかにされ，ヒトにおける「プリオン様伝播仮説」が証明されると期待したい．

文献

1. Karch CM, Cruchaga C, Goate AM. Alzheimer's disease genetics: from the bench to the clinic. Neuron. 2014; 83: 11-26.
2. Ghetti B, Oblak AL, Boeve BF, et al. Frontotemporal dementia caused by microtubule-associated protein tau gene (MAPT) mutations: a chameleon for neuropathology and neuroimaging. Neuropathol Appl Neurobiol. 2015; 41: 24-46.
3. Irwin DJ, Cairns NJ, Grossman M, et al. Frontotemporal lobar degeneration: defining phenotypic diversity through personalized medicine. Acta Neuropathol. 2015; 129: 469-91.
4. Bogaerts V, Engelborghs S, Kumar-Singh S, et al. A novel locus for dementia with Lewy bodies: a clinically and genetically heterogeneous disorder. Brain. 2007; 130: 2277-91.
5. Hoffner G, Souès S, Djian P. Aggregation of expanded huntingtin in the brains of patients with Huntington disease. Prion. 2007; 1: 26-31.
6. Parchi P, Cescatti M, Notari S, et al. Agent strain variation in human prion disease: insights from a molecular and pathological review of the National Institutes of Health series of experimentally transmitted disease. Brain. 2010; 133: 3030-42.
7. Goedert M. Alzheimer's and Parkinson's diseases: The prion concept in relation to assembled Aβ, tau, and α-synuclein. Science. 2015; 349.

〈寺田 真　玉岡 晃　長谷川成人〉

4 認知症の最新の治療法開発に関して教えてください

1. はじめに

　認知症は認知機能障害を生じる疾患の総称であり，その原因は多岐にわたっているが，Alzheimer's disease（AD）：アルツハイマー病の患者数が最も多い．ADは年齢とともにその頻度が高くなるため，高齢化社会の進行に伴ってAD患者の増加が見込まれている．ADをターゲットとして疾患修飾療法の開発が進んでいるが，その他の変性疾患に伴う認知症疾患の疾患修飾療法の開発についてはほとんど進んでいないのが現状である．本稿ではADに関する新規治療法開発の現状について概説する．

2. アルツハイマー病に対する疾患修飾療法の背景

　ADは老人斑としての脳実質への不溶性アミロイドβ蛋白（amyloid β protein: Aβ）の沈着，神経原線維変化（neurofibrillary tangle: NFT）としての神経細胞内へのリン酸化タウ蛋白の蓄積，それらに伴う神経細胞死を特徴とする．大多数を占める孤発性ADでは，脳内で増加したAβが凝集し，タウ蛋白の過剰なリン酸化が生じて神経細胞が障害され，ADを発症するとの説が考えられている（アミロイドカスケード仮説）　図1　．Aβの脳内への蓄積やバイオマーカーの変化は，臨床的に認知機能障害が認められない時期より生じると考えられており，ADにおける疾患修飾療法では，この仮説に基づき，脳内に蓄積した異常蛋白を除去し，ADの発症予防や進行抑制を目指している．

1 Aβの産生抑制

　AβはアミロイドΒ前駆蛋白（amyloid precursor protein: APP）よりβセクレターゼ，γセクレターゼによって神経細胞から細胞外に分泌される．一方，APPがαセクレターゼによって切り出された場合にAβは産生されない　図1　．これまでに行われた臨床試験で，γセクレターゼに対する阻害薬は有効性を示すことができなかったが，γセクレターゼのモジュレーターの開発が進められている．また，βセクレターゼ活性を担う酵素であるβ-site APP cleaving enzyme 1

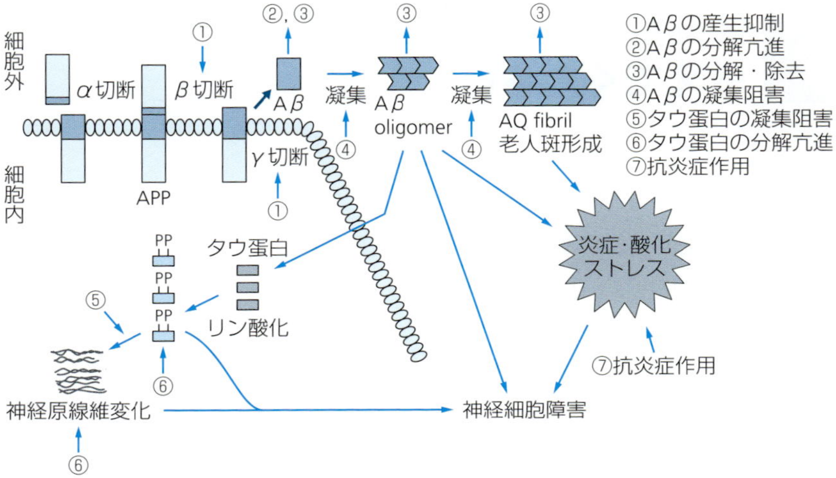

図 1 アルツハイマー病におけるアミロイドカスケード仮説と治療ターゲット

(BACE1) に対する阻害薬やαセクレターゼの活性を亢進する薬剤の開発が進められている．

2 Aβ の分解亢進（免疫治療以外の方法による）

Aβ の沈着機序については Aβ の産生増加，凝集の亢進，クリアランスの低下が考えられているが，孤発性 AD の場合は不明であり，多様であると考えられている．Aβ の脳内からの除去過程については，neprilysin などの酵素による局所での分解，low-density lipoprotein receptor-related protein-1 (LRP-1) といった血管内皮に存在するアポリポ蛋白 E (ApoE) レセプターを介した血管内への輸送，血管周囲の基底膜周囲からのドレナージ経路が考えられている．ApoE の粒子形成を促進する薬剤の臨床試験が行われている．

3 Aβ の分解・除去（Aβ に対する免疫治療）

Aβ に対する免疫療法では，抗原を投与する能動的な免疫と Aβ に対するモノクローナル抗体や免疫グロブリンを使用した受動免疫の手法が行われている．

1999 年にヒト APP を産生する PDAPP マウスに対する Aβ42 の能動免疫により，脳実質への Aβ の沈着が阻害および除去されたことが初めて報告され，認知機能障害の低下に対しても有効であることが後に報告された．

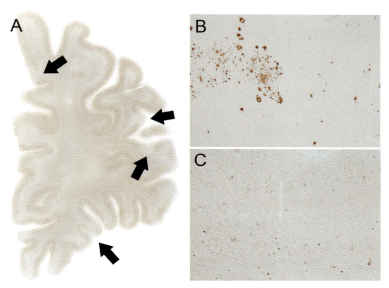

図2 Aβ42 能動免疫治療（AN1792 臨床試験）を受けたアルツハイマー病剖検例の組織写真
A: 右前頭葉のルーペ像．Aβ の除去を反映した染色欠損が大脳皮質に斑状に認められる（矢印）．B, C: 同一症例の大脳皮質の光顕像．大脳皮質の一部で Aβ が除去されているが（B），リン酸化タウ蛋白は残存している（C）．
A，B: 抗 Aβ 抗体による免疫染色，C: 抗リン酸化タウ抗体による免疫染色
（サウサンプトン大学 James Nicoll 教授のご厚意による）．

3.1. Aβ 能動免疫療法

　最初にヒトに対して行われた臨床試験は 2000 年に開始された．Aβ1-42 のペプチド（AN1792）がアジュバントとともに投与されたが，phase II の試験で治療群の 6% に髄膜脳炎が生じて中止となった．中止前までに得られたデータの解析では，投与開始 12 カ月後，6 年間後に認知機能障害の改善は認められなかった．しかし，抗体の産生が認められた 25 例を 4.6 年間にわたって経過観察した報告では認知機能障害の進行が有意に抑制された．剖検脳の検索では，脳実質からの Aβ の除去とミクログリアの活性化，高度な CAA が認められた 図2 ．抗体治療によって除去された Aβ が血管周囲ドレナージ経路よりドレナージされる過程で血管周囲に沈着し，CAA を生じたと考えられている．

　その他に，Aβ1-6 のペプチドからなるワクチンである CAD106，AFFITOPE，ACI-24 といった Aβ ワクチン療法の臨床試験が現在行われている．

3.2. Aβ 受動免疫療法

受動免疫を利用した方法では，bapineuzumab や solanezumab といった薬剤において，軽症から中等症の AD を対象として大規模な phaseⅢ の臨床試験が行われたが，臨床的な認知機能障害の改善や病状の進行予防効果が認められなかった．また，bapineuzumab が使用された剖検例の解析では，脳実質における Aβ の沈着量の減少はみられなかった．しかし，solanezumab について，軽症 AD のみの解析では認知機能障害の進行抑制を示す結果が得られ，2013 年 6 月より軽症 AD で脳アミロイド沈着が認められた症例を対象に phaseⅢ の試験が進行中である．

crenezumab，aducanumab，gantenermab といった薬剤などでも phaseⅡやⅢの臨床試験が行われている．

3.3. 大量ガンマグロブリン療法

大量ガンマグロブリン療法はガンマグロブリン製剤に含まれている自然に生じた抗 Aβ 抗体を利用するものである．phaseⅢ の臨床試験では認知機能の改善効果は認められなかったが，軽度認知機能障害を対象に行われた臨床試験では，脳萎縮の減少効果と AD への転換を遅らせる効果が示された．

3.4. AD に対する免疫治療における副作用

これまでに行われたヒトの臨床試験において認められた重大な副作用は髄膜脳炎，血管性浮腫，微小出血の増加である．

無菌性の髄膜脳炎は AN1792 の臨床試験において認められ，製剤安定化のために追加されたアジュバントにより惹起された炎症であった可能性が高いと考えられている．

血管性浮腫は Aβ に対するモノクローナル抗体を使用した臨床試験において認められた血管内からの液体の漏出である．一過性の T2 強調画像または FLAIR (fluid attenuated inversion recovery) 画像の高信号が脳実質や髄膜，脳溝に認められた (amyloid-related imaging abnormalities-edema/effusions: ARIA-E)．約半数では頭痛，錯乱，ふらつきや歩行障害といった臨床症状がみられた．免疫治療で血管周囲ドレナージ経路によって生じた CAA が ARIA に関連していると推定されている．

微小出血について，AN1792 の剖検例の検討では，対照の AD 群と比較して血管障害病変が有意に増加したことが報告されている．CAA の増加とそれに伴う脳出血と考えられており，ARIA-hemosiderin deposition (ARIA-H) として総称されている．

4 Aβの凝集阻害

　ADの発症にはAβのオリゴマーや不溶化したAβが組織を障害されることが考えられており，Aβの凝集を制御する薬剤はADの治療において重要な位置を占める可能性がある．これまでに *in vitro* の実験系で多数の化合物でAβの凝集抑制効果が示されているが，臨床試験で有効性が証明された薬剤はない．ELND005といった薬剤で臨床試験が進行中である．

5 タウ蛋白の凝集阻害

　ADでは微小管関連蛋白であるタウ蛋白が過剰にリン酸化し，凝集することによって神経細胞を障害する機序が考えられている 図1 ．したがって，過剰なリン酸化およびタウ蛋白の凝集阻害については疾患修飾療法のターゲットとなり得る．メチレンブルーの誘導体であるTRx0237ではphaseⅢの臨床試験が行われている．

6 タウ蛋白に対する免疫治療

　タウ蛋白は細胞内蛋白質であり，免疫治療における除去の機序については不明な点が多い．動物実験での検討では，細胞内のタウ蛋白の減少を認めたが，NFT様の構造物の出現，軸索の損傷，グリオーシスや四肢麻痺といった神経脱落症状を認めたことも報告されている．ヒトに対するタウ蛋白に対しての免疫治療の治験はほとんど行われていない．しかし，AADvac-1はタウ蛋白の一部からなるペプチドを用いて作成された能動免疫ワクチンで，2013年5月より軽症から中等症のADを対象としたphaseⅠでは安全性に問題がなかったことが発表された．現時点で，phaseⅡの臨床試験が計画されている．

7 抗炎症薬

　ADでは脳内に増加したAβによって炎症や酸化ストレスが生じ，タウ蛋白のリン酸化の促進や神経細胞の障害を生じることが推定されている 図1 ．すでに日常臨床にて使用されている非ステロイド性抗炎症薬やreceptor for advanced glycation end products（RAGEs）の阻害薬について臨床試験が行われている．

3. おわりに

　ADのアミロイドカスケード仮説が正しければ，発症の最初期段階であるAβによる神経毒性やその後の脳内への沈着および凝集を防止することで，ADの発症や進行を予防あるいは抑制できると考えられる．しかしながら，現時点で大規模臨床試験において認知機能に対する明らかな有効性が示された薬剤はない．これまでの臨床試験では軽症から中等症のADを対象に行われており，より早期に治療を開始する必要性が考えられている．そのため，現在では軽度認知障害の段階，さらには発症前（preclinical）のADについて，アミロイドPETや脳脊髄液マーカーを用いてより高い精度で診断し，発症予防を行う臨床試験が行われている．ADに対する疾患修飾療法が最終的に臨床応用されるまでには克服すべき問題が残されている．

Pearls

　アルツハイマー病に対する免疫治療を受けた症例の病理学的な変化について，AN1792の臨床試験に参加した症例では，脳実質からのAβの除去に加えてミクログリアの活性化，高度なCAAが認められた．また，神経突起内におけるリン酸化タウ蛋白の減少も報告されている．CAAの形成について，抗体治療によって除去されたAβが血管周囲ドレナージ経路よりドレナージされる過程にはアポリポ蛋白Eが関連していることが示されている．

文献

1. Jack CR Jr, Knopman DS, Jagust WJ, et al. Hypothetical model of dynamic biomarkers of the Alzheimer's pathological cascade. Lancet Neurol. 2010; 9: 119-28.
2. Schenk D, Barbour R, Dunn W, et al. Immunization with amyloidβ attenuates Alzheimer-disease-like pathology in the PDAPP mouse. Nature. 1999; 400: 173-7.
3. Nicoll JA, Wilkinson D, Holmes C, et al. Neuropathology of human Alzheimer disease after immunization with amyloid-beta peptide: a case report. Nat Med. 2003; 9: 448-52.
4. Doody RS, Thomas RG, Farlow M, et al. Phase 3 trials of solanezumab for mild-to-moderate Alzheimer's disease. N Engl J Med. 2014; 370: 311-21.
5. Sperling R, Salloway S, Brooks D, et al. Amyloid-related imaging abnormalities in patients with Alzheimer's disease treated with bapineuzumab: a retrospective analysis. Lancet Neurol. 2012; 11: 241-9.
6. Sakai K, Boche D, Carare R, et al. Aβ immunotherapy for Alzheimer's disease: effects on apoE and cerebral vasculopathy. Acta Neuropathol. 2014; 128: 777-89.

〈坂井健二〉

百寿者研究と認知症医療との展望について教えてください

1. はじめに

　百歳以上の高齢者（以下，百寿者）は一般的に人生の大半を自立して生活している方が多いことから，健康長寿のモデルと考えられている．私達の研究グループは 1992 年より東京地区で百寿者の医学調査を始め，百寿者の中でも 105 歳以上に到達する方は百歳時点の日常生活活動度（ADL）や認知機能が高いことを見出し，2002 年からは全国 105 歳（超百寿者）調査を開始した．現在まで百寿者・超百寿者の研究を通じ健康長寿のメカニズムの解明に挑んでいる．地球規模の高齢化，百寿者人口の増加とともに，最近では世界各国で百寿者に関する研究が行われるようになってきた．本稿では，主に百寿者の認知機能に関する研究および将来の認知症医療への応用の可能性について，国内外の百寿者研究の成果を基に概説する．

2. 百寿者の ADL と認知機能

　百寿者の健康度の指標として最も重要であるのは日常生活の自立度である．われわれは健康長寿医療センターとの共同研究により，住民ベースの東京都在住の百寿者 304 名（男性 65 名，女性 239 名）に対する訪問調査（Tokyo Centenarian Study: TCS）を 2000〜2002 年にかけて実施した．この研究で Gondo らは百寿者の ADL を Barthel index で評価し，ADL が自立している百寿者は男性で 18.5%，女性で 8.6% であることを報告した[1]．一方，寝たきりは男性で 20.0%，女性で 33.9% であり，全体として男性の方が女性よりも ADL が高いことを示した．207 名を対象としたデンマーク百寿者の研究では ADL が完全に自立している百寿者の割合は 12.1%，寝たきりかそれに近い重度要介護状態は 35.3% であり[3]，Gondo らの報告と同様の傾向が認められた．

　百寿者における認知症の有病率は，国や調査によって異なる評価法，診断基準が用いられており，単純な比較は難しいが global deterioration scale を用いた Gerogia Centenarian Study では 52.3%，DSM-ⅢR を用いた Swedish Centenarian Study では 27%，同じく Finnish Centenarian Study では 56%，clin-

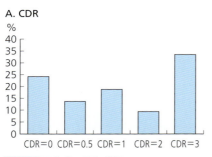 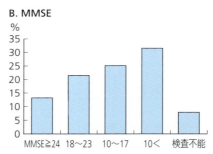

図1 百寿者の認知機能

CDR: clinical dementia rating, MMSE: Mini Mental State Examination.
MMSE の検査不能例は視力，聴力障害やコミュニケーションの障害による．

ical dementia rating（CDR）を用いた Korean Centenarian Study では 61.8%，New England Centenarian Study では 76% と報告されている[2]．われわれが行った TCS では，百寿者の認知機能を CDR と Mini Mental State Examination（MMSE）で評価した 図1 ．CDR 分類では認知症なし（CDR＝0）が 24.3%，CDR＝0.5 は一般的には認知症の疑いと分類されるが，百寿者では加齢に伴う記銘力の低下が顕著な場合も多く，CDR≧1 を認知症とする研究が多い．TCS では認知症（CDR≧1）が 61.9% であり，同じ評価法を用いた Korean Centenarian Study と同等であった．超高齢者の MMSE のカットオフ値については国際的なコンセンサスは得られていないが，24 点未満とした場合は 76.6%，21 点未満とした場合は 69.8% が認知症に分類された．ただし，百寿者では視力，聴力低下により MMSE を完遂できないケースも 10.5% に認められた．

3. 百寿者研究から超百寿者研究へ

多くの疫学研究で，認知症や認知機能の低下は高齢者の総死亡率と関連することが報告されている．われわれも TCS に参加した百寿者の追跡調査を行い，CDR および MMSE で評価した認知機能はいずれも百歳以降の総死亡と有意に関連した 図2A 図2B ．つまり，認知機能が高いほど百歳以降も長命であり，特に 105 歳以上に到達する超百寿者（semi-supercentenarian: SSC）や 110 歳以上のスーパーセンチナリアン（SC）では百歳時点の認知機能が高いことを見出した．そこで，2002 年から，究極の健康長寿モデルとして超百寿者を対象とし

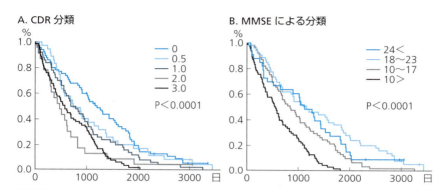

図2 百寿者の認知機能と百歳以降の生存率（Kaplan-Meier 曲線）
CDR，MMSE いずれによる分類でも，認知機能の低下は百歳以降の生存率の低下に関連する．

た全国調査を開始した[3]．総計で642人の100歳以上の高齢者を調査し，死亡年齢により100〜104歳（young centenarian: YC）群，105〜109歳（SSC）群，110歳まで到達した（SC）群の3群に分類した．その結果，100歳時点における日常生活がほぼ自立していたものの割合はYC，SSC，SCの順に37%，47%，80%であり，一方，全介助を要するものの割合は34%，23%，0%であった．つまり，日常生活の自立度が高い方が100歳以降の寿命も長く，110歳以上まで到達したSCは100歳時点での自立度がきわめて高いことが明らかとなった．次に，YC，SSC，SCの3つの百寿者群で，身体的自立を規定する要因について検討した．身体的自立を目的変数とした多変量解析の結果，3つの群で共通して性別と認知機能（MMSEスコアで測定）が身体的自立と強く関連した．すなわち男性は女性に比べて身体的自立を維持しやすく，またMMSEのスコアが1 SD高くなるごとに身体的自立のオッズ比が3.0〜3.7と高くなった．以上の結果から百歳以降の超高齢期でも認知機能を維持することは身体的自立を保つことにつながり，健康長寿達成の要因として重要であることが示唆された．

4. 百寿者の脳画像，神経病理学的研究

百寿者，特にSSCやSCがどのようにして加齢に伴う認知機能の低下を遅らせ，successful brain aging を達成しているのか，そのメカニズムの解明には脳画像検査による形態学的解析や剖検脳の神経病理学的研究がきわめて重要である．Yangらは Sydney Memory and Aging Study と Sydney Centenarian Study

に参加した71歳から103歳までの認知症のない高齢者277名の脳MRIを撮影し，加齢との関連を検証した．その結果，総灰白質容積，海馬容積は加齢とともに直線的に低下し，総白質病変（total white matter hyperintensity）は85～90歳以降，加齢に伴い指数関数的に増加した[4]．こうした加齢変化は脳全体としては不均一であり，内側側頭葉や頭頂葉，後頭葉に強い傾向がみられたが，前頭前皮質，島皮質，前帯状皮質では加齢性変化は軽度であった．認知機能の特に良好な160名についてサブグループ解析を行っても同様の所見が確認された．しかし，百歳以上の症例数は限られており，今後さらに症例の蓄積が求められる．

百寿者の剖検脳に関する研究では University of Kentucky Alzheimer's Disease Center の研究が有名である[5]．Georgia Centenarians Study や Nun study で得られた98～107歳（平均年齢102歳）の超高齢者77名の剖検脳所見から，neuritic plaque の出現頻度は CERAD 分類の none か sparse に該当する者が32％であり，アルツハイマー病理所見は超高齢期に普遍的に認められるわけではなかった．一方，海馬の神経原性変化や微小血管病変は全例で認められた．また，Lewy 小体病理は16.9％に，海馬硬化は20.8％に認められた．加齢はアルツハイマー病などの神経変性疾患の最大の危険因子であるが，百寿者では必ずしもそうした変化が顕著ではなく，アルツハイマー病理を免れたケースも少なからず認められた．しかし，微小血管性病変については全例で認められており，心血管病危険因子のマネージメントや薬物治療により微小血管病変を減少することがさらなる脳機能の改善につながるのか，今後の研究課題である．

5. 認知症医療への展望

これまでの研究結果より，百寿者の中でも特に SSC や SC は，超高齢期においても認知機能を保ち，また神経病理学的にもアルツハイマー病を免れているケースが示され，認知症の低リスク群と考えられている．われわれはアルツハイマー病の危険因子であるアポリポ蛋白E4のアリル頻度を調べたところ，preliminary な結果ではあるが，一般の高齢者に比べ百寿者，SSC，SC と年齢が高くなるほどその頻度が低下しており（未発表データ），遺伝的にみても SSC や SC は認知症の低リスクであった．現在，超百寿者の全ゲノム配列解析を進め，認知症の低リスク群の遺伝的背景を解明する研究に取り組んでいる．さらに最近，ある遺伝性疾患のリスク・アリルを保有していても，その疾患を発症しない人に注目し，疾患に対する抵抗性＝resilience を解明しようという研究が進められている[6]．わ

れわれの百寿者研究でも数はきわめて少ないもののアポリポ蛋白E4アリルを保有しながら110歳まで到達した方もおられ、こうした希少例の遺伝的背景を網羅的に解析することにより、認知症発症に対するresilienceが解明され、認知症の予防や治療薬の開発につながる可能性がある．

Pearls

百寿者は，動脈硬化や糖尿病の罹患率が低く，心血管性疾患の低リスクであることから血管性認知症にもなりにくいことは予想される．さらに，アポリポ蛋白E4アリル頻度が低いなど，アルツハイマー病の低リスク群としても注目されている．認知症研究では，機能MRIやアミロイドPETなどイメージング技術の発達が目覚ましいが，百寿者では身体機能の低下した方や合併症を有する方も多く，こうした画像検査の適応はまだまだ限られている．当面は百寿者の詳細な認知機能調査と遺伝子解析，血液バイオマーカー解析を組み合わせた観察研究からの成果が期待される．また，百寿者の凍結剖検脳の収集はきわめて困難であるが，認知症に対するresilienceの機構解明につながる貴重な研究リソースであり，百寿者ブレインバンクの構築が望まれる．

文献

1. Gondo Y, Hirose N, Arai Y, et al. Functional status of centenarians in Tokyo, Japan: developing better phenotypes of exceptional longevity. J Gerontol A Biol Sci Med Sci. 2006; 61: 305-10.
2. Yang Z, Slavin MJ, Sachdev PS. Dementia in the oldest old. Nat Rev Neurol. 2013; 9: 382-93.
3. Arai Y, Inagaki H, Takayama M, et al. Physical independence and mortality at the extreme limit of life span: supercentenarians study in Japan. J Gerontol A Bio Sci Med Sci. 2014; 69: 486-94.
4. Yang Z, Wen W, Jiang J, et al. Age-associated differences on structural brain MRI in nondemented individuals from 71 to 103 years. Neurobiol Aging. 2016; 40: 86-97.
5. Neltner JH, Abner EL, Jicha GA, et al. Brain pathologies in extreme old age. Neurobiol Aging. 2016; 37: 1-11.
6. Friend SH, Schadt EE. Translational genomics: Clues from the resilience. Science. 2014: 344, 970-2.

〈新井康通〉

頭部外傷と認知症，認知機能障害との関連について教えてください

1. 頭部外傷の分類

　頭部外傷には，頭皮外傷，頭蓋骨骨折，脳震盪，脳挫傷，脳裂傷，頭蓋内血腫，脳全体の神経細胞が損傷した状態（びまん性軸索損傷）などがある．頭蓋骨の骨折がなくても脳はダメージを受けることがあり，外傷の程度よりも，脳は深刻な損傷を受けていることがある．

　頭部外傷を分類する際には，解剖学的に頭蓋骨が損傷することで脳脊髄液が漏出する場合は穿通性，そうでない場合は非穿通性として分類されることも多い．穿通性とは，銃弾などによって，直接頭蓋が損傷を受ける場合であり，非穿通性とは，頭部に対する急な加速，減速，あるいは回転によって引き起こされるshearing force（剪断力）により脳に損傷をきたすもので，一部のスポーツとの関連も着目されている．

　損傷部位から分類する場合は，限局性と広汎性とに大きく分けることもできる 表1 ．前者は，その損傷部位に対応した高次脳機能障害やけいれんを生じる．後者は，軽度の脳震盪，古典的脳震盪，びまん性脳損傷，びまん性軸索障害などを含む．

表1　外傷性脳損傷の分類（著者和訳）[1]

限局性（focal）	びまん性（diffuse）
頭皮裂傷（scalp lacerations）	全脳虚血障害（global ischaemic injury）
頭蓋骨骨折（scall fractures）	外傷性軸索損傷/びまん性血管障害（traumatic axonal injury/diffuse vascular injury）
脳挫傷/脳裂傷（contusions/lacerations）	脳腫脹（brain swelling）
頭蓋内出血（intracranial haemorrhage）	
頭蓋内圧亢進による二次的な局所病変 (focal lesions secondary to raised intracranial pressure)	

2. 頭部外傷後遺症

　頭部外傷の多くの患者は，後遺症なく回復するとされ，残りは，短期記憶障害，人格障害，身体障害，変性，遷延性意識障害（植物状態）を呈する．よく使われる脳震盪（concussion）という用語は，外傷後の短時間の意識障害，変容，失見当識，記憶障害，頭痛，嘔吐，言語障害，運動機能障害などをさす言葉で，症状が 3 カ月以上継続すれば，post-concussion syndrome という．特に，記憶障害が 1 日以上持続する場合は重症で，長時間の意識障害や重度の意識障害は，重篤な後遺症を生じるとされている．このうち，急性期は主に脳神経外科を中心として治療されるが，慢性期の精神症状や，神経症状は，神経内科や精神科が担当科として治療を担当することも多くなっている．

3. 頭部外傷と認知機能障害（高次脳機能障害）との関連について

　頭部外傷による精神変調は以下のように分類することが可能である．
① 社会的行動障害（衝動性，易怒，無責任，無為など）
② （狭義の）神経心理学的症状（失語，失行，失認，記憶障害など）
③ 精神疾患と同等の症状（幻覚妄想，気分障害など）
④ 間接症状：記憶障害，注意障害などからくる二次的なもの（うつ，適応障害など）および PTSD
　上記のうち，特に頻度の高いのは情動の障害で，頭部外傷者の約半数近い人に認められるといっても過言ではない．
　その理由の一つは，以前より，蝶形損傷として知られている脳の前頭葉底面（眼窩面）と側頭葉の前方～外側底面の損傷があげられる．この損傷は前頭前野を含む情動回路を損なうため，情動障害・社会的行動障害の頻度が高まる．
　もう一つは，びまん性軸索損傷（diffuse axonal injury: DAI）である．前述の蝶形損傷を肉眼解剖学的メカニズムとすれば，DAI は組織解剖学的メカニズムである．DAI の神経病理学的な考察を中心に，頭部外傷の認知機能障害を論ずる．

4. びまん性軸索損傷による頭部外傷後遺症について

　びまん性頭部 CT 上明らかな骨折や出血が認められないにもかかわらず，受傷

直後より高度の意識障害を呈し，予後の不良な症例が存在することが広く認識されるようになり，その病理解剖学的基盤としては CT 検査の出現するはるか以前より一次性の脳幹部出血などが考えられてきた[2]．しかし 1956 年 Strich は，その成因を大脳白質に生じたびまん性の shearing injury（剪断力による損傷）に求め[3]，その後 Gennarelli[4]や Adams[5]らがサルを用いた実験で頭部の矢状線より斜め外側に角度のついた加速度を加えたときに頭蓋内血腫を伴わずに，遷延性昏睡を起こすことに成功し，その原因は大脳白質の軸索が広範に断裂することであり，形態学的基盤は retraction ball（以下 RB と略すことあり）であるとして diffuse axonal injury（びまん性軸索損傷）（以下 DAI と略すことあり）の概念を提唱した．なお最近出版された，Greenfield's Neuropathology 9ed. では DAI という言葉をより臨床的な概念として用いており，それに対して，神経病理学的な概念として diffuse TAI（traumatic axonal injury: 外傷性軸索損傷）という言葉を用いている．

　これらのうち重症例に関しては，臨床上死亡や遷延性昏睡といった結果となるものの，Mild TBI に関しては，予後は悪くないとされていることが多いが，自験例を 2 例提示することにより，TAI の後遺症を示したい．

　1 例目は，30 歳男性．オートバイ運転中，同方向に走るダンプカーと接触・横転．入院時意識レベル GCS 5 点．頭部 CT 上外傷性脳室内出血・脳挫傷で入院当日脳室 drainage 術施行される．受傷後 1 週間で開眼するも口頭指示に応じられず．周囲には無関心で追視不能．右半身に強い麻痺．受傷後 1 カ月で呼名に顔を向けるようになる．受傷後 7 カ月後には，車椅子操作が下肢で可能となるも，操作は拙劣で，リハビリ中大声で奇声を発することあり．意欲・持続性・記銘力の低下．的を得た応答をしていて突然，「腹減った」と大声で連呼することあり．全経過 1 年 9 カ月で肺炎で死亡．この症例の，半球切片を 図1 に示す．

　2 例目はびまん性頭部外傷後著明に症状が増悪した思春期分裂病質障害の剖検例で，15 歳の時に，自転車乗車中トラックにはねられ，受傷後 2〜3 時間意識消失．回復後も傾眠傾向持続．頭部 CT 上右前頭に硬膜外および硬膜下出血あり，除去術施行される．術後意識清明となり，約 1 カ月半で退院．意識・見当識・記銘力などの障害なし．人格的に軽薄で深みがない印象．時に不機嫌状態となり器物損壊・無断離院．母への暴力など短絡・衝動的言動あり．細やかな情緒の欠如，思考・洞察力の低下が認められる．神経学的には特記すべき異常なし．EEG 上基礎律動は θ および slow α wave で，Fp，F，ant T に右優位に 3〜5 Hz の徐波が多く認められる．WAIS による IQ は言語性 60 以下，動作性 67．受傷約 1 年後

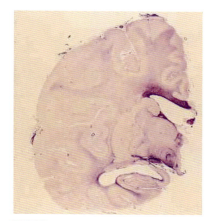

図1 脳梁・透明中隔・脳弓の囊胞状病変（Holzer染色）

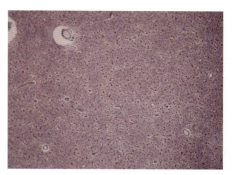

図2 大脳深部白質の軸索の断裂と減少（Bodian染色）

の16歳時の頭部CT上軽度脳室拡大．22歳のとき，急性心不全のため病院のベッドの中で死亡．事故後約7年7カ月．この症例では深部白質の軸索のびまん性の減少を認めた．この症例の白質の光顕所見を，図2に示す．

このような，TAIによる慢性期頭部外傷の認知機能障害を神経病理学的に明らかにできる機会は限られており，いまだ不詳の点が多いものの，脳震盪あるいはmild TBIの動物モデルにおいて，局所的な軸索損傷を認めたとの報告もなされている[6]．

5. 頭部外傷と認知症との関連について

　疫学的な手法によって，頭部外傷の既往により，Alzheimer's disease（アルツハイマー病）の発生リスクが高まるという報告もあれば，男性のみ高くなるという報告もあり，いまだ明らかになっていない．しかし最近の知見としては，DAI の神経病理学的所見の一つとして，以前より microglial star とよばれるミクログリアの集簇を指摘されていたが，この microglia が中枢神経系における炎症プロセスの細胞性の主要なメディエーターであり，アルツハイマー病と外傷性脳損傷後の両者において，apolipoprotein E（ApoE）や APP（amyloid precursor protein），Interleukin 1（IL-1）のような前炎症性（pro-inflamatory）のサイトカインを含む数種のタンパク質を増加させる原因であるという[7]報告がなされている．そして，このタンパク質の増加が頭部外傷を受けた患者の中から頭部外傷後の予後に影響し，のちの人生におけるアルツハイマー病への感受性を増加させる役目を果たすかもしれない可能性を指摘している．

　次に，慢性外傷性脳症（chronic traumatic encephalopathy: CTE）とよばれる概念について述べる．以前よりボクサーなどの年余にわたり繰り返される頭部外傷により，認知症のような症状を示す神経変性を Martland が 1928 年に'punch drunk' と報告し，のちに 'dementia pugilistica' とよばれるようになった．現在ではボクサーに限らず，アメリカンフットボールの選手などにも認められることが認識されている．症状としては，主要なものとしては運動障害を伴う知性の低下である．このような繰り返される mild TBI 症例にタウ陽性の neurofibrillary tangles と neuropil threads が特に血管周囲に存在すると，Geddes のグループ[8]が 1999 年に報告した．最近の研究では CTE のリン酸化タウの分布がアルツハイマー病とは異なっているとされ，TAR-DNA binding protein 43（TDP-43）陽性の症例がかなりの頻度で陽性になったという報告もある．繰り返される mild TBI が広範な神経細胞タンパクの機能不全を引き起こすとされているが，不明な点も多い．急性期の頭部外傷症例に amyloid-β（Aβ）を認めるにもかかわらず，CTE 症例には認められず，なんらかのメカニズムで一度作られた，Aβ が消失してしまっているらしいという報告もされている．

Pearls

わが国の頭部外傷は死亡総数の4%を占める．その中で，交通事故による頭部外傷の死亡率はおよそ5%で，逆に頭部外傷死の原因の60%は交通事故による．また，機序の点でも，交通事故によるものは，頭部の回転角加速度が，受傷に重要な影響を与えるため，機序も理解しなくてはならない．

頭部外傷後遺症の重要性も本稿のように認識されるようになってきたが，頭部外傷後遺症の研究は，受傷の時点が明らかで，その機序も明確なことが多く，病因（外力）に対する中枢神経系の反応を検討することが，他の変性疾患，脱髄・代謝性疾患や脳循環障害などに比べ容易であることも指摘しておきたい．

文献は，Greenfield's Neuropathology．のTraumaのChapter．がまとまっている．

文献

1. Smith C, Margulies SS, Dubaines AC. Chapter 10 Trauma. In: Love S, Budka H, Ironside JW, et al. Greenfield's Neuropathology. 9th ed. Boca Raton: CRC Press; 2015. p.639.
2. Peters G. Über gedeckte Gehirnverletzungen (Rindenkontusionen) im Tierversuch. Zbl Neurochir. 1943; 8: 172-208.
3. Strich SJ. Diffuse degeneration of the cerebral white matter in severe dementia following head injury. J Neurol Neurosurg Psychiat. 1956; 19: 163-85.
4. Gennarelli TA, Thibault LE, Adams JH, et al. Diffuse axonal injury and traumatic coma in the primate. Ann Neurol. 1982; 12: 564-74.
5. Adams JH, Graham DI, Murray LS, et al. Diffuse axonal injury due to nonmissile head injury in humans: an analysis of 45 cases. Ann Neurol. 1982; 12: 557-63.
6. Hyalin MJ, Orsi SA, Zhao J, et al. Behavioral and histopathological alterations resulting from mild fluid percussion injury. J Neurotrauma. 2013; 9: 702-15.
7. Smith C. Review: the long-term consequences of microglial activation following acute traumatic brain injury. Neuropathol Appl Neuobiol. 2013; 1: 35-44.
8. Geddes JF, Vowles GH, Nicoll JA, et al. Neuronal cytoskeletal changes are an early consequence of repetitive head injury. Acta Neuropathol. 1999; 2: 171-8.

〈女屋光基〉

7 CTE, PART, ARTAG に関して教えてください

　上記の3つの用語は，それぞれが直接関連するわけではないが，いずれも最近注目されている，神経系のタウ蛋白に関連する疾患や病理学的変化である．それぞれの概念と意義を理解しておくことは，今後重要になると考えられる．

1. CTE（Chronic traumatic encephalopathy）（慢性頭部外傷による脳症）

　CTEは必ずしも新しい疾患概念ではないが，近年急速に注目を集めている．CTEは，反復性の頭部打撲（打撃）により生じる神経変性疾患（単なる外傷性疾患ではない）で，タウが脳に沈着するタウオパチーに広く分類される．ボクサー脳症（punch drunk, dementia pugilistica）といわれていたものに相当する．最近では，ボクサーに限らず，反復性の頭部打撲を生じるスポーツに認められることが判明してきた[1,2]．特に，アメリカンフットボール，アイスホッケー，サッカーなどが知られている．代表的なケースでは，20歳代ごろから行動異常，気分障害を認め，その後，認知機能障害，記憶障害を呈する．神経病理学的には，神経原線維変化，pretangles, astrocytic tanglesなどのタウ蛋白の沈着を，大脳溝深部の皮質2～3層，血管周囲，軟膜下，脳室周囲などに認める[3]．この分布は，Alzheimer's disease（アルツハイマー病）とは大きく異なる．CTEは臨床症状と病理変化から，4段階に分類することが提唱されている[1]．

Stage 1: 無症状，頭痛，注意力低下
Stage 2: 頭痛，うつ，気分変調，短期記憶障害
Stage 3: 記憶障害，実行機能障害，注意障害，攻撃性
Stage 4: 認知症，実行機能障害，注意障害，攻撃性，言語障害，妄想，歩行障害

　臨床的ステージと病理学的変化が平行すると考えられており，タウ沈着が広範になっていく．こういった病理変化が20歳代の若年でも認められることも大きな問題である．現在CTEの研究は，ボストンのCTEセンターが中心となって行われているが，本邦では病理学的に確認された症例が少ないと考えられる．米国では，NFLのフットボール選手による脳提供により非常に多数例でのCTEが発見・検討されている．様々な頭部打撲とCTEとの関連を明らかにしていくことは，頭部打撲という誰にでもあり得るリスクと脳変性疾患との関連を解明するう

えでも大変重要なことなのである[3].

2. PART（Primary age-related tauopathy）

　PARTは2014年に加齢に伴う脳病理変化の1つの特徴としてCrary, Nelsonらを中心に，多くの神経病理学者が賛同して提唱された[4]．PARTは，主に高齢者において剖検による脳病理所見を検討したときに，神経原線維変化が中程度（Braak stageでIV以下）であるが，アミロイドβ沈着を反映する老人斑がないか少ない状態である（本書p.382〜383，病理学的理解のためのcase approachの図3を参照）．すなわちアルツハイマー病ではないし，アルツハイマー病に将来的に必ずなるという確証もない．アミロイドβの沈着が，Thal phaseで0あるいはあっても1〜2までといった状態である点も重要である（本書p.382〜383，病理学的理解のためのcase approachの図3を参照）．従来，神経原線維変化型老年期認知症といえる症例もPARTに含まれる（PARTは認知症の有無は問わない）．高齢者においては，こういった脳病理学的状態を呈する症例があることは事実で，特に超高齢者の脳をみていると一定の比率で認められることは間違いない．この論文が提唱されてから，PARTに対する賛否両論の論文が発表された．また，高齢になればヒトの脳は全てアルツハイマー病になるかのような意見も聞くこともあるが，本当であろうか．PARTという症例の臨床的特徴を検討するとともに，脳を病理学的だけでなく分子生物学的に検討することは，加齢の研究においても，重要であると考える．繰り返しになるが，PARTは1疾患単位ではなく，あくまでも脳病理所見の状態であることを注意する必要がある．

3. ARTAG（Aging-related tau astrogliopathy）

　ARTAGも高齢者脳にみられるタウの病理変化であるが，PARTが神経細胞のタウ沈着であるのに対して，ARTAGはアストロサイトのタウ沈着に注目して，Kovacsを中心に提唱された用語である[5]．アストロサイトにタウ蛋白が蓄積する病的状態としては，進行性核上性麻痺にみられるtufted astrocyte，皮質基底核変性症にみられるastrocytic plaque，ピック病にみられるramified astrocyte，globular glial tauopathyにみられるglobular astroglial inclusionがあるが，ARTAGはこれらを対象としたものではない．一方，多くは高齢者において，側脳室周囲などにthorn shaped astrocyte　図1　や皮質や白質にgranular/

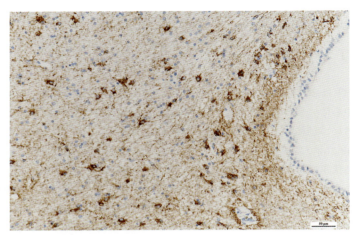

図1 高齢者側脳室の周囲にみられたARTAG（thorn shaped astrocytes）．（リン酸化タウ蛋白に対する抗体による免疫染色）（Bar＝50μm）

fuzzy astrocyteといったものを，主にリン酸化タウ蛋白に対する免疫染色で認めることがある．こういった病理所見は以前から知られていたことではあるが，その意義や分布などは系統立って検討されてきたとはいえない．こういったタウ病理の変化をARTAGとして研究しようとするものである．ARTAGは加齢に伴って増加するといっても，症例によりその程度，分布が異なることから，系統立って検討していくことは，将来の加齢研究において重要である．提唱された論文では，検討するべき脳部位，病理学的記載方法がまとめられており[5]，今後の発展が期待される．

Pearls

タウに関する研究は，タウ遺伝子とその変異によるFTDP-17との研究で飛躍的に発展した．さらに，ここで示すような新しいタウ関連の概念も注目されている．特にCTEは米国では社会問題かつ多くの人々が注目する疾患となっている．2016年3月3日付けThe New York Timesでは，女子オリンピックサッカー代表選手Brandi ChastainがCTE研究のために自己の死後に脳を提供することを決意した

と報じられた．同紙3月15日付けで，NFLがフットボールとCTEとの関連を認めたとも報じられた．2016年には，NINDS/NIBIB（National Institute of Neurological Disorders and Stroke/National Institute of Biomedical Imaging and Bioengineering）によるCTEの神経病理診断指針が発表されたので一読するべきであろう[6]．またCTEに関してNFLとの一連のやりとりが書かれたLeague of denialも医学的にも重要な資料である[7].

文献

[1] McKee AC, Stern RA, Nowinski CJ, et al. The spectrum of disease in chronic traumatic encephalopathy. Brain. 2013; 136: 43-64.
[2] McKee AC, Stein TD, Kiernan PT, et al. The neuropathology of chronic traumatic encephalopathy. Brain Pathol. 2015; 25: 350-64.
[3] 髙尾昌樹, 百島祐貴, 女屋光基. 頭部外傷をめぐる最近の話題 頭部外傷の神経病理. 高次脳機能研究. 2015; 35: 271-5.
[4] Crary JF, Trojanowski JQ, Schneider JA, et al. Primary age-related tauopathy (PART): a common pathology associated with human aging. Acta Neuropathol. 2014; 128: 755-66.
[5] Kovacs GG, Ferrer I, Grinberg LT, et al. Aging-related tau astrogliopathy (ARTAG): harmonized evaluation strategy. Acta Neuropathol. 2016; 131: 87-102.
[6] McKee AC, Cairns NJ, Dickson DW, et al. The first NINDS/NIBIB consensus meeting to define neuropathological criteria for the diagnosis of chronic traumatic encephalopathy. Acta Neuropathol. 2016; 131: 75-86.
[7] Fainaru-Wada M, Fainaru S. League of Denial: The NFL, Concussions and the Battle for Truth. New York: Crown Archetype; 2013.

〈髙尾昌樹〉

索 引

■あ

アカシジア	284
亜急性連合性脊髄変性症	367
アシクロビル	238
アストログリア細胞	210
アストロサイト	423
アセスメント	303
アセチルコリン受容体	161, 165
アポリポ蛋白 E4	12
アミロイド PET	103
アミロイドβ	20, 398
アミロイドβ蛋白	379
アミロイドアンギオパチー	338
アミロイド前駆蛋白	387
アリセプト®	163, 166
アルコール	245
アルコール関連軽度認知障害	65
アルシアンブルー	351
アルツハイマー型認知症	25
アルツハイマー病	13, 19, 142, 229, 332, 335, 338, 344, 379, 386, 397
アルファシヌクレイン	402
アルミニウム	241

■い

イクセロン® パッチ	162, 163
移行内嗅野	29, 30
意思決定能力	320
異常プリオン蛋白	152
移植治療	395
一次運動野	29, 30
一次感覚連合野	29, 30
一次視覚野	29
一過性てんかん性健忘	140
遺伝子検査	152
易転倒性	32
イトラコナゾール	238
意味記憶障害	31
意味性認知症	31, 65, 77, 123, 189
咽頭残留	268
インフォームド・コンセント	61
インフルエンザワクチン	297

■う

ウェクスラー記憶検査改訂版	91
ウェクスラー成人知能検査	89
う蝕	303
うつ病	66, 281, 285, 367
運転中断勧告	291
運動	245
運動前野	29

■え

鋭波	141
エスゾピクロン	286
嚥下障害	29
炎症疾患	349

■お

応召義務	288
黄連解毒湯	210
オセルタミビル	238
汚染物の回収	306
オフロキサシン	238
オレンジプラン	42

■か

介護者	222

介護保険施設 49
改正道路交通法第103条第1項 291
改訂長谷川式簡易知能評価スケール 19
海馬 30, 379
海馬傍回 379
海綿状変化 374
かかりつけ医 54
顎骨壊死 303
拡散強調画像 152
核内封入体病 354
仮性認知症 282
画像診断 94
家族 222, 282
家族性致死性不眠症 377
下側頭回 29
ガチフロキサシン 238
ガランタミン 157, 163
癇癪 209
肝性脳症（肝昏睡） 366, 369
感染症 349
甘草 210
甘麦大棗湯 210
漢方薬 233
　　　胡散臭さ 208

■き

偽アルドステロン症 211
記憶 91
　　　過程 84
記憶検査 91
記憶障害 13
義歯 305
記銘力障害 29
嗅覚検査 252
嗅覚障害 31, 241, 252
嗅球 30
棘波 141
拒食 267
筋萎縮性側索硬化症 133, 341

■く

クエチアピン 190
グラム染色 351
グリチルリチン 210
グルタミン酸 209
クロイツフェルト-ヤコブ病 350, 374
グロコット染色 351
クロナゼパム 254

■け

経腸栄養剤 274
軽度神経認知障害 11
軽度認知障害 17, 66
経皮内視鏡的胃瘻造設術 270
血管炎 352
血管性認知症 25, 144, 229, 342, 386
　　　治療 202
血管性浮腫 408
ゲルストマン・ストロイスラー・
　　　シャインカー病 376
幻覚 13, 227
幻覚妄想 234
幻嗅 227
健康長寿 411
幻視 15, 30, 227, 235
幻触 227
幻聴 227
見当識障害 13
原発性側索硬化症 32
健忘型軽度認知障害 17, 19
幻味 227

■こ

公安委員会 292
後期高齢者 40
口腔ケア 303
攻撃的行動 222
高血圧症 240
抗コリン作用薬 237

427

抗酸菌染色	351
高次感覚連合野	30
高次脳機能	83
高次脳機能障害	7
口臭	304
講習予備検査	292
甲状腺機能低下症	367, 370
構成障害	29
抗精神病薬への過敏性	30
抗てんかん薬	142
後天性サヴァン症候群	120
行動介入療法	310
行動障害型前頭側頭葉型認知症	77
後頭側頭回	29
高齢者	423
高齢者サロン・カフェ	43
高齢発症てんかん	140
誤嚥性肺炎	275, 306, 318
呼吸器感染	262
呼吸困難	316
黒質	29, 30
骨吸収抑制薬	308
コリンエステラーゼ阻害薬	157, 161, 165, 185, 213, 379
混合型認知症	342

■さ

柴胡加竜骨牡蛎湯	210
在宅療養	57
錯視	230, 235
錯覚	227

■し

シーケンス	94
歯科治療	303
歯科用インプラント	305
嗜銀顆粒性認知症（嗜銀顆粒病）	74, 77, 129, 340
視空間認知障害	14, 29
自己決定事前指示書	272
脂質異常症	240
歯周病	303
視床内側部	31
肢節運動失行	32
視知覚	92
失語	14, 92
失語症検査	92
湿潤度	303
自動症	140
シヌクレイノパチー	341
自発性低下	234
若年性アルツハイマー病	63
周回	295
腫瘍	349
純粋無動	32
証	211
消化態栄養剤	274
少子高齢化	40
焦燥	294
上側頭回	29
常同行動	191
衝動コントロール障害	314
小児疳症	209
小児夜泣き	209
静脈栄養	274
徐波	141
自立性	11
新オレンジプラン	42, 66
新型異型クロイツフェルト-ヤコブ病	350
神経核内封入体病	354
神経原線維変化	74, 338, 345, 379, 422
神経原線維変化型老年期認知症	423
神経原線維変化優位型認知症	129
神経サルコイドーシス	349
神経症	209
神経認知障害群	8
進行性核上性麻痺	31, 128, 340, 423
進行性失語	31
進行性小脳失調	32
進行性非流暢性失語	77, 123

人工濃厚流動食	274
浸透圧	276

■す

髄液検査	152
髄液排除試験	365
遂行機能	86, 90
遂行機能障害	14
垂直性注視麻痺	32
髄膜脳炎	408
睡眠	245
睡眠時無呼吸症候群	285
睡眠導入剤	237
睡眠脳波	141
睡眠ポリグラフ検査	253
スーパーセンチナリアン	412
スクリーニング検査	83
スケイン	341
スポーツ	422

■せ

生活支援付き住まい	43
生検	354
正常圧水頭症	33, 364, 370
清浄度	303
成人発症Ⅱ型シトルリン血症	366, 373
成年後見制度	59
青斑核	30
成分栄養剤	274
摂食不良	267
セロトニン	210
前嗅核	30
線条体	29
選択的セロトニン再取り込み阻害薬	190
前頭前野	30
前頭側頭型認知症	19, 25, 31, 116, 122, 188
前頭側頭葉変性症	77, 122, 342, 399
せん妄	4, 228, 285

■そ

ゾルピデム	286

■た

体感幻覚	227
大脳皮質基底核変性症	74, 128, 340
タウ	124, 344, 398, 422
タウイメージング	126
タウオパチー	340, 422
タウ蛋白	152, 422
多系統萎縮症	341
脱抑制	116
他人の手徴候	32

■ち

チアミン欠乏ラット	209
地域包括ケアシステム	40
地中海式食事法	244
知能	89
痴呆	2
注意機能	85, 90
中核症状	13
中枢神経限局性血管炎	349
昼夜逆転	234
蝶形損傷	417
長時間ビデオ脳波モニター	141
釣藤鈎	210
釣藤散	210
超百寿者	412

■て

低栄養	306
低血糖	367
てんかん	140
てんかん性放電	141

■と

島回	29
当帰芍薬散	210

道具的（手段的）ADL	17
統合失調症	281
道路交通法	60
特定施設入居者生活介護（特定施設）	49
時計描画検査	85
ドネペジル	157, 163, 166, 213
ドパミントランスポーターシンチ	30
トラゾドン	190
トラマドール塩酸塩	238
取り繕い反応	29, 69
トレイルメイキングテスト	85, 90

■な

内嗅野	29

■に

日常生活活動度	411
日常生活動作	17
尿毒症	367
尿路感染	262
認知機能障害	6
認知症	11, 140, 146, 422
認知症ケア	220
認知症ケアパス	54
認知症高齢者に対する上部・下部消化管内視鏡	300
認知症サポート医	42, 55
認知症疾患医療センター	42
認知症終末期	316
認知症初期集中支援チーム	42, 70, 305
認知症対応型共同生活介護（グループホーム）	51
認知症の行動・心理症状	281

■の

脳血管障害	141
脳血管障害後遺症	63
脳血管性認知症	19, 142
脳血流SPECT	101
脳血流シンチ	152

脳磁図	142
脳腫瘍	366
脳生検	349
脳波	140, 152

■は

パーキンソニズム	30, 185
パーキンソン病	30, 340
肺炎球菌ワクチン	297
バイオマーカー	20
徘徊	294
肺性脳症	367
廃用症候群	300
発語失行	32
原敬二郎	209
パレイドリアテスト	76
半消化態栄養剤	274
ハンチンチンタンパク	403
ハンチントン病	403

■ひ

被殻	30
非健忘型軽度認知障害	17, 19
皮質基底核症候群	32
皮質基底核変性症	31, 423
皮質性感覚障害	32
ビスホスホネート	308
ビタミン欠乏症	367, 369
ピック病	31, 122, 128, 423
非定型抗精神病薬	232
皮膚生検	354
びまん性外傷性軸索損傷	418
びまん性軸索障害	416
びまん性レヴィ小体病	341
百寿者	411
非薬物療法	191, 309
標準高次視知覚検査改訂版	92
標準失語症検査	92
標準注意検査	90
病態解明	394

病理解剖	332, 335
非流暢性失語	31
微量元素	277
ビルショウスキー染色	351

■ふ

封入体	351
フェノバルビタール	238
複雑部分発作	140
腹部膨満	277
不顕性誤嚥	306
部分発作	142
不眠（症）	209, 234, 284
プラセボ	211
フラボノイド	244
プリオン	374, 403
プリオン病	336, 350, 403
プリオン様伝播	404
フルボキサミン	190
プレガバリン	238
フレゴリの錯覚	327
プロテイノパチー	397
分子イメージング	404

■へ

米国ホスピスケア	318
ペロスピロン	190
ベンゾジアゼピン系	237, 286
扁桃核	30
ベントン視覚記銘検査	92
便秘	31, 277

■ほ

包括的支援	63
傍正中視床梗塞	31
縫線核	30
訪問看護	47
暴力行為	222, 288
保嬰撮要	208
母子同服	209

発作間欠期	141

■ま

マイネルト基底核	30
慢性外傷性脳症	420
慢性硬膜下血腫	33, 365, 369, 370
慢性髄膜炎	146
慢性頭部外傷	422

■み

三宅式記銘力検査	91

■む

ムスカリン受容体	161

■め

迷走神経背側核	30
メセナミンボディアン染色	351
メチルフェニデート	190
メマリー®	166
メマンチン	157, 166, 169, 189
免疫疾患	349

■も

妄想	13, 31
妄想性障害	66
モダン・カンポウ	210
モニタリング	235
物盗られ妄想	15, 281

■や

薬剤スクリーニング	395

■ゆ

有線周野	29
有線傍野	29
ユビキチン	351

■よ

抑うつ	30, 234

抑肝散加陳皮半夏	210
予防因子	244

■ら

ラメルテオン	286

■り

リスペリドン	190
リバーミード行動記憶検査	87, 91
リバスタッチ® パッチ	162, 163
リバスチグミン	157, 162, 163
リン酸化αシヌクレイン	351
リン酸化 TDP-43	351
リン酸化タウ蛋白	339, 348, 423
倫理コンサルテーション	321

■る

ルイ体	32

■れ

レヴィ小体	340
レヴィ小体型認知症	13, 19, 25, 30, 76, 230, 332, 335, 354, 402
レヴィ小体病	30
レヴィ小体病理	344
レストレスレッグ症候群	285
レスポンダー	211
レミニール®	163
レム睡眠行動異常	19, 30, 76, 295

■ろ

老人斑	74, 338, 345, 351, 379

■わ

ワーキングメモリー	84

■数字

2 型糖尿病	240
3 リピートタウ	351
4 リピートタウ	32, 351

14-3-3 蛋白	152

■A

αインターネキシン	351
αシヌクレイン	341, 402
Aβ	20, 23, 398
Aβ 受動免疫療法	408
Aβ 能動免疫療法	407
Aβ ペプチド	351
A-DROP 基準	264
activities of daily living（ADL）	17, 411
aging-related tau astrogliopathy（ARTAG）	423
ALS	133
ALS-D	133
Alzheimer Prevention Initiative（API）	23
Alzheimer's disease（AD）	13, 19, 20, 23, 73
Alzheimer's disease（AD）dementia	20
Alzheimer's Disease Neuroimaging Initiatives（ADNI）	74
AMED Preclinical study	23
amnestic MCI	17, 19, 75
amyloid beta precursor protein	398
amyloid precursor protein（APP）	23
Anti-Amyloid Treatment in Asymptomatic AD（A4）	23
apolipoprotein E（ApoE）	399
argyrophilic grain dementia（AGD）	74, 77
astrocytic plaque	340, 423
astrocytic tangles	422

■B

βアミロイド	338
βセクレターゼ	405
BPSD	

5, 13, 65, 170, 222, 232, 248, 279
Braak 380
Braak stage 423
Bunina 小体 341

■ C

C9orf72 遺伝子 400
clinical dementia rating（CDR） 19, 20
CERAD 380
chronic traumatic encephalopathy
　（CTE） 420, 422
Clinical Assessment for Attention
　（CAT） 90
Clinical Oral Assessment Chart
　（COACH） 303
Clinicopathological conference（CPC）
　 335
coiled body 340
corticobasal degeneration（CBD）
　 74, 128
Creutzfeldt-Jakob disease 374
CT 94

■ D

DATScan 76, 101
dementia pugilistica 420
dementia with Lewy bodies（DLB）
　 19, 76
diffuse TAI（traumatic axonal injury）
　 418
Dominantly Inherited Alzheimer
　Network（DIAN） 23
　　DIAN-TU 23
donepezil 157, 163, 166, 213
DSM-5 3

■ E

eszopiclone 286

■ F

Frontal Assessment Battery（FAB） 86
frontotemporal dementia（FTD）
　 19, 122
frontotemporal lobar degeneration
　（FTLD） 77, 122
　　FTLD-FUS 128
　　FTLD-tau 128
　　FTLD-TDP 128, 133
Functional Assessment Staging of
　Alzheimer's Disease（FAST）
　 20, 318, 319
FUS 351, 402

■ G

γセクレターゼ 405
galantamine 157, 163
Gallyas 染色 351
Gb3 351
glial cytoplasmic inclusion 341
Global Deterioration rating Scale
　（GDS） 20
globular astroglial inclusion 423
globular glial tauopathy（GGT）
　 129, 423
granular/fuzzy astrocyte 423
Granulin（*GRN*） 401
GRN 遺伝子 400

■ H

HDS-R 19, 84
HIV 感染症 25
HTT 403

■ I

instrumental ADL（IADL） 17
iPS 細胞 391

■ M

major neurocognitive disorder (major NCD)	11
McGeer 基準	263
MCI due to AD	20
memantine	157, 166, 169, 189
MIBG 心筋シンチグラフィ	30, 76, 101
microglial star	420
microtubule-associated protein tau (*MAPT*)	399
mild cognitive impairment (MCI)	11, 17, 66
mild NCD	11
MIND	244
Mini Mental State Examination (MMSE)	19, 84
MoCA-J	19
modified Stroop Test	90
Montreal Cognitive Assessment	19
MRI	94, 152
プロトコル	94

■ N

national institute of aging	380
neuritic plaque	379
neurofibrillary tangle (NFT)	74
neurofibrillary tangle dementia	129
neuropsychiatric inventory (NPI)	189
NMDA (N-methyl-D-aspartate) 受容体	169
NMDA 受容体拮抗薬	157
non-amnestic MCI	17, 19
normal pressure hydrocephalus (NPH)	364

■ P

PAS	351
PAS 染色	351
PEG の適応	270
percutaneous endoscopic gastrostomy (PEG)	270
person-centered care	309
Pick 病	340
post-concussion syndrome	417
preclinical AD	20, 23
preclinical states of AD	22
presenilin-1 (*PSEN-1*)	23, 398
presenilin-2 (*PSEN-2*)	23, 398
pretangles	423
primary age-related tauopathy (PART)	423
prion	374
prodromal AD	22
progressive nonfluent aphasia (PNFA)	123
progressive supranuclear palsy (PSP)	128

■ R

ramified astrocyte	423
REM without atonia (RWA)	253
REM 睡眠行動異常 (RBD)	19, 30, 76, 252, 253, 295
resilience	415
retraction ball	418
Rey-Osterrieth 複雑図形検査	91
Rey 聴覚性言語学習検査 (RAVLT)	91
Richardson 症候群	32
rivastigmine	157, 162, 163
Rivermead Behavioral Memory Test (RBMT)	91
roaming	295

■ S

semantic dementia	123
senile plaque (SP)	74
shadowing	294
shearing injury	418

5, 13, 65, 170, 222, 232, 248, 279
Braak 380
Braak stage 423
Bunina 小体 341

■ C

C9orf72 遺伝子 400
clinical dementia rating (CDR) 19, 20
CERAD 380
chronic traumatic encephalopathy (CTE) 420, 422
Clinical Assessment for Attention (CAT) 90
Clinical Oral Assessment Chart (COACH) 303
Clinicopathological conference (CPC) 335
coiled body 340
corticobasal degeneration (CBD) 74, 128
Creutzfeldt-Jakob disease 374
CT 94

■ D

DATScan 76, 101
dementia pugilistica 420
dementia with Lewy bodies (DLB) 19, 76
diffuse TAI (traumatic axonal injury) 418
Dominantly Inherited Alzheimer Network (DIAN) 23
　DIAN-TU 23
donepezil 157, 163, 166, 213
DSM-5 3

■ E

eszopiclone 286

■ F

Frontal Assessment Battery (FAB) 86
frontotemporal dementia (FTD) 19, 122
frontotemporal lobar degeneration (FTLD) 77, 122
　FTLD-FUS 128
　FTLD-tau 128
　FTLD-TDP 128, 133
Functional Assessment Staging of Alzheimer's Disease (FAST) 20, 318, 319
FUS 351, 402

■ G

γセクレターゼ 405
galantamine 157, 163
Gallyas 染色 351
Gb3 351
glial cytoplasmic inclusion 341
Global Deterioration rating Scale (GDS) 20
globular astroglial inclusion 423
globular glial tauopathy (GGT) 129, 423
granular/fuzzy astrocyte 423
Granulin (*GRN*) 401
GRN 遺伝子 400

■ H

HDS-R 19, 84
HIV 感染症 25
HTT 403

■ I

instrumental ADL (IADL) 17
iPS 細胞 391

M

major neurocognitive disorder
　(major NCD) 11
McGeer 基準 263
MCI due to AD 20
memantine 157, 166, 169, 189
MIBG 心筋シンチグラフィ 30, 76, 101
microglial star 420
microtubule-associated protein tau
　(*MAPT*) 399
mild cognitive impairment (MCI)
　　　　　　　　　　　11, 17, 66
mild NCD 11
MIND 244
Mini Mental State Examination
　(MMSE) 19, 84
MoCA-J 19
modified Stroop Test 90
Montreal Cognitive Assessment 19
MRI 94, 152
　　プロトコル 94

N

national institute of aging 380
neuritic plaque 379
neurofibrillary tangle (NFT) 74
neurofibrillary tangle dementia 129
neuropsychiatric inventory (NPI)
　　　　　　　　　　　　　189
NMDA (N-methyl-D-aspartate)
　受容体 169
NMDA 受容体拮抗薬 157
non-amnestic MCI 17, 19
normal pressure hydrocephalus (NPH)
　　　　　　　　　　　　　364

P

PAS 351
PAS 染色 351
PEG の適応 270
percutaneous endoscopic gastrostomy
　(PEG) 270
person-centered care 309
Pick 病 340
post-concussion syndrome 417
preclinical AD 20, 23
preclinical states of AD 22
presenilin-1 (*PSEN-1*) 23, 398
presenilin-2 (*PSEN-2*) 23, 398
pretangles 423
primary age-related tauopathy (PART)
　　　　　　　　　　　　　423
prion 374
prodromal AD 22
progressive nonfluent aphasia (PNFA)
　　　　　　　　　　　　　123
progressive supranuclear palsy (PSP)
　　　　　　　　　　　　　128

R

ramified astrocyte 423
REM without atonia (RWA) 253
REM 睡眠行動異常 (RBD)
　　　　　19, 30, 76, 252, 253, 295
resilience 415
retraction ball 418
Rey-Osterrieth 複雑図形検査 91
Rey 聴覚性言語学習検査 (RAVLT) 91
Richardson 症候群 32
rivastigmine 157, 162, 163
Rivermead Behavioral Memory Test
　(RBMT) 91
roaming 295

S

semantic dementia 123
senile plaque (SP) 74
shadowing 294
shearing injury 418

Standard Language Test of Aphasia
（SLTA） 92
stigma 3
subunit c of mitochondrial ATP
synthase 351
suvorexant 286

■ T

tangle dementia 74
TARDBP 遺伝子 400
tau imaging 126
TDP-43 124, 342, 344, 400
TDP-43 プロテイノパチー 133, 342
TDP-43 陽性神経細胞内封入体を
有する FTLD 31
Thal phase 380, 423
thorn shaped astrocyte 423
Trail-Making Test 85, 90
treatable dementia 71, 364, 369
tufted astrocyte 340, 423

■ V

vascular dementia（VaD） 19
VCP 遺伝子 400
Visual Perception Test for Agnosia
（VPTA） 92

■ W

Wechsler Adult Intelligence Scale
（WAIS） 89
Wechsler Memory Scale-Revised
（WMS-R） 19, 91
Wernicke 脳症 367, 371
Western Aphasia Battery（WAB） 92
Wisconsin Card Sorting Test（WCST）
90

■ Z

zolpidem 286

神経内科 Clinical Questions & Pearls
認知症   ©

発　行	2016 年 12 月 10 日	1 版 1 刷
	2018 年 8 月 25 日	1 版 2 刷

シリーズ監修者　鈴木則宏
編集者　髙尾昌樹
発行者　株式会社　中外医学社
　　　　代表取締役　青木　滋
　　　　〒162-0805　東京都新宿区矢来町62
　　　　電　話　03-3268-2701(代)
　　　　振替口座　00190-1-98814番

印刷・製本／三報社印刷（株）　〈RM・YI〉
ISBN 978-4-498-12986-3　　Printed in Japan

JCOPY <（社）出版者著作権管理機構　委託出版物>

本書の無断複写は著作権法上での例外を除き禁じられています．複写される場合は，そのつど事前に，（社）出版者著作権管理機構（電話 03-3513-6969，FAX 03-3513-6979，e-mail: info@jcopy.or.jp）の許諾を得てください．